·中文翻译版·

图说

超声在透析血管通路中的应用

著 延命寺 俊哉 编著 人見 泰正
译 叶朝阳 黄明子 张晓萍 陈冬平

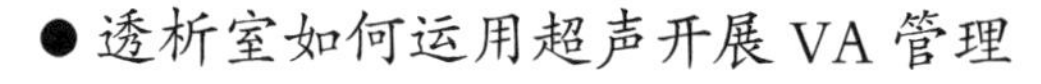

- 透析室如何运用超声开展VA管理
- 以漫画形式展开内容
- 用故事人物场景串联
- 图文并茂，通俗易懂

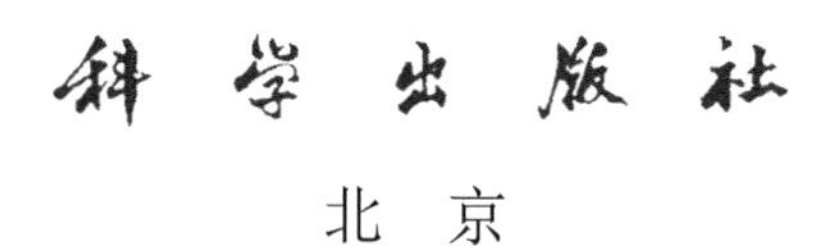

北京

图字号：01-2020-5554

内 容 简 介

本书以漫画故事的形式介绍血液透析过程中如何运用超声对血管通路（VA）实施管理。全书共7章，分别介绍透析室VA维护管理的重要性，什么是VA，用物理方法检查VA的价值，超声对VA血流功能、形态的评价，透析室中的VA管理，VA管理的将来。全书构思新颖，图文并茂，既有很强的科学性，也极其通俗易懂，为临床开展超声血管通路管理的学习提供了一种简洁的方式。

本书可供从事肾脏病学、血液透析的医护工作者及相关人员学习和培训使用，接受透析治疗的患者及其家属也可作为知识性普及读本阅读。

图书在版编目（CIP）数据

图说超声在透析血管通路中的应用 /（日）延命寺俊哉，（日）人见泰正著；叶朝阳等译．—北京：科学出版社，2021.2
ISBN 978-7-03-067783-9

Ⅰ.①图… Ⅱ.①延… ②人… ③叶… Ⅲ.①超声成像—应用—血液透析—研究 Ⅳ.①R459.5

中国版本图书馆CIP数据核字(2021)第006840号

责任编辑：李 玫 徐卓立 / 责任校对：张 娟
责任印制：吴兆东 / 封面设计：龙 岩

科 学 出 版 社 出版
北京东黄城根北街16号
邮政编码：100717
http://www.sciencep.com
三河市春园印刷有限公司印刷
科学出版社发行 各地新华书店经销
*
2021年2月第 一 版 开本：787×1092 1/16
2024年11月第三次印刷 印张：8 3/4
字数：170 000

定价：79.00元

（如有印装质量问题，我社负责调换）

人見 泰正先生对中文版的期待

本书以漫画的形式通俗易懂地向从事透析医疗的工作人员讲解在实施血管通路（VA）管理中所需的技术。

超声是一种很好的工具，它可以对 VA 血流功能和形态予以有效的量化检查，追踪其变化经过，并把握介入治疗的适当时机。另外，它是一种无创性检查，透析医疗工作者和透析患者都易于接受。但超声是需要一定训练的专门技能，掌握好才能获取临床需要的正确信息。不能忽视的是，这项技术目前尚未普及，不仅仅在日本，在中国从事透析医疗工作的人员中，恐怕至今也还有很多人从未接触过 VA 超声技术吧？

那么，请你们了解本书中有关为什么需要运用超声开展 VA 管理的基本思路和探测扫描技术，通过超声的运用获得必要的图像，不断摸索、提高，使之成为随时都能使用的技术。学习这项技术需要脑手联动，调动探头微调，这和打球、骑自行车等的训练异曲同工，一开始可能会有困惑，但熟能生巧。

我十分期待在中国的透析医疗中 VA 超声技术能得到普及运用，这项技术通过更多透析医疗从业人员的运用，一定能得到更深入的发展，准确传递出视、触、听诊无法得到的信息，同时所有的信息还能实现共享。我相信这项技术必将促进透析医疗从业者之间的合作、各种设备的协调应用及必要信息的跨国间交流。

值此书在中国翻译出版之际，期待 VA 超声能成为众多透析室实施 VA 管理和超声导引下穿刺 VA 的强有力工具，也祝愿中国各地透析室在配置超声普及这项技术的同时，能诞生出大批自如运用超声进行 VA 管理的技术能手。

译者前言

据统计，全球慢性肾病的发病率高达10.8%，是危害人类健康的常见慢性病。终末期肾衰竭的透析治疗消耗的医疗资源是其他疾病的3倍以上；到2019年底，日本血液透析患者已达34万多，而中国慢性尿毒症接受血液透析患者的数量达到63万。各地血液透析中心，尤其是大医院的血液透析中心人满为患，因此，做好血液透析患者的管理非常重要。血管通路（AV）是血液透析患者的生命线，血液透析患者血管通路的建立、监测、维护和挽救贯穿其一生，是保障患者生存质量和透析充分性的重要环节，影响着患者的生存期，这一点已成为目前医学界的共识。

动静脉内瘘是血液透析患者最常用的血管通路，内瘘狭窄也是最常见的并发症。内瘘狭窄的出现可导致透析不充分、易引发内瘘血栓从而造成血管通路废用。内瘘有无狭窄通常采用超声监测、数字减影血管造影（DSA）检查等，一旦出现明显狭窄后往往采用超声引导或DSA引导下的介入治疗。虽然超声引导介入和DSA介入治疗各有优缺点，但是超声在内瘘检查、监测和引导治疗等方面具有无放射损伤和简便易行等优势而更受推崇。日本是国际上最早开展超声介入的国家，由于血液透析技术发达，透析患者的超声监测做得比较到位，经验也更丰富。近年来，我国和国外的交流日益增多，超声介入也如火如荼地开展起来。一方面是国内对这项技术的认识有待不断提高，另一方面由于患者及其家属对超声监测的无创性比较容易接受，渴望了解更多的相关知识，因此我们认为有必要引进并推荐《图说超声在透析血管通路中的应用》这本书。

这本书的原著作者人見 泰正先生是一位长期从事超声和血液透析工程技术的临床工学技士、临床检查技士、应用信息科学博士、蓝野大学保健医疗学部临床准教授，他的朋友延命寺 俊哉擅长绘画。他们合作的这本书具有以下几个特点：

1. 通俗易懂　将深奥的血管通路专业知识与超声检查技术用通俗化的图文介绍给读者。

2. 形式新颖　运用漫画的形式，以血液透析室专业临床工学技士和护士为串联主体，通过场景叙述让读者跟随他们身临其境地学习超声在透析血管通路中的应用要点。

3. 知识难点循序渐进　全书从血管通路的解剖特点到内瘘手术，从内瘘物理检查到超声检查，由浅入深、环环入扣地帮助读者理解专业知识。

4. 善于总结归纳　通过人物的临床学习经过，将血管通路在透析室维护的流程、标准、规范进行梳理归纳，做到标准化。

5. 管理理念更新　书中突出血管通路需要团队管理，介绍运用超声技术如何将所获得的血管通路评价标准化，通过计算机管理系统做到透析医疗团队信息共享等新理念。

本书与以往我们接触到的专业读物有很大的不同，它是一本以漫画场景为主的通俗读本，为了表达的方便扼要，图中的对话与旁白使用了较多的专业缩略语。为了帮助中国读者更好地阅读理解本书的内容，我们在翻译中尝试做了更符合中文阅读习惯的修改，另外将专业技术名称的缩略语做了对照表以供查阅，并对书中发生的场景和人物关系做了必要的补充说明，希望原著者和读者朋友们满意。

我们都是长期从事血液透析工作的临床工作者，将本书介绍给中国读者的目的是希望这本书能使国内基层从事血液净化的医师、技师、护士，甚至患者及其家属更好地了解血管通路的监测维护问题，更好地管理和爱护动静脉内瘘这条透析患者的生命线；也希望不同层次的医师能够借鉴其中的内容，实现血管通路长期、安全、高质量的使用。

本书翻译是由上海弘辉商务信息咨询有限公司黄明子老师、上海海军军医大学附属长征医院张晓萍教授及上海中医药大学附属曙光医院叶朝阳、陈冬平教授共同完成。由于对原作的日文理解不足，难免出现遗憾，请读者批评指正，以期再印时修正。

叶朝阳　教授　主任医师

上海中医药大学附属曙光医院

2020 年 10 月

目 录

主要人物介绍

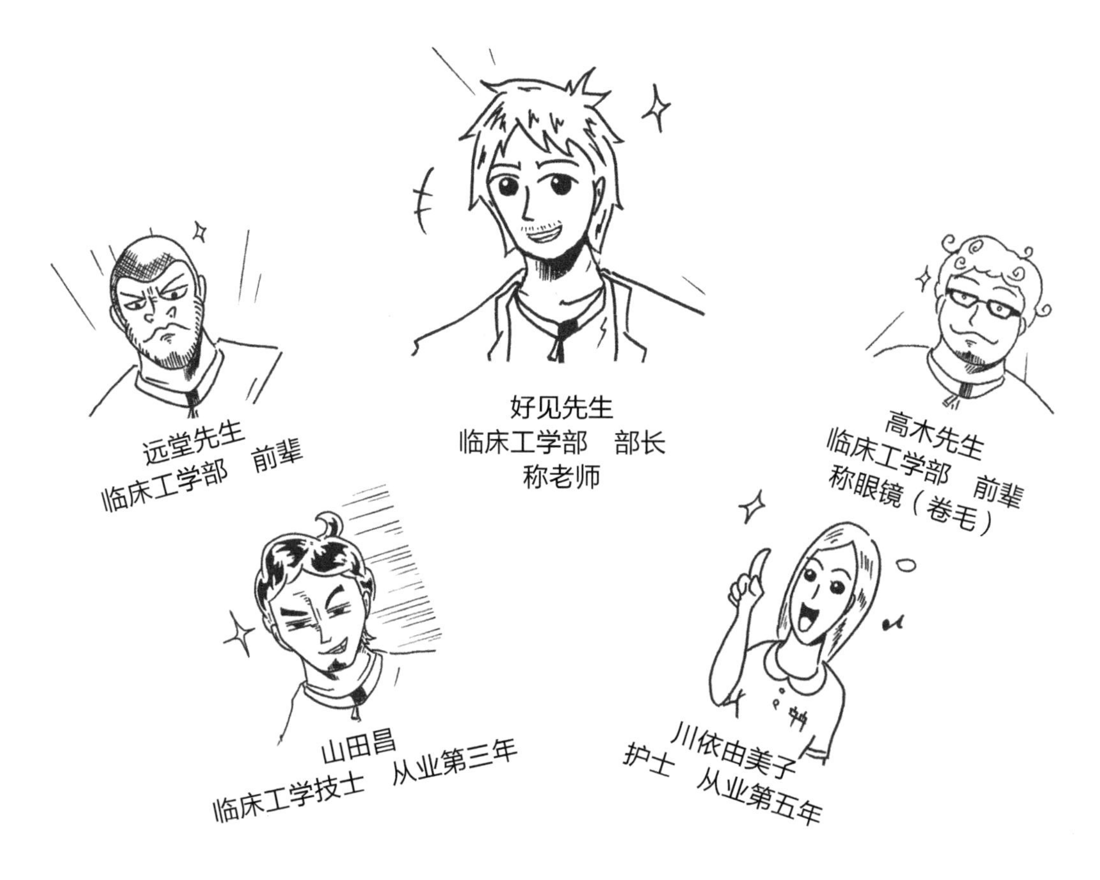

山田昌：书中也称山田君。到血液透析中心学习血管通路（VA）如何管理的临床工学技士（CE）。

川依由美子：血液透析中心护士（NS），学习血管通路如何管理。

好见先生：临床工学部部长，负责山田和由美子专业培训的指导老师。

高木先生：带教老师。昵称“眼镜”，头发卷曲，是临床工学部资深高级技师，被学生称为前辈。

远堂先生：带教老师。昵称“猩猩脸”，和高木先生一样，都是临床工学部资深高级技师，被学生称为前辈。

专业缩略语注释

1.VA：血管通路。

血管通路主要有两种，包括中心静脉导管（CVC）和动静脉血管通路（动静脉内瘘和动静脉移植物），其中 CVC 有无隧道 CVC 和隧道式 CVC 两种。

2.PTA：经皮腔内血管成形术。

3.FV：内瘘流量（flow volume）。

通常与上臂动脉血流量呈正相关，正常在 350 ～ 500ml/min 以上，如果＞ 1500ml/min 提示可能存在血流量过大。计算公式如下：

FV（ml/min）= 平均血流速度（cm/s）× 血管断面积（cm^2）×60（s）÷100

4.RI：阻力指数（resistance index）。

通常指上臂动脉血管阻抗指数，正常＜ 0.65。计算公式如下：

RI = [收缩期最高血流速度（cm/s）－舒张末期血流速度（cm/s）]÷ 收缩期最高血流速度（cm/s）

5.SV：取样容积（sample volume）。

6.V-mean：平均血流速度。

7.QB：透析血流量。

通常透析血流量 200 ～ 250ml/min；正常情况下透析开始时血流量控制在 200ml/min 左右。

8.V：静脉或静脉压。

通常静脉压为 10 ～ 30mmHg；正常情况下透析开始时静脉管路压力在 10 ～ 30mmHg。

9.CDI：彩色多普勒超声显像。

一种利用多普勒频谱显像进行检查的彩色超声方式，主要用来检查确认血流方向。

10.PDI：能量多普勒血流显像。

彩色多普勒超声显像的一种，用来确认有无血流。

11.ADF：高级动态血流成像。

主要用来监测相关部位的实际血流情况及血管直径的确认。

12.AVG：移植血管内瘘。

13.AVF：自体动静脉内瘘。

14. PW：脉冲多普勒。

第1章 透析室VA维护管理的重要性

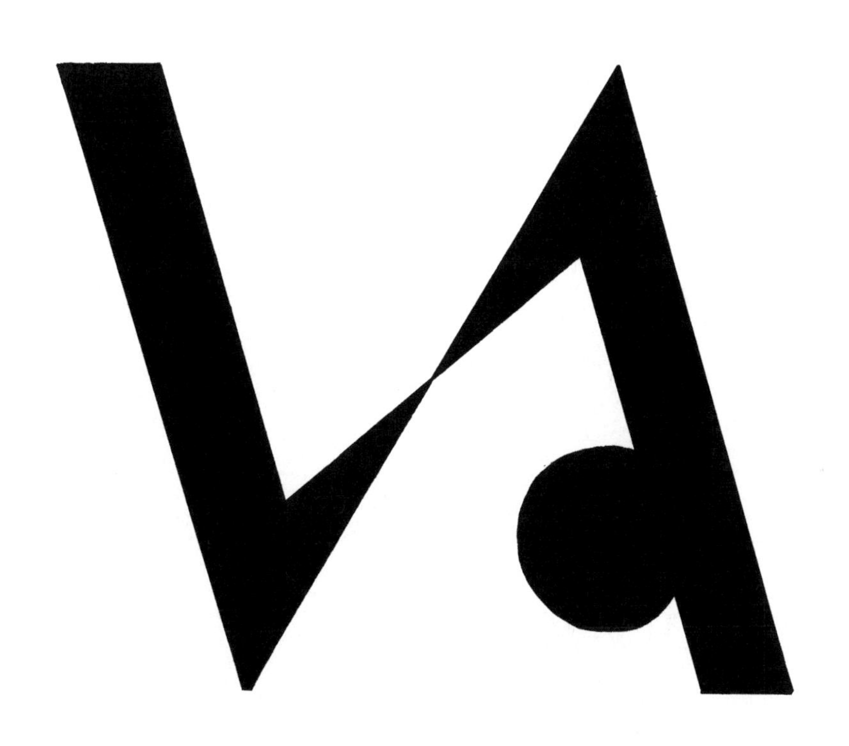

管理团队

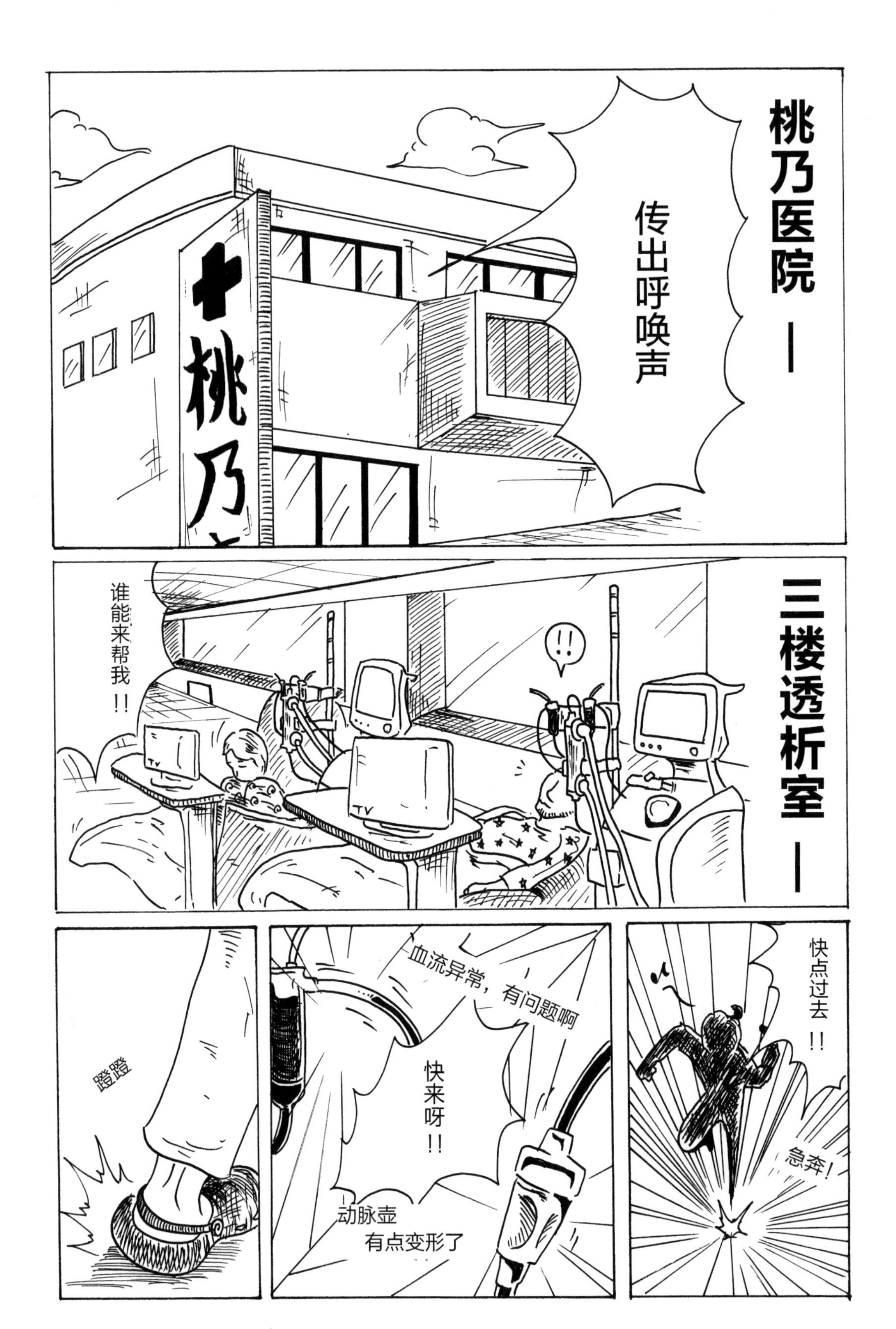

桃乃医院一
传出呼唤声
桃乃
三楼透析室一
谁能来帮我!!
!!
蹬蹬
血流异常，有问题啊
快来呀!!
动脉壶
有点变形了
快点过去!!
急奔!

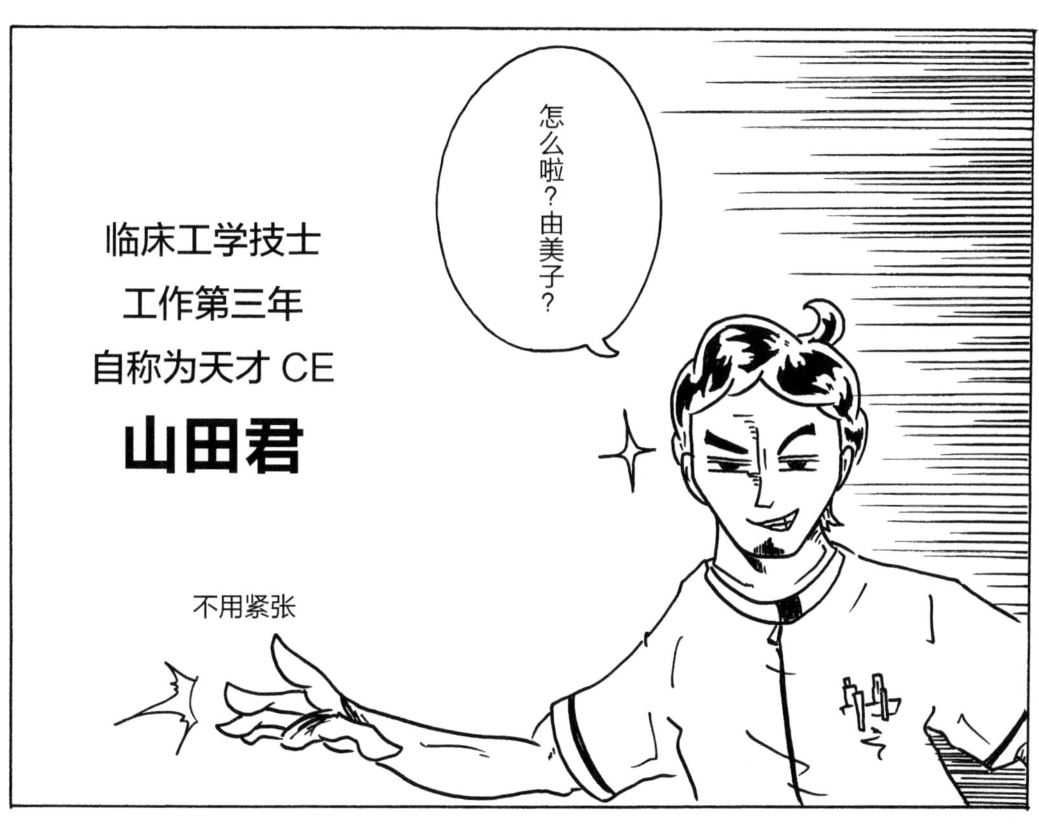
怎么啦？由美子？
临床工学技士
工作第三年
自称为天才 CE
山田君
不用紧张

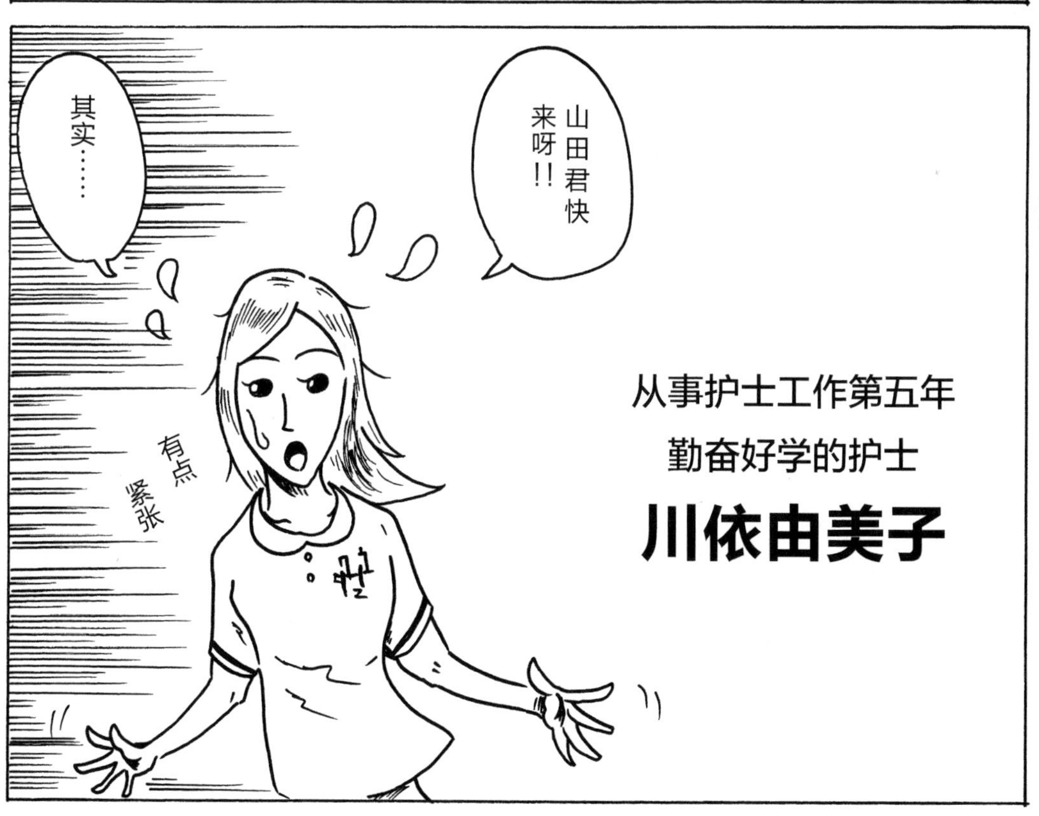
山田君快来呀!!
其实……
有点紧张
从事护士工作第五年
勤奋好学的护士
川依由美子

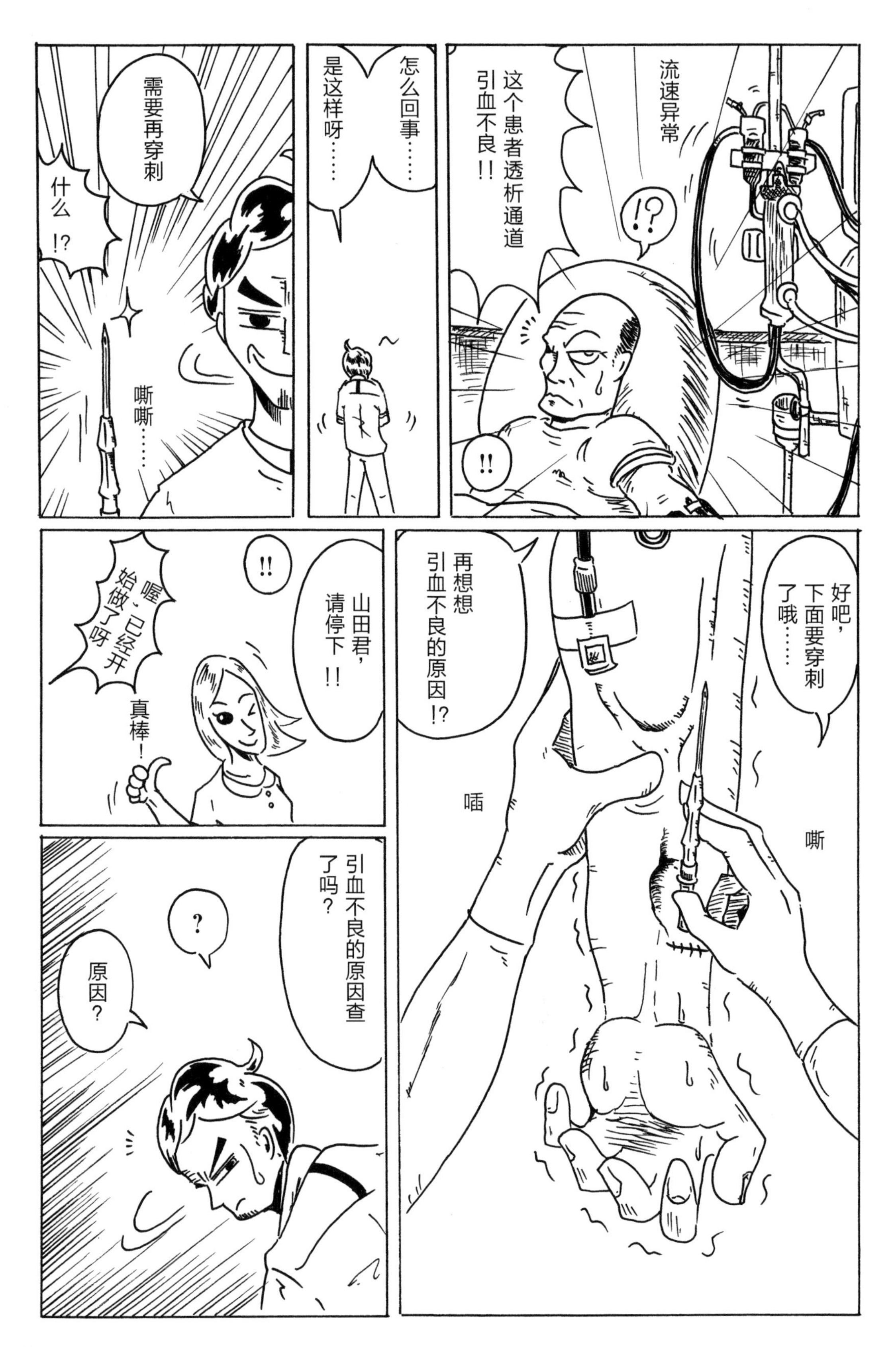
流速异常
!?
这个患者透析通道引血不良!!
!!
怎么回事……
是这样呀……
~
需要再穿刺
什么!?
嘶嘶……
好吧，下面要穿刺了哦……
嘶
再想想引血不良的原因!?
咂
山田君，请停下!!
!!
喔，已经开始做了呀
真棒!
引血不良的原因查了吗?
?
原因?

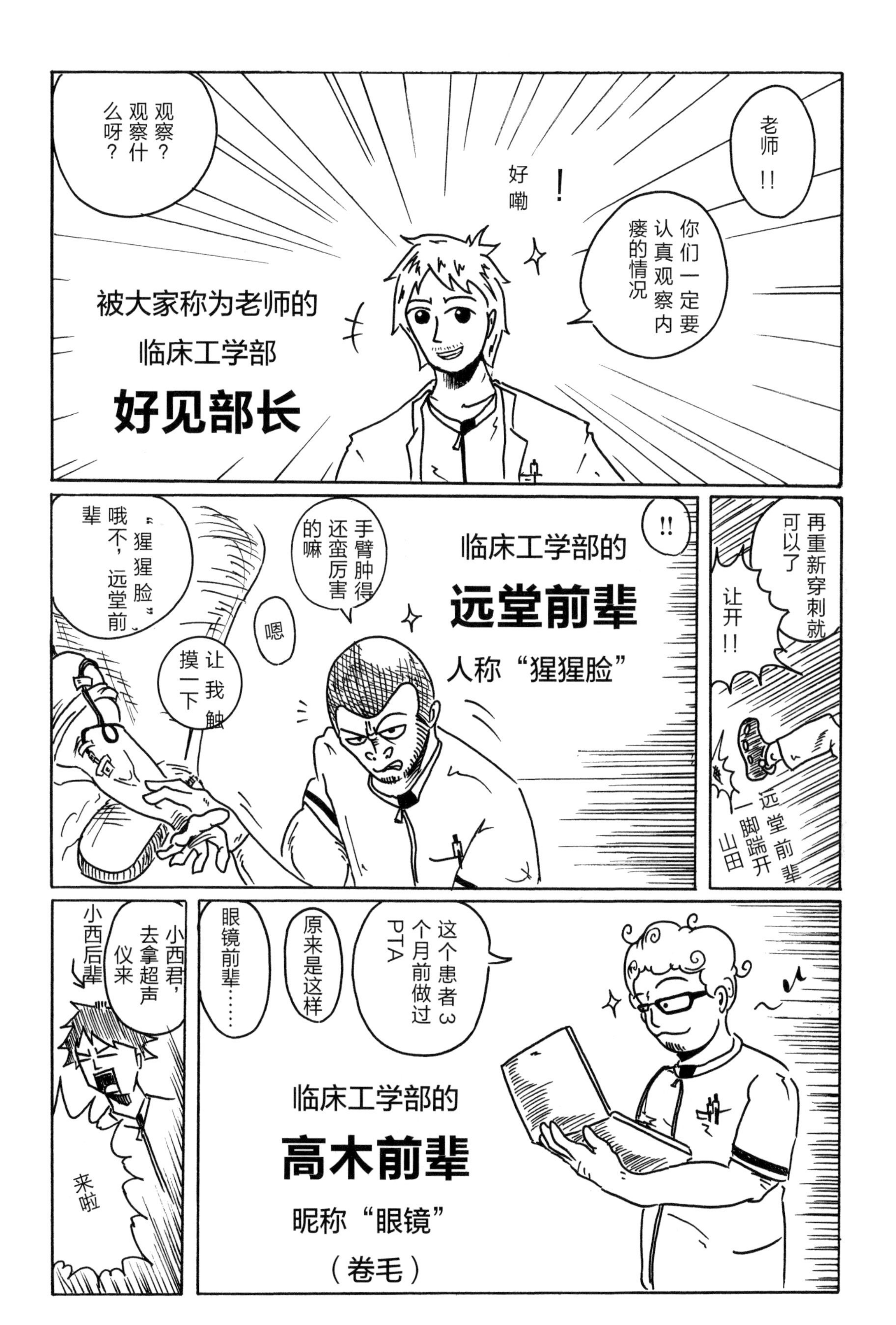
老师!!
你们一定要认真观察内瘘的情况
好嘞!
观察?观察什么呀?
被大家称为老师的
临床工学部
好见部长
再重新穿刺就可以了
让开!!
远堂前辈一脚踹开山田
临床工学部的
远堂前辈
人称“猩猩脸”
!!
手臂肿得还蛮厉害的嘛
嗯
让我触摸一下
哦不,远堂前辈
“猩猩脸”
这个患者3个月前做过PTA
原来是这样
眼镜前辈……
临床工学部的
高木前辈
昵称“眼镜”
(卷毛)
小西君,去拿超声仪来
小西后辈
来啦

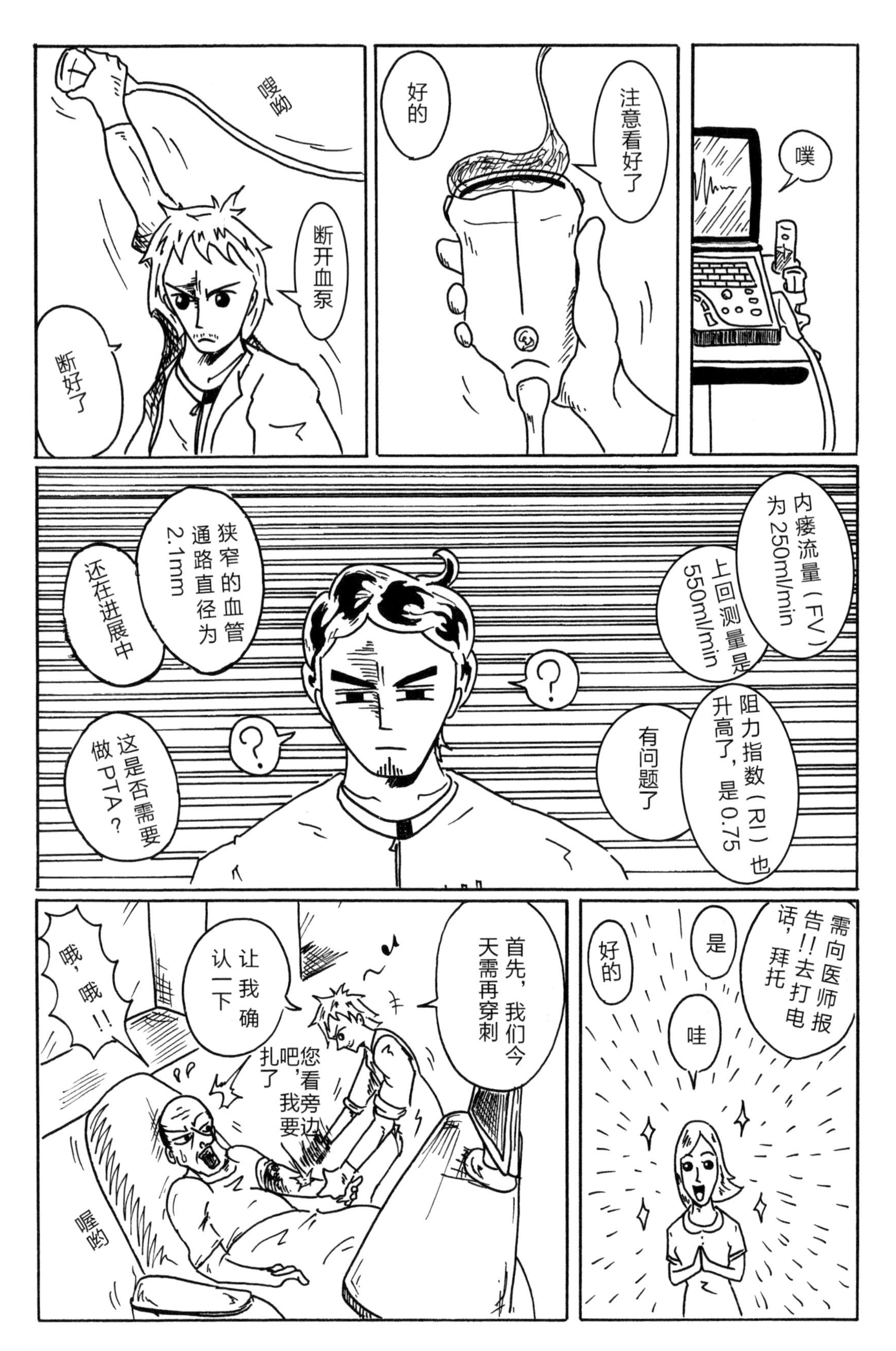
噗
注意看好了
好的
嗖呦
断开血泵
断好了
内瘘流量（FV）为250ml/min
上回测量是550ml/min
阻力指数（RI）也升高了，是0.75
有问题了
?
狭窄的血管通路直径为2.1mm
还在进展中
?
这是否需要做PTA？
需向医师报告!!去打电话，拜托
是
好的
哇
首先，我们今天需再穿刺
让我确认一下
您看旁边吧，我要扎了
哦，哦!!
喔哟

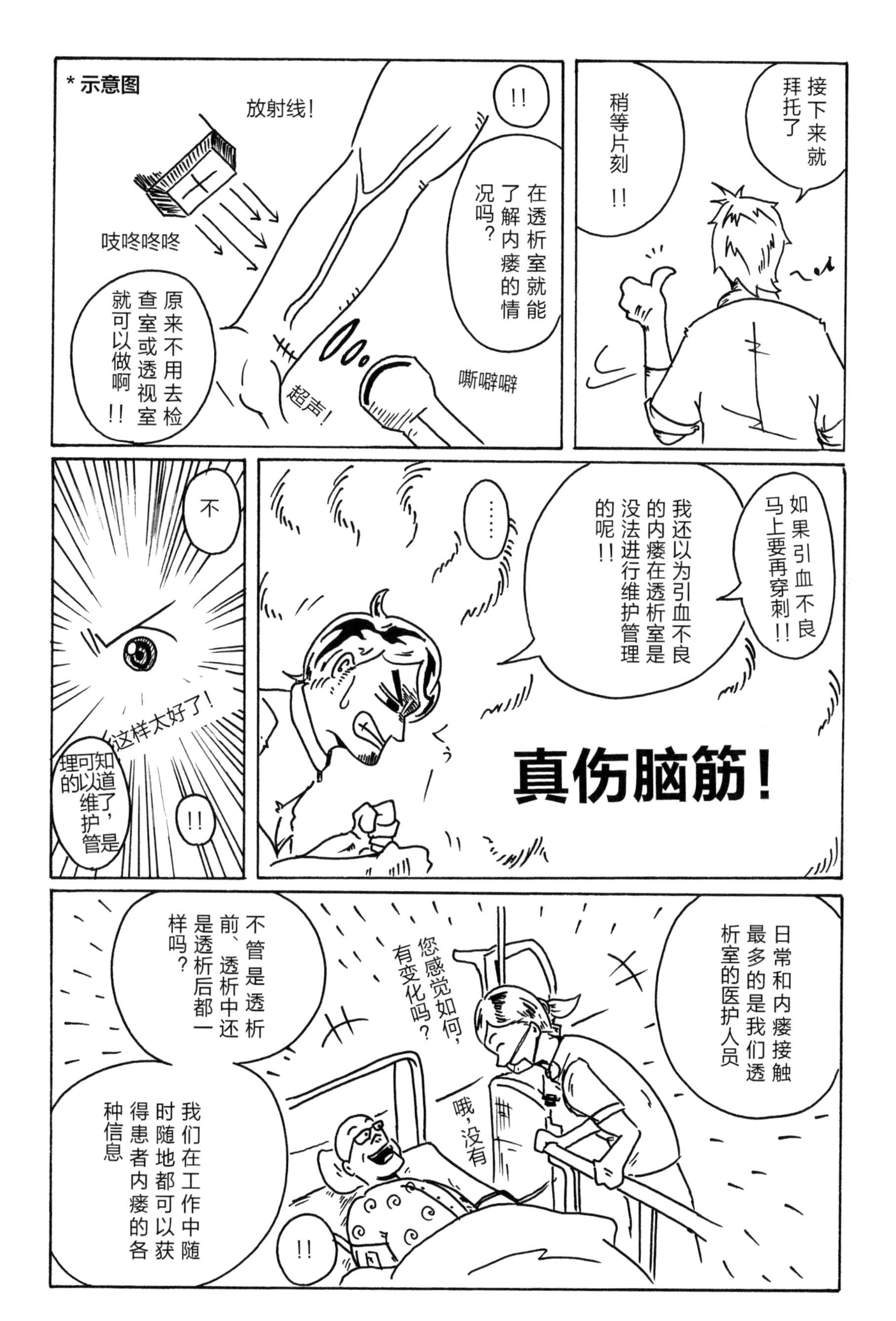

稍等片刻!!
接下来就拜托了
*示意图
放射线!
吱咚咚咚
!!
在透析室就能了解内瘘的情况吗?
原来不用去检查室或透视室就可以做啊!!
超声!
嘶噼噼
如果引血不良马上要再穿刺!!
我还以为引血不良的内瘘在透析室是没法进行维护管理的呢!!
……
真伤脑筋!
不
这样太好了!
知道了,可以护理是维护管
!!
日常和内瘘接触最多的是我们透析室的医护人员
您感觉如何,有变化吗?
不管是透析前、透析中还是透析后都一样吗?
哦,没有
我们在工作中随时随地都可以获得患者内瘘的各种信息
!!

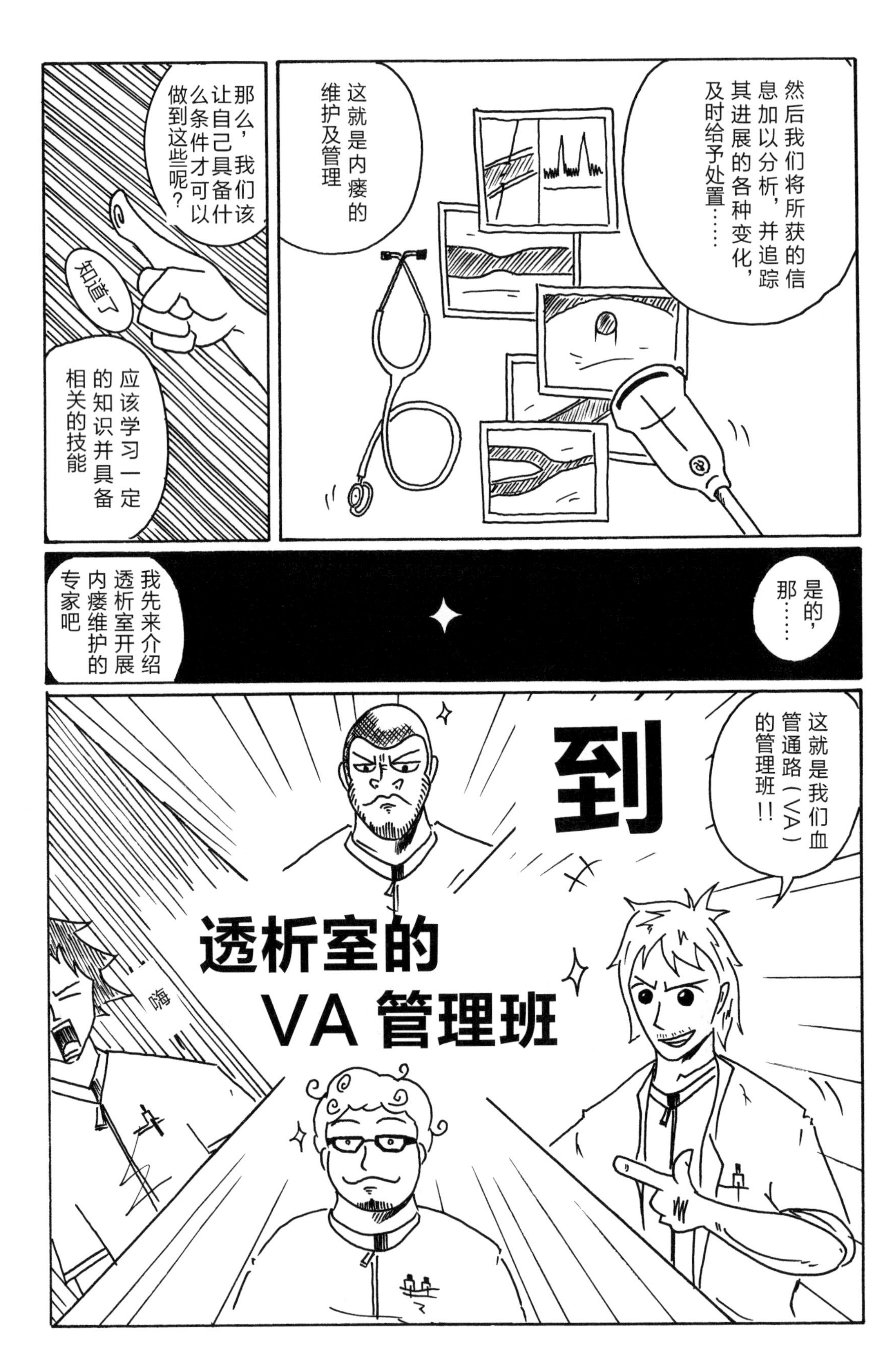

然后我们将所获的信息加以分析，并追踪其进展的各种变化，及时给予处置……
这就是内瘘的维护及管理
那么，我们该让自己具备什么条件才可以做到这些呢？
知道了
应该学习一定的知识并具备相关的技能
是的，那……
我先来介绍透析室开展内瘘维护的专家吧
这就是我们血管通路（VA）的管理班!!
到
透析室的VA管理班
嗨

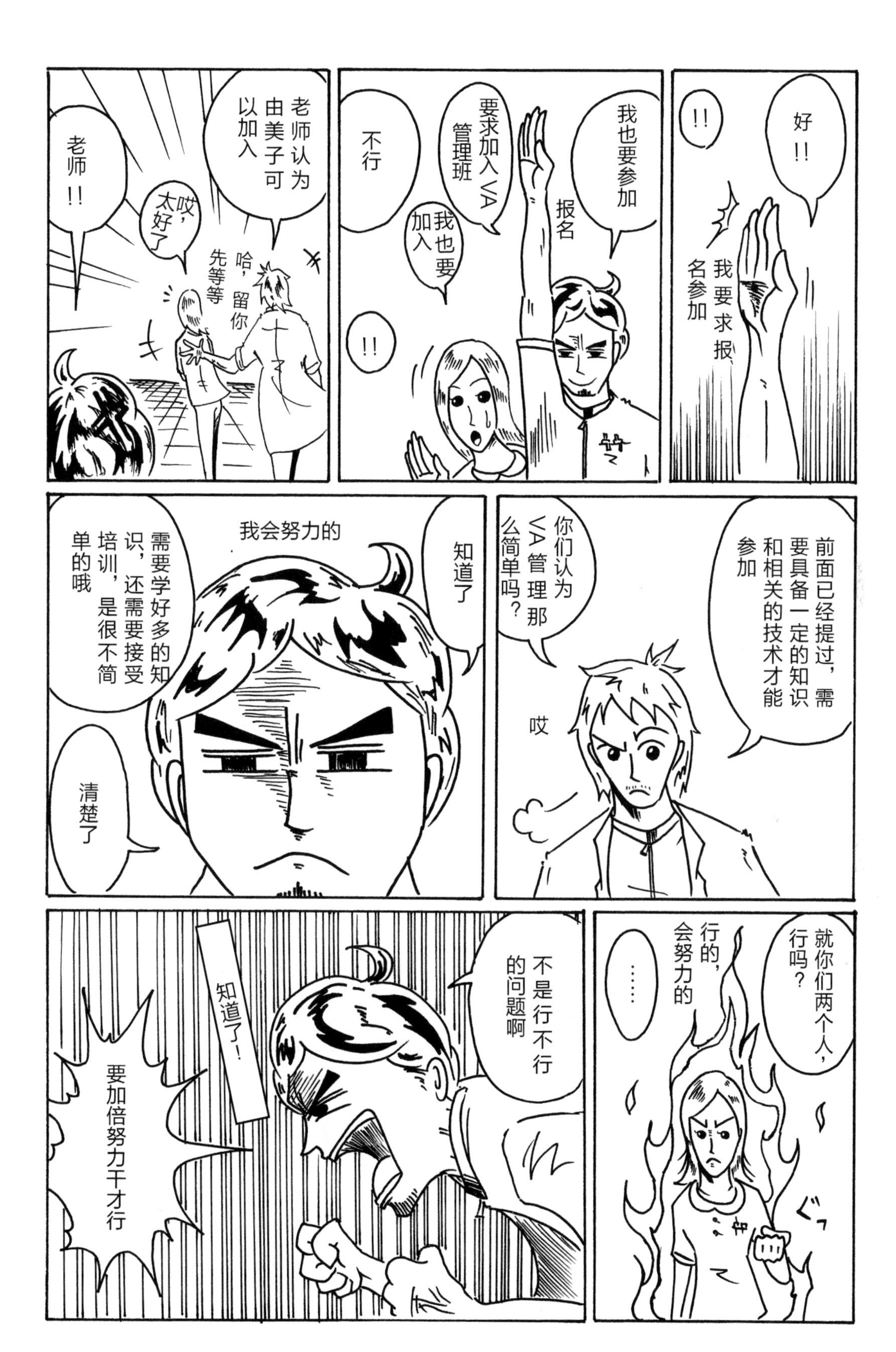
老师!!
老师认为由美子可以加入
哎，太好了
哈，留你先等等
要求加入VA管理班
不行
我也要加入
!!
我也要参加
报名
好!!
!!
我要求报名参加
前面已经提过，需要具备一定的知识和相关的技术才能参加
你们认为VA管理那么简单吗？
哎
知道了
我会努力的
需要学好多的知识，还需要接受培训，是很不简单的哦
清楚了
知道了!
要加倍努力干才行
不是行不行的问题啊
就你们两个人，行吗？
行的，会努力的
……

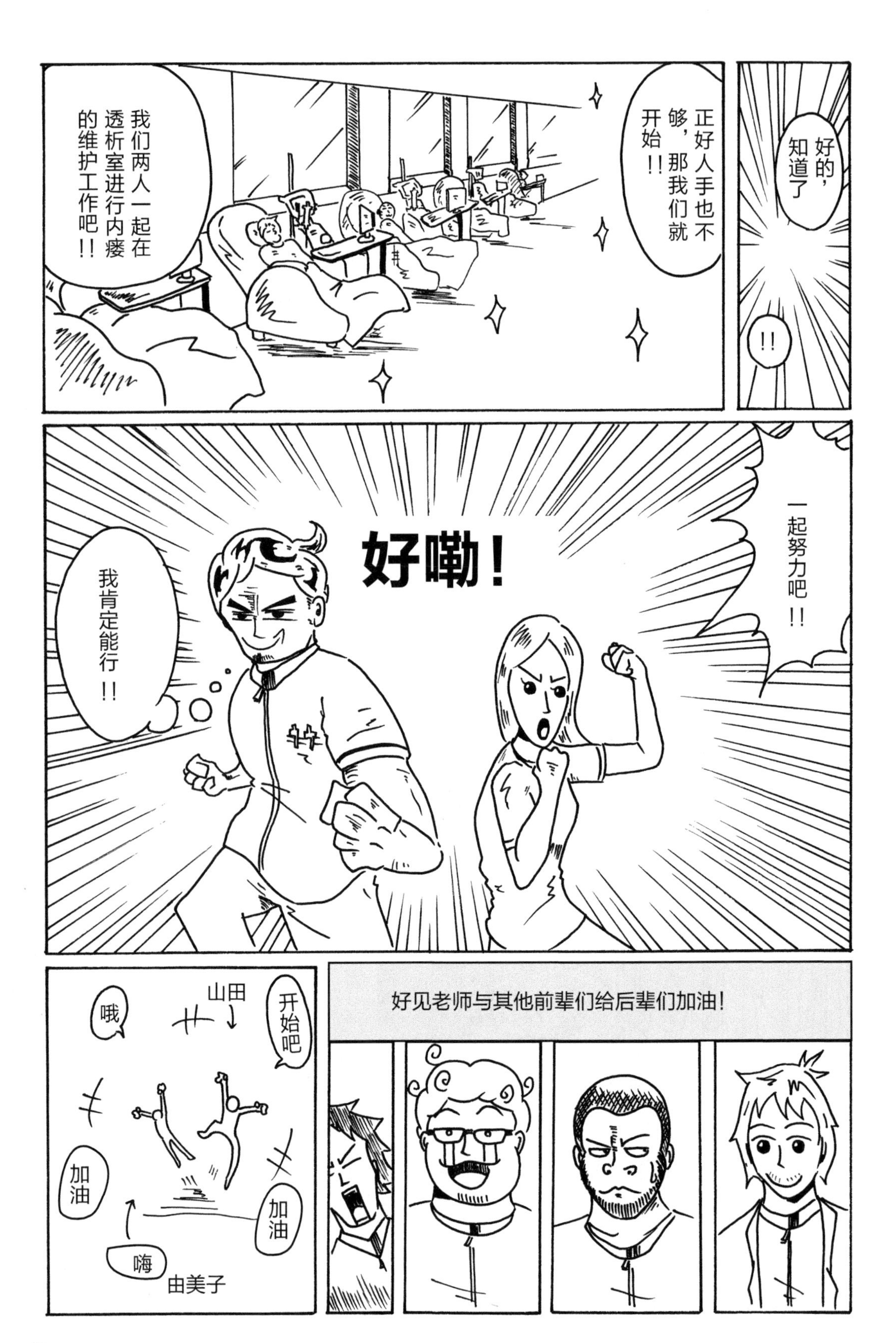
好的，知道了
!!
正好人手也不够，那我们就开始!!
我们两人一起在透析室进行内瘘的维护工作吧!!
一起努力吧!!
好嘞！
我肯定能行!!
好见老师与其他前辈们给后辈们加油！
开始吧
山田
哦
加油
加油
嗨
由美子

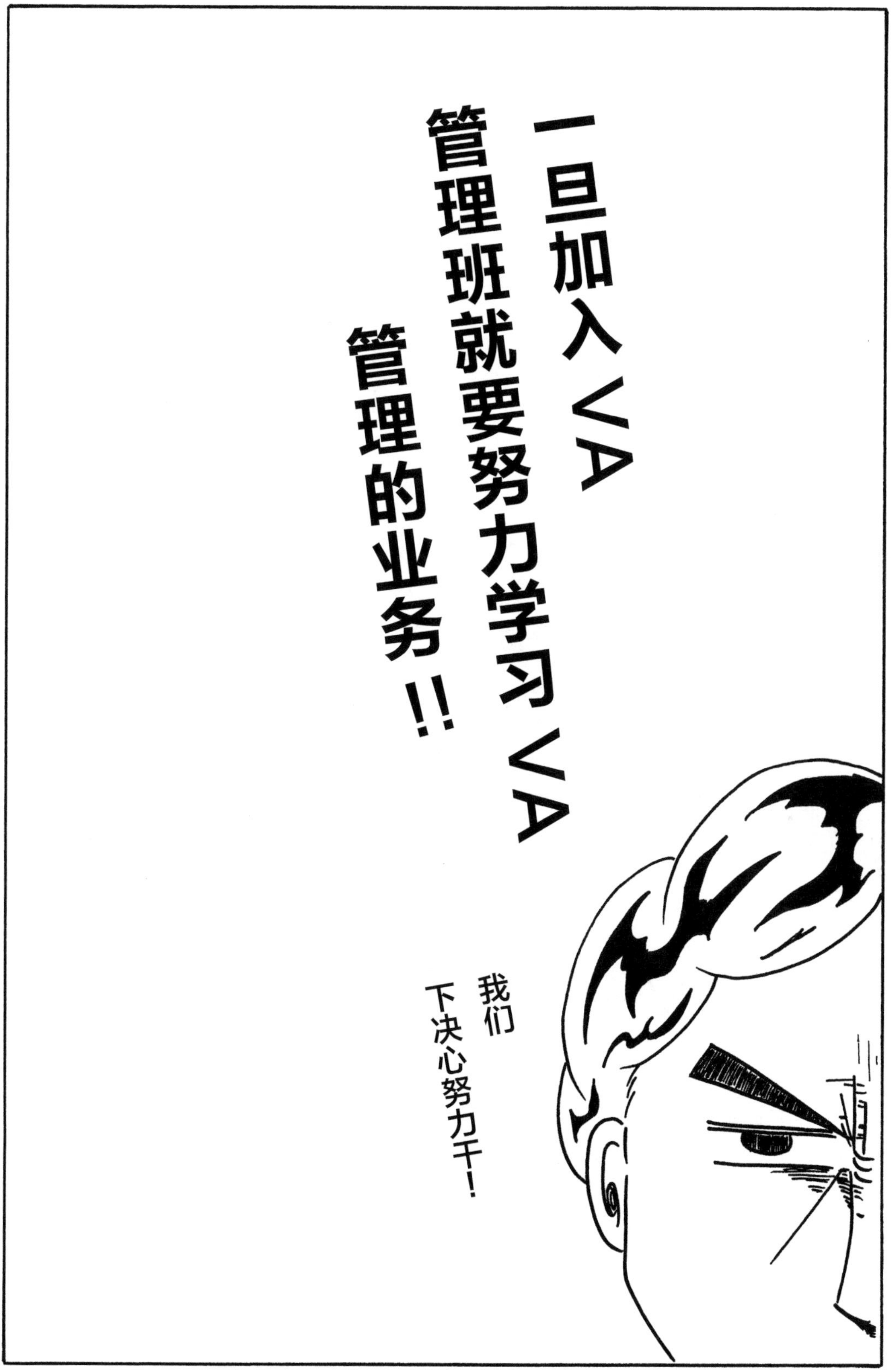

一旦加入VA
管理班就要努力学习VA
管理的业务!!

我们
下决心努力干!

第2章

VA是什么

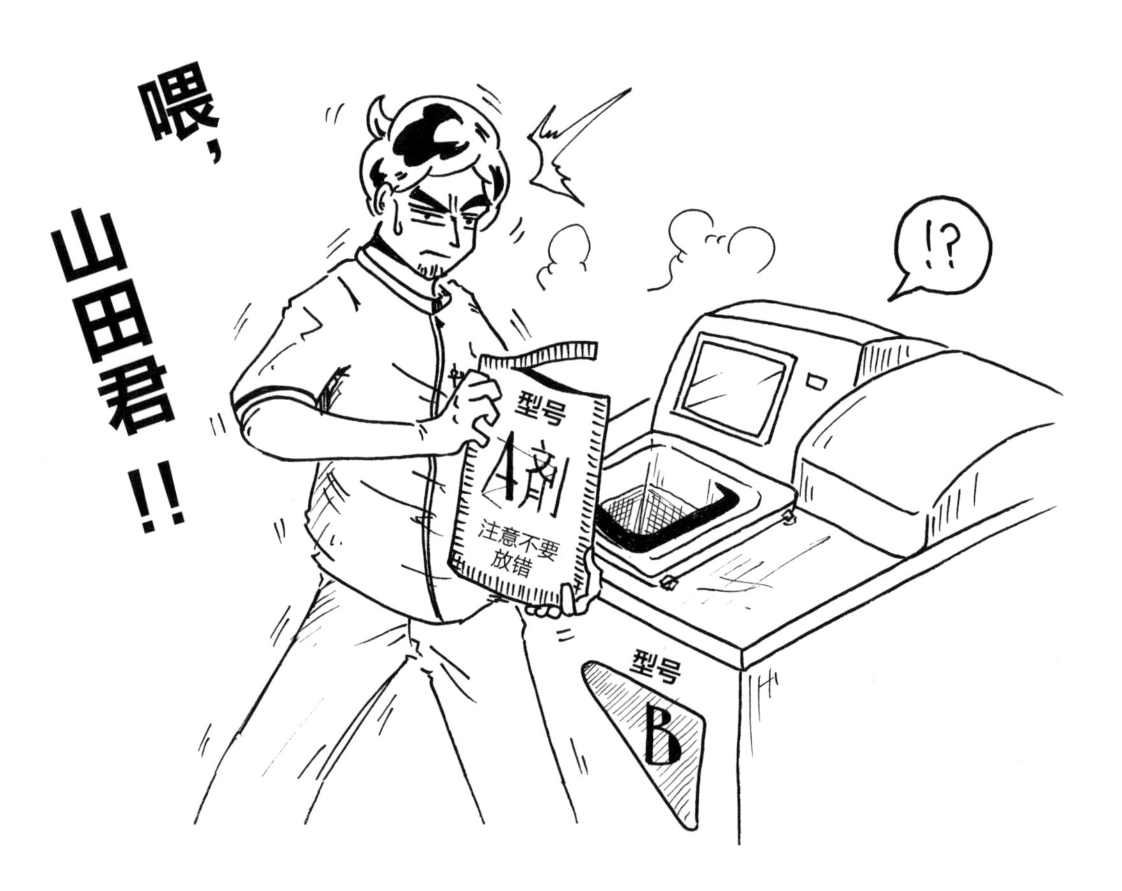

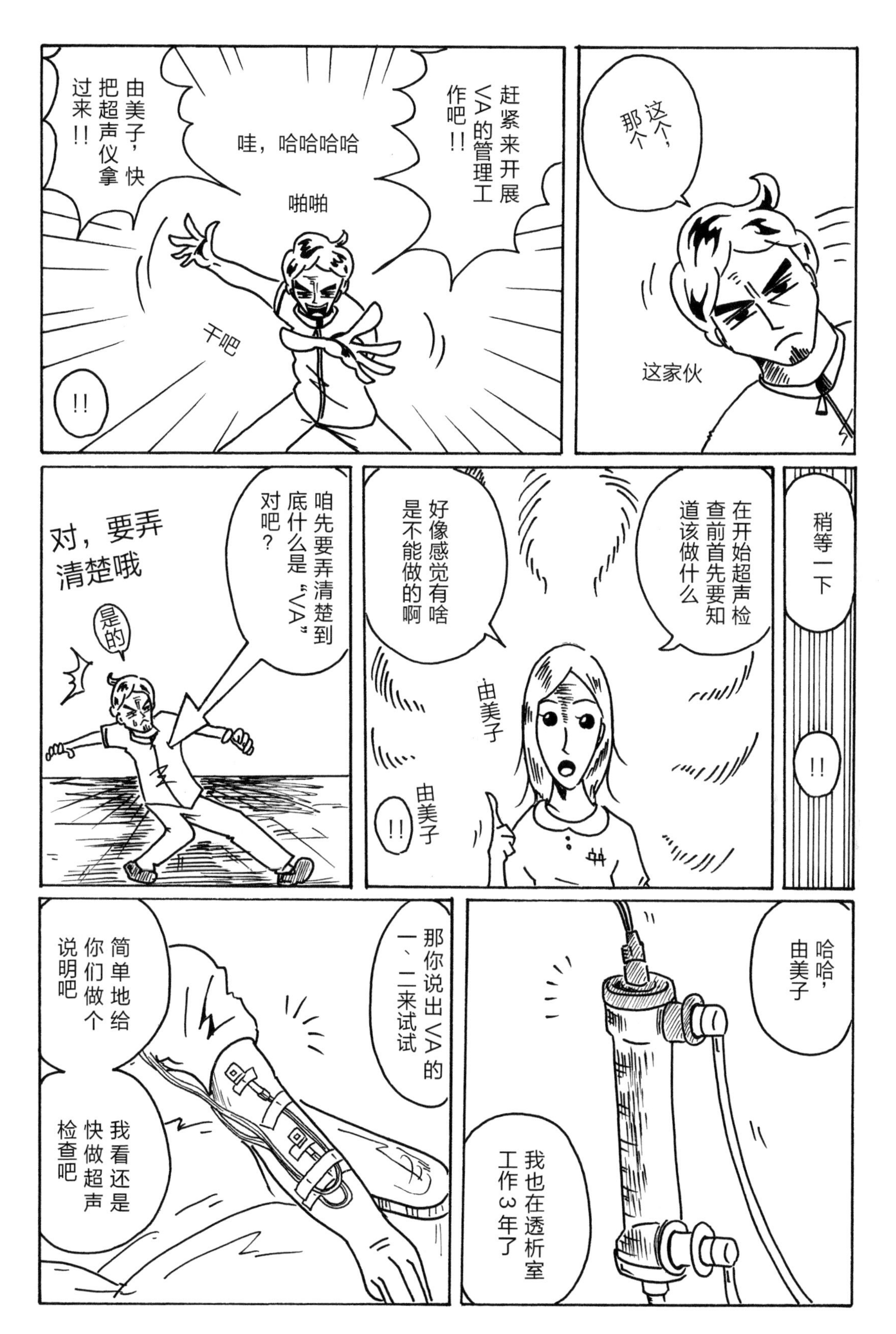
由美子，快把超声仪拿过来!!
哇，哈哈哈哈
啪啪
赶紧来开展VA的管理工作吧!!
干吧
!!
这个，那个，
这家伙
对，要弄清楚哦
是的
咱先要弄清楚到底什么是“VA”对吧？
好像感觉有啥是不能做的啊
在开始超声检查前首先要知道该做什么
由美子
由美子
!!
稍等一下
!!
简单地给你们做个说明吧
那你说出VA的一、二来试试
我看还是快做超声检查吧
哈哈，由美子
我也在透析室工作3年了

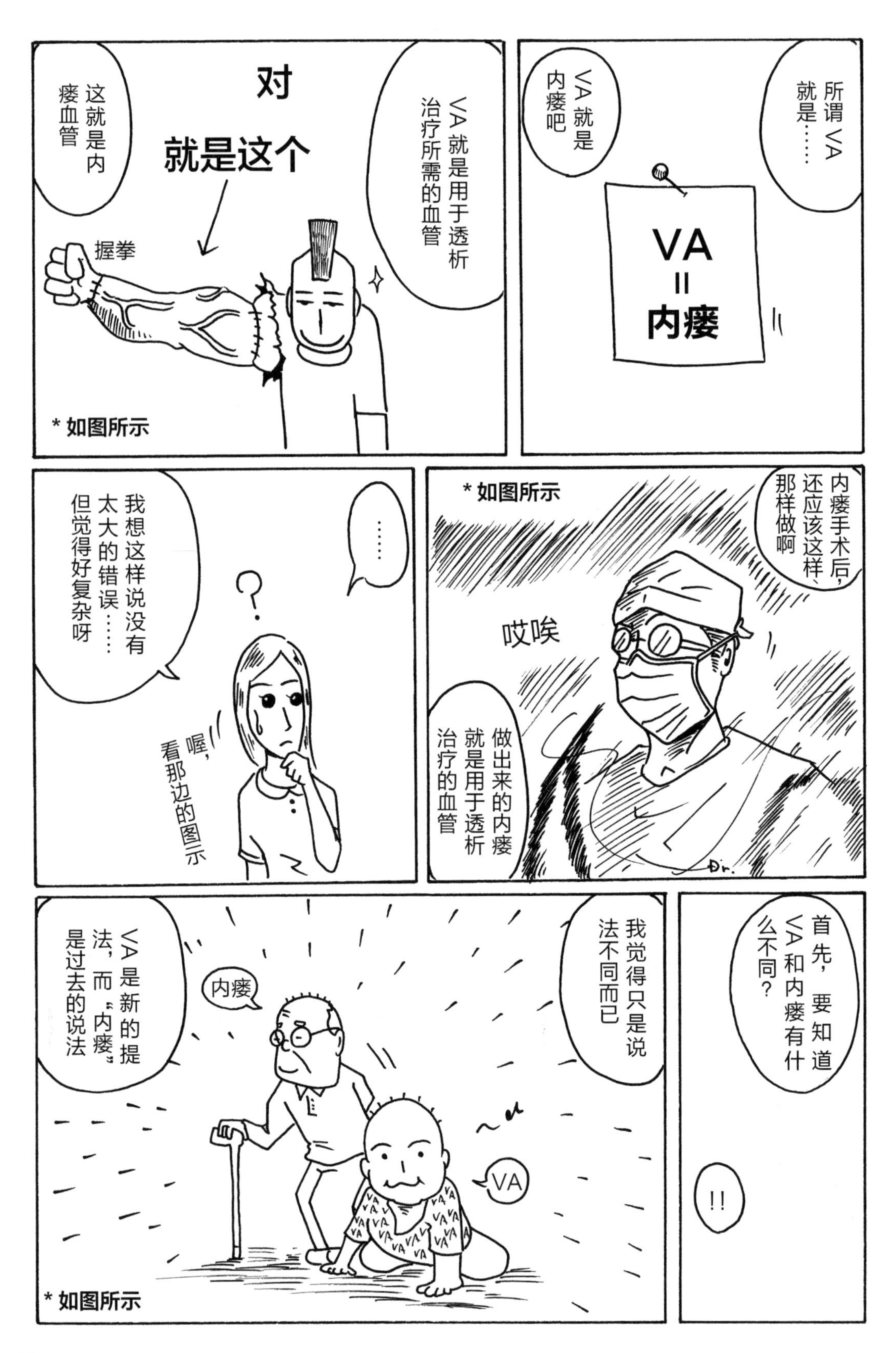
所谓VA就是……
VA
=
内瘘
VA就是内瘘吧
VA就是用于透析治疗所需的血管
对
就是这个
这就是内瘘血管
握拳
*如图所示
内瘘手术后，还应该这样、那样做啊
*如图所示
哎唉
做出来的内瘘就是用于透析治疗的血管
……
我想这样说没有太大的错误……但觉得好复杂呀
喔，看那边的图示
首先，要知道VA和内瘘有什么不同？
!!
我觉得只是说法不同而已
VA是新的提法，而"内瘘"是过去的说法
内瘘
VA
*如图所示

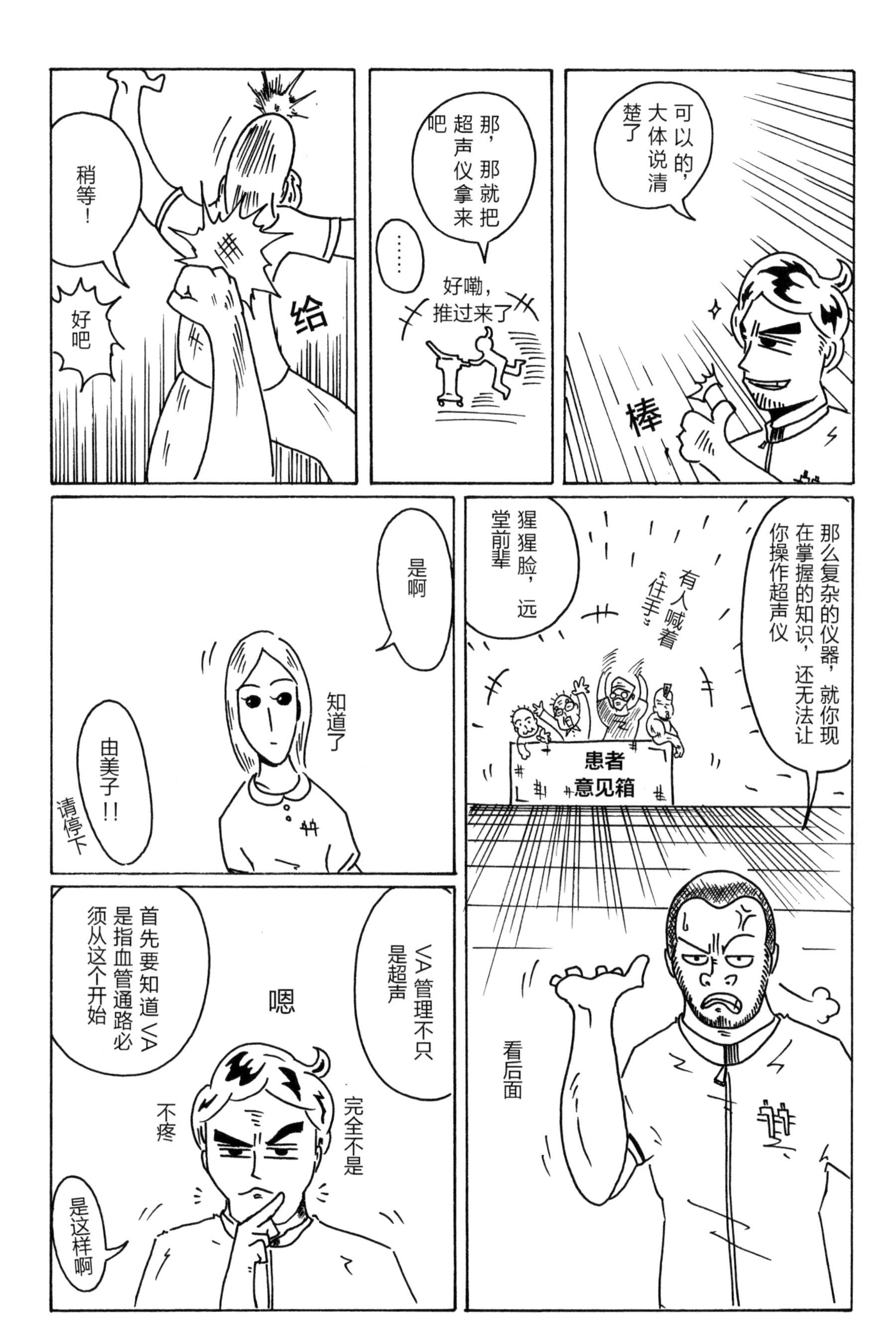
可以的，大体说清楚了
棒
那，那就把超声仪拿来吧
……
好嘞，推过来了
稍等！
好吧
给
那么复杂的仪器，就你现在掌握的知识，还无法让你操作超声仪
有人喊着"住手"
猩猩脸，远堂前辈
患者意见箱
看后面
是啊
知道了
由美子！！
请停下
VA管理不只是超声
首先要知道VA是指血管通路必须从这个开始
嗯
完全不是
不疼
是这样啊

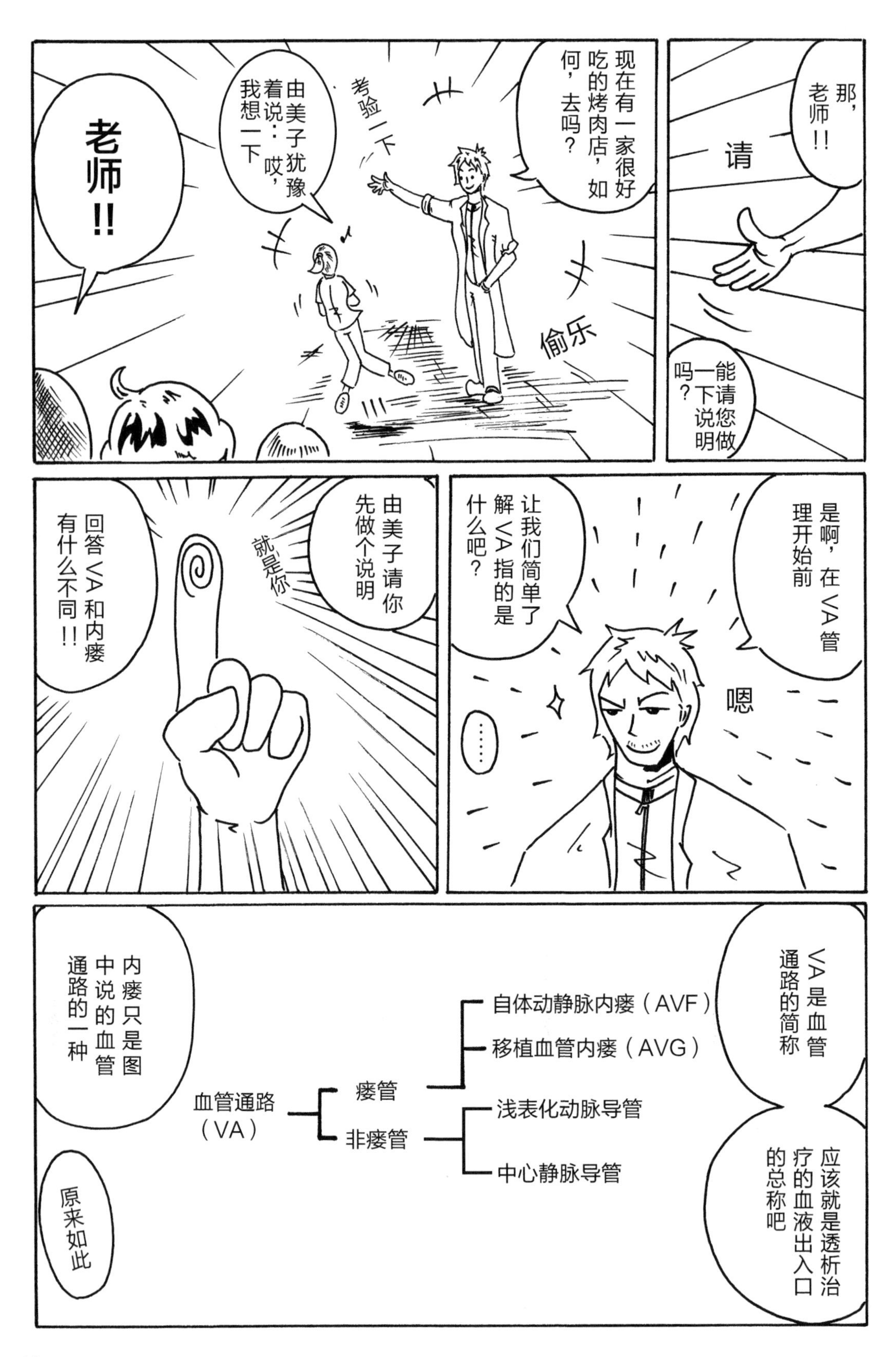
现在有一家很好吃的烤肉店，如何，去吗？
考验一下
由美子犹豫着说：哎，我想一下
老师!!
偷乐
那，老师!!
请
能请您做一下说明吗？
是啊，在VA管理开始前
让我们简单了解VA指的是什么吧？
嗯
……
由美子请你先做个说明
就是你
回答VA和内瘘有什么不同!!
VA是血管通路的简称
应该就是透析治疗的血液出入口的总称吧
内瘘只是图中说的血管通路的一种
血管通路（VA）
瘘管
非瘘管
自体动静脉内瘘（AVF）
移植血管内瘘（AVG）
浅表化动脉导管
中心静脉导管
原来如此

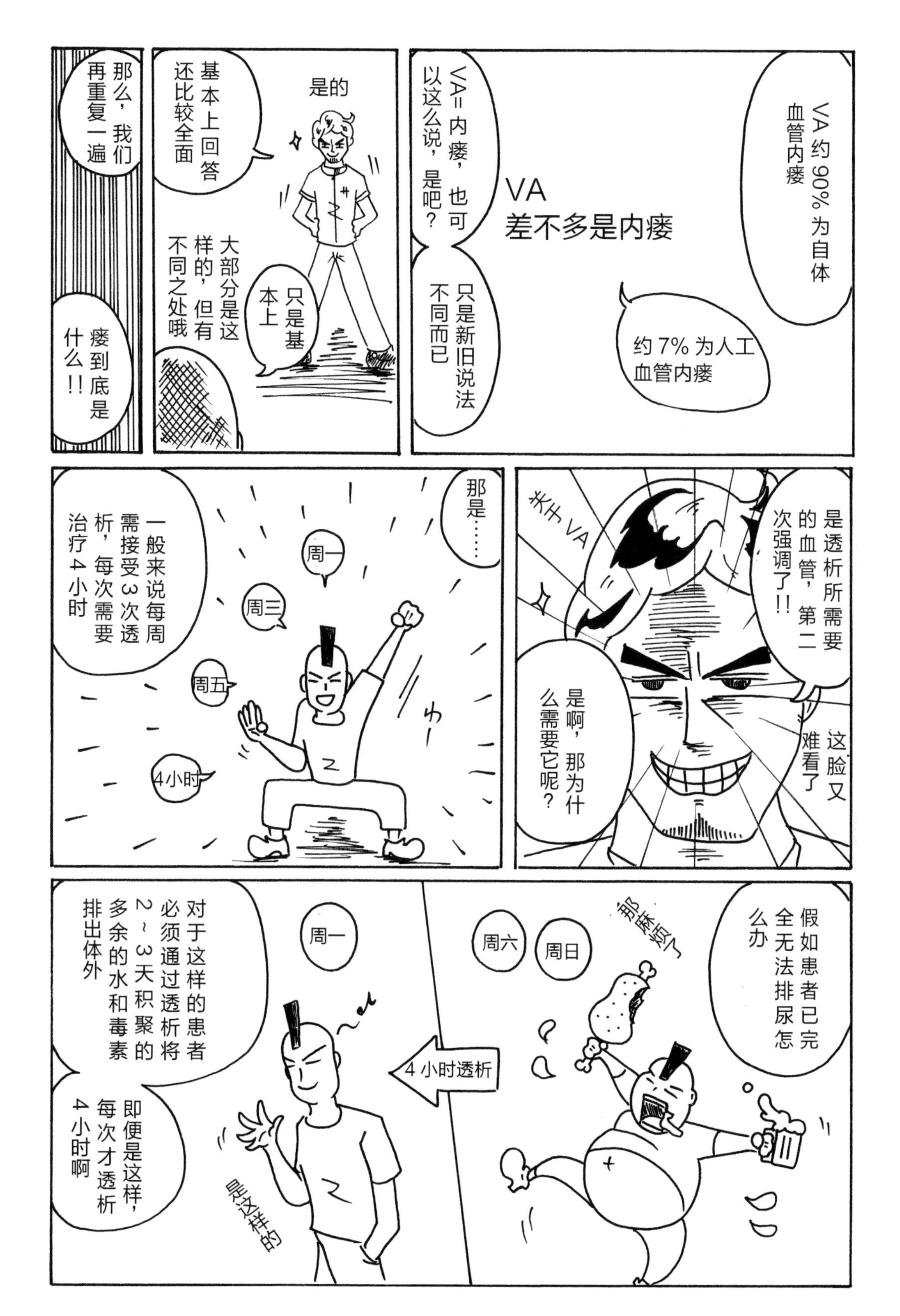

VA约90%为自体血管内瘘
约7%为人工血管内瘘
VA
差不多是内瘘
VA=内瘘，也可以这么说，是吧？
只是新旧说法不同而已
是的
基本上回答还比较全面
大部分是这样的，但有不同之处哦
只是基本上
那么，我们再重复一遍
瘘到底是什么!!
是透析所需要的血管，第二次强调了!!
关于VA
这脸又难看了
是啊，那为什么需要它呢？
那是……
一般来说每周需接受3次透析，每次需要治疗4小时
周一
周三
周五
4小时
假如患者已完全无法排尿怎么办
那麻烦了
周六
周日
周一
4小时透析
对于这样的患者必须通过透析将2～3天积聚的多余的水和毒素排出体外
即便是这样，每次才透析4小时啊
是这样的

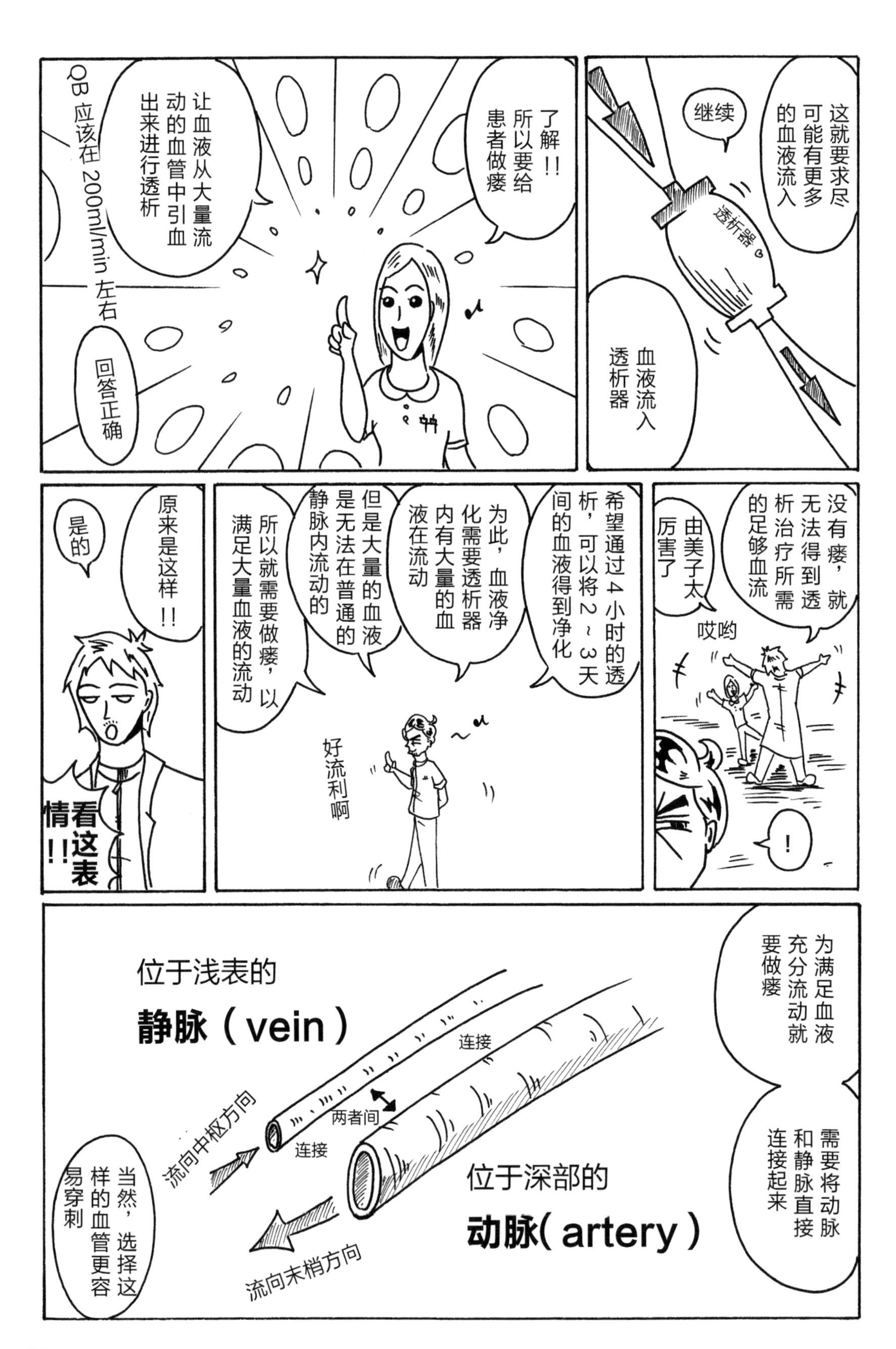
这就要求尽可能有更多的血液流入
继续
透析器
血液流入透析器
了解!!所以要给患者做瘘
让血液从大量流动的血管中引血出来进行透析
QB应该在200ml/min左右
回答正确
没有瘘，就无法得到透析治疗所需的足够血流
由美子太厉害了
哎哟
!
希望通过4小时的透析，可以将2～3天间的血液得到净化
为此，血液净化需要透析器内有大量的血液在流动
但是大量的血液是无法在普通的静脉内流动的
所以就需要做瘘，以满足大量血液的流动
好流利啊
原来是这样!!
是的
看这表情!!
为满足血液充分流动就要做瘘
需要将动脉和静脉直接连接起来
位于浅表的
静脉（vein）
连接
两者间
连接
流向中枢方向
位于深部的
动脉（artery）
流向末梢方向
当然，选择这样的血管更容易穿刺

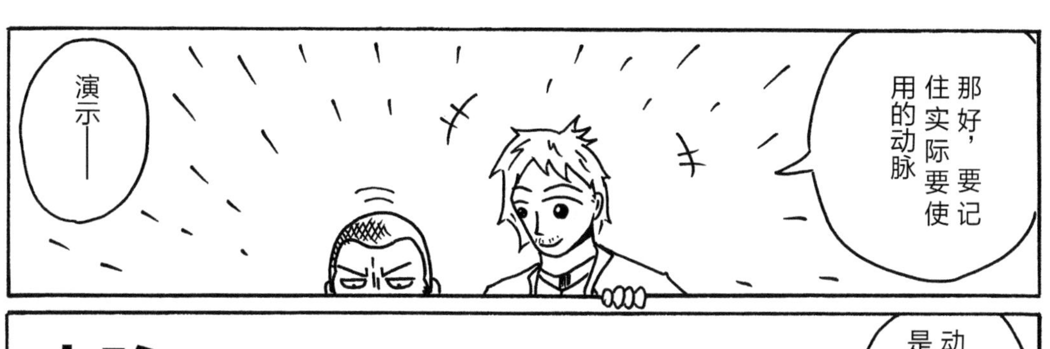
那好，要记住实际要使用的动脉
演示——

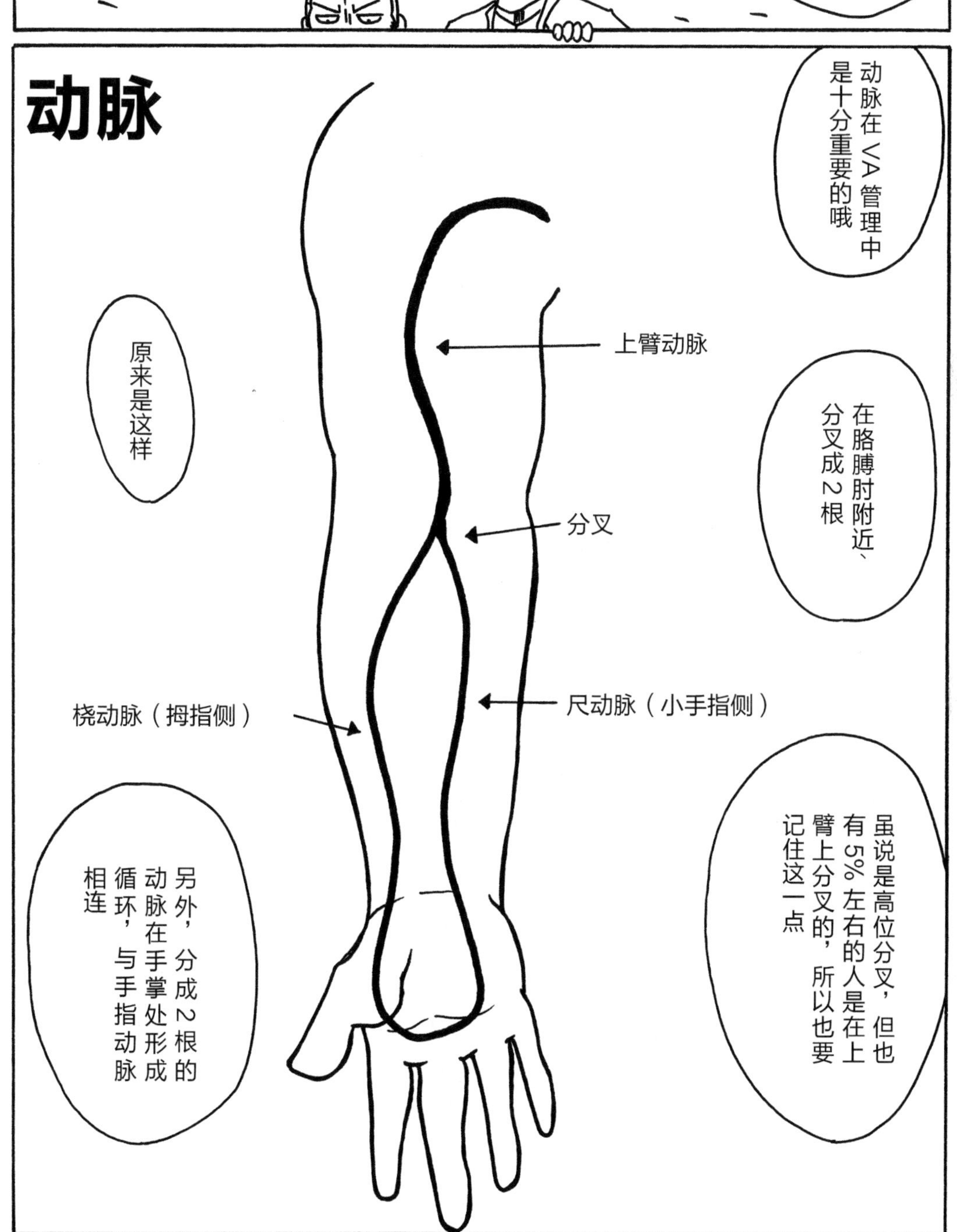
动脉
动脉在VA管理中是十分重要的哦
上臂动脉
原来是这样
在胳膊肘附近、分叉成2根
分叉
桡动脉（拇指侧）
尺动脉（小手指侧）
虽说是高位分叉，但也有5%左右的人是在上臂上分叉的，所以也要记住这一点
另外，分成2根的动脉在手掌处形成循环，与手指动脉相连

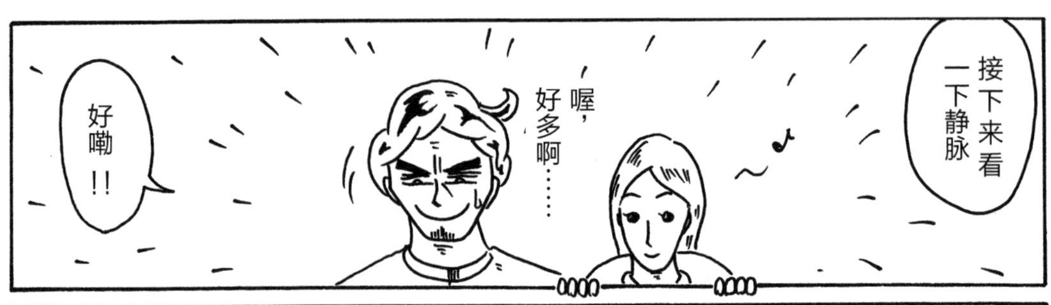
接下来看一下静脉
喔，好多啊……
好嘞!!

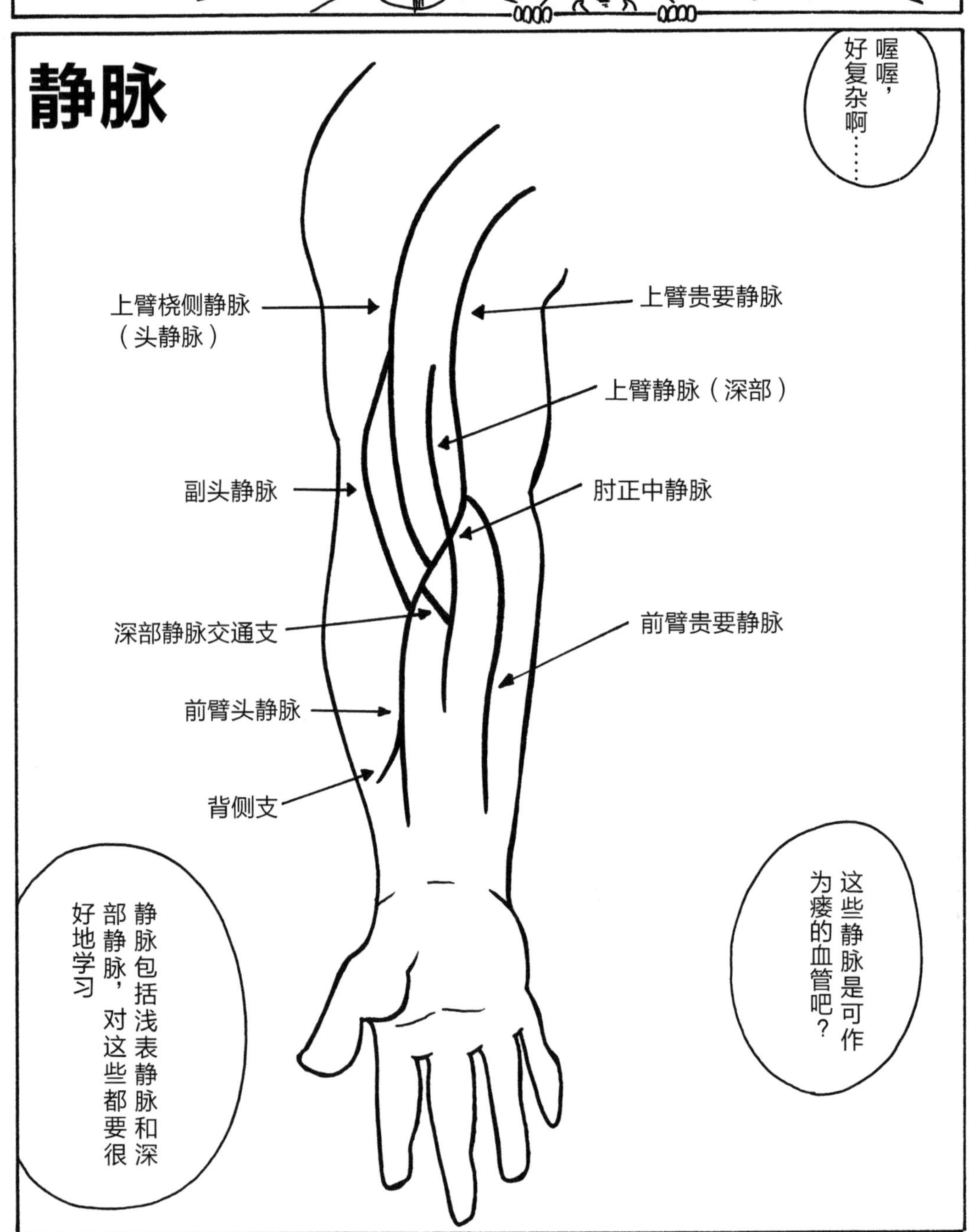
静脉
喔喔，好复杂啊……
上臂桡侧静脉（头静脉）
上臂贵要静脉
上臂静脉（深部）
副头静脉
肘正中静脉
深部静脉交通支
前臂贵要静脉
前臂头静脉
背侧支
这些静脉是可作为瘘的血管吧？
静脉包括浅表静脉和深部静脉，对这些都要很好地学习

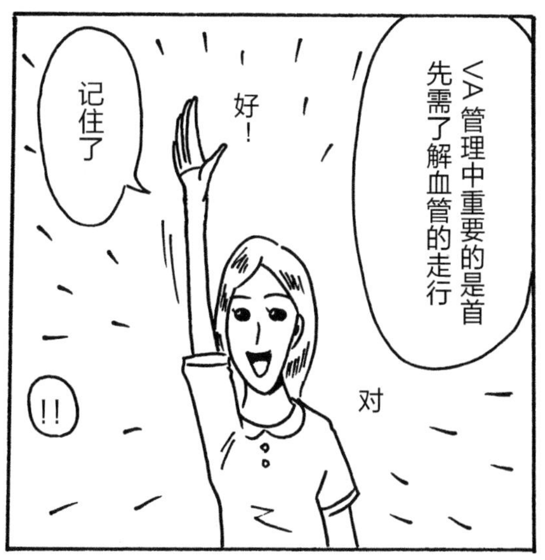
VA管理中重要的是首先需了解血管的走行
对
好！
记住了
!!

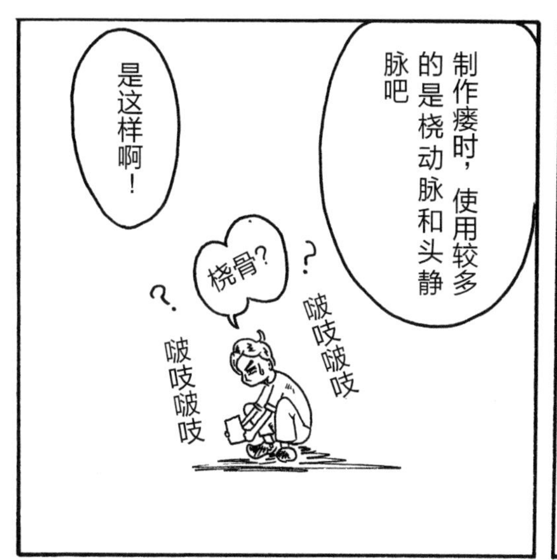
制作瘘时，使用较多的是桡动脉和头静脉吧
是这样啊！
桡骨？
？
？
啵吱啵吱
啵吱啵吱

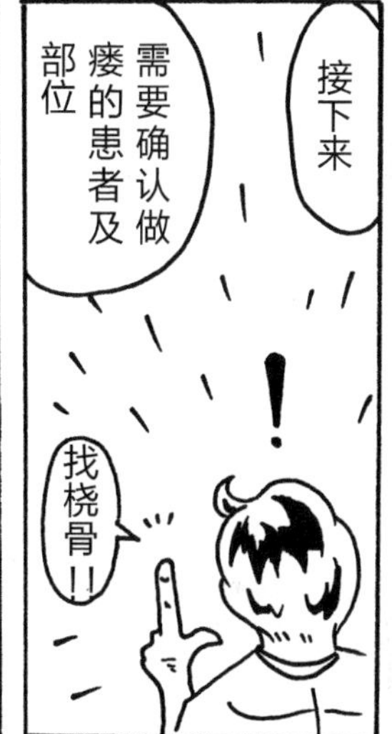
接下来
需要确认做瘘的患者及部位
！
找桡骨!!

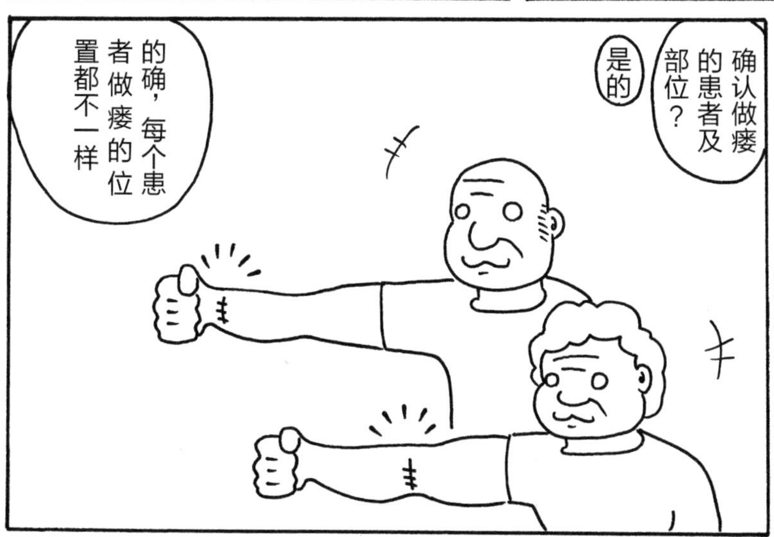
确认做瘘的患者及部位？
是的
的确，每个患者做瘘的位置都不一样

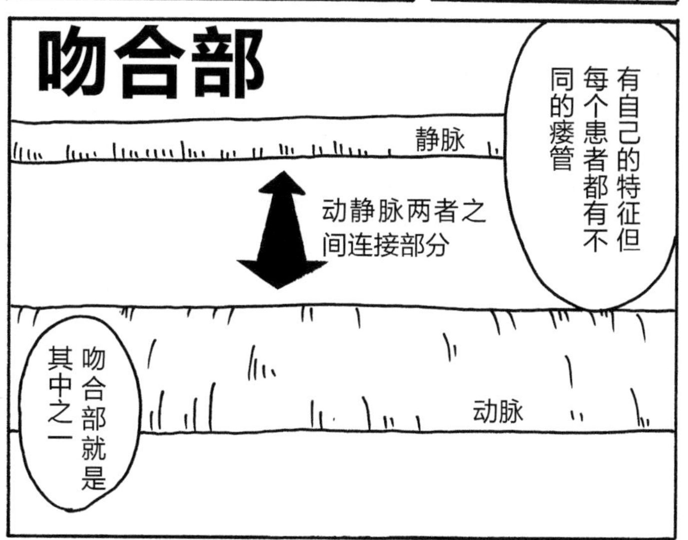
有自己的特征但每个患者都有不同的瘘管
吻合部
静脉
动静脉两者之间连接部分
动脉
吻合部就是其中之一

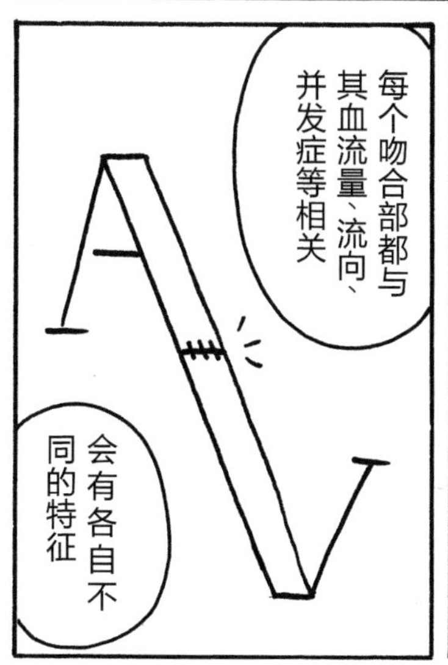
每个吻合部都与其血流量、流向、并发症等相关
会有各自不同的特征

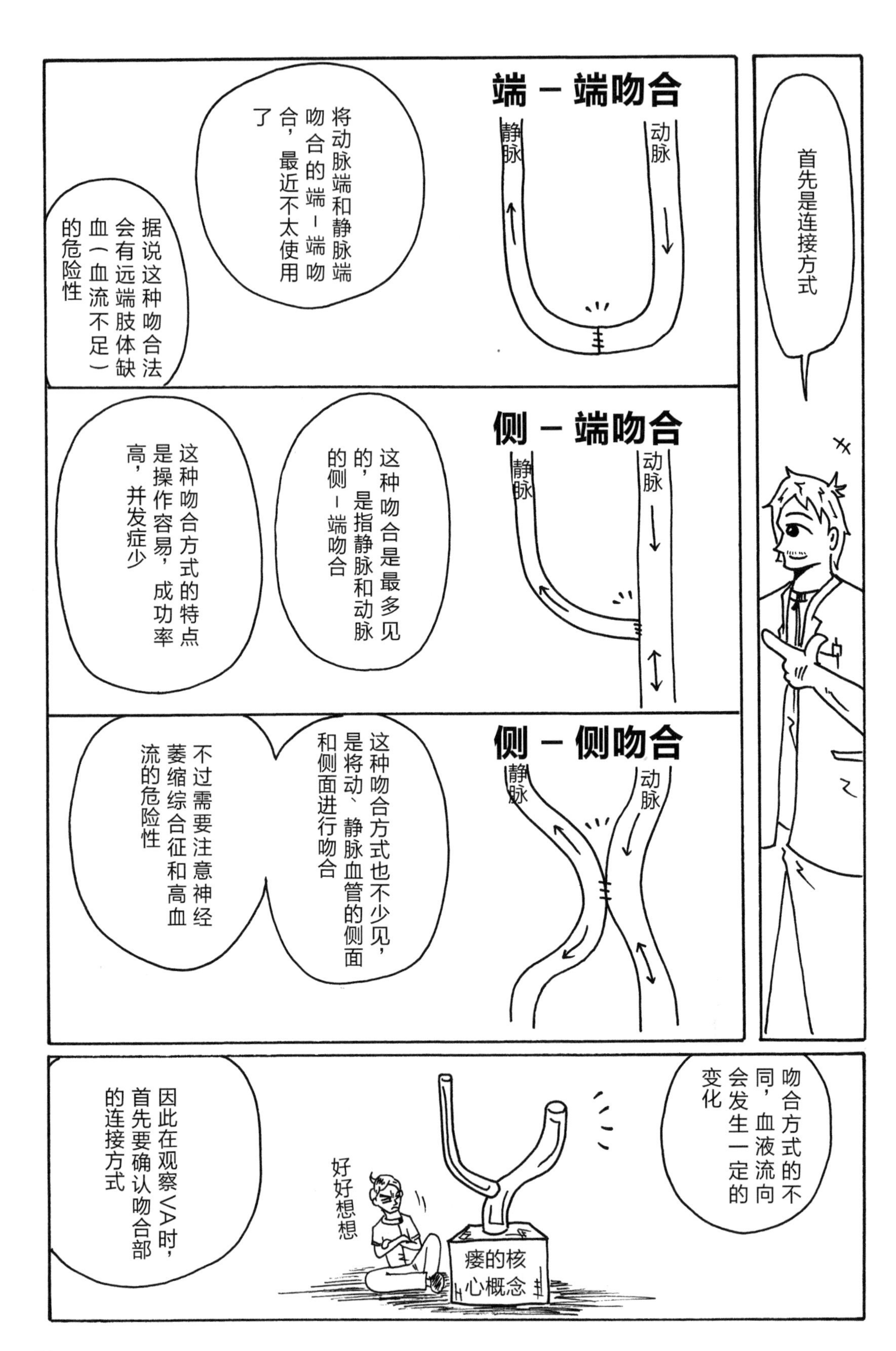

首先是连接方式
端－端吻合
静脉
动脉
将动脉端和静脉端吻合的端－端吻合，最近不太使用了
据说这种吻合法会有远端肢体缺血（血流不足）的危险性
侧－端吻合
静脉
动脉
这种吻合是最多见的，是指静脉和动脉的侧－端吻合
这种吻合方式的特点是操作容易，成功率高，并发症少
侧－侧吻合
静脉
动脉
这种吻合方式也不少见，是将动、静脉血管的侧面和侧面进行吻合
不过需要注意神经萎缩综合征和高血流的危险性
吻合方式的不同，血液流向会发生一定的变化
因此在观察VA时，首先要确认吻合部的连接方式
好好想想
瘘的核心概念

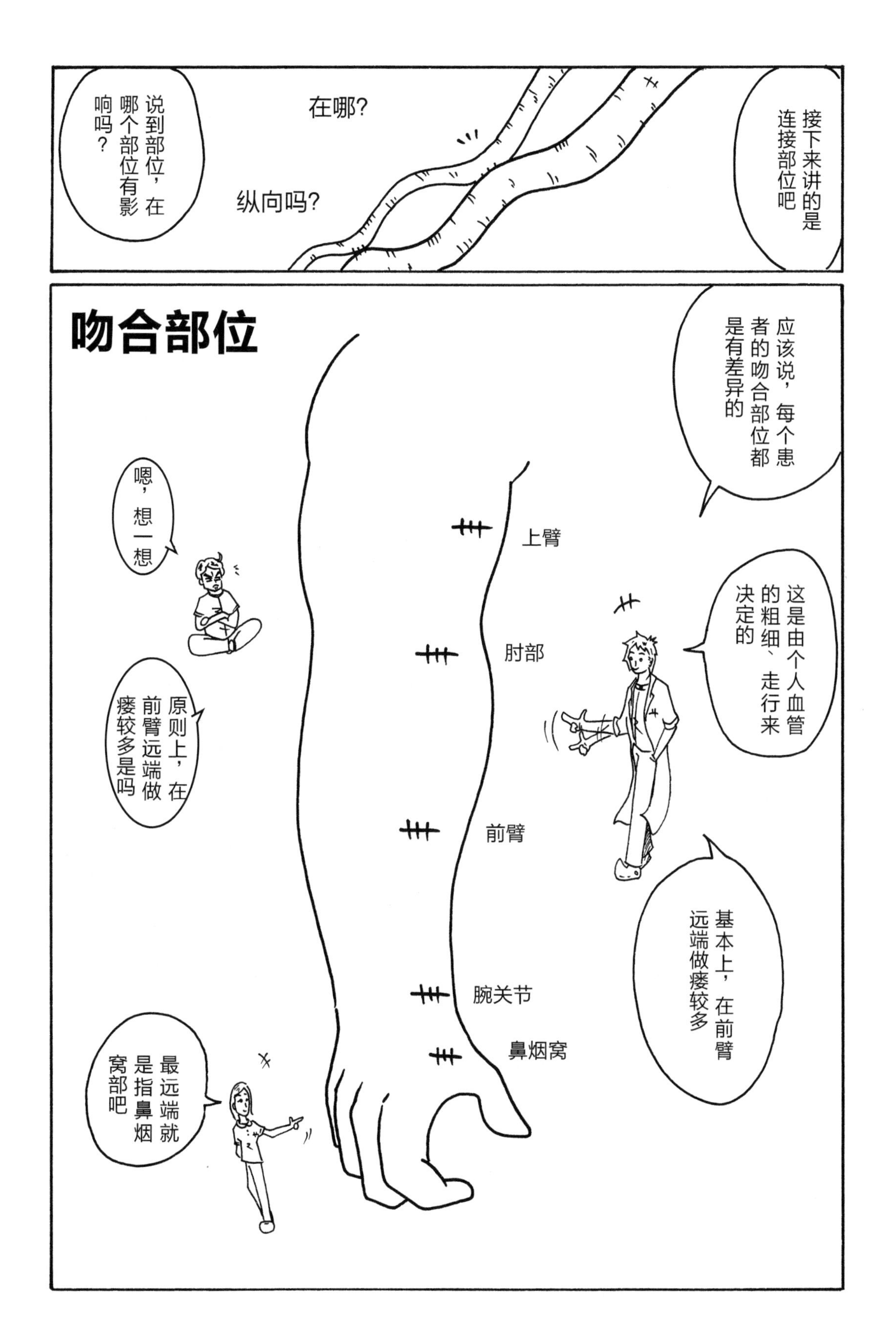
接下来讲的是连接部位吧
说到部位，在哪个部位有影响吗？
在哪?
纵向吗?
吻合部位
应该说，每个患者的吻合部位都是有差异的
嗯，想一想
上臂
这是由个人血管的粗细、走行来决定的
肘部
原则上，在前臂远端做瘘较多是吗
前臂
基本上，在前臂远端做瘘较多
腕关节
鼻烟窝
最远端就是指鼻烟窝部吧

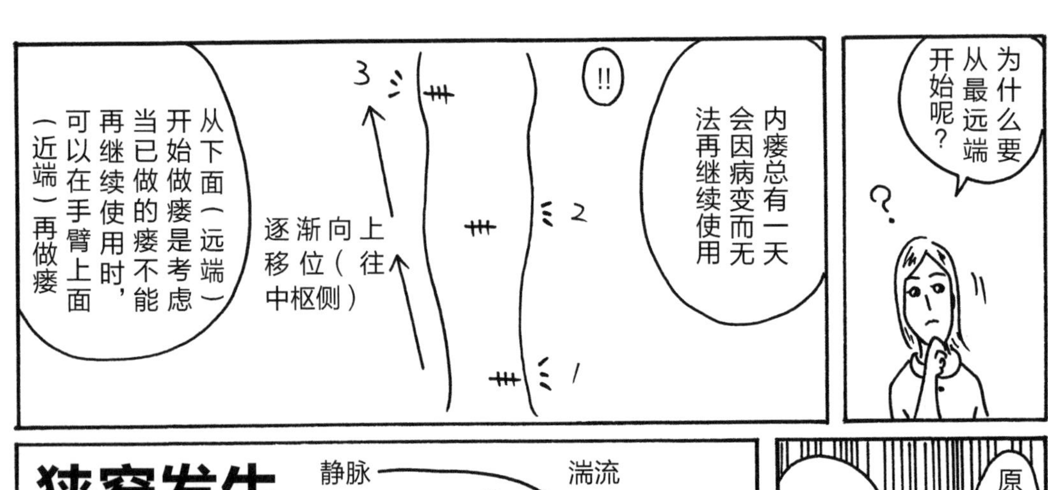
为什么要从最远端开始呢？
内瘘总有一天会因病变而无法再继续使用
!!
3
2
1
逐渐向上移位（往中枢侧）
从下面（远端）开始做瘘是考虑当已做的瘘不能再继续使用时，可以在手臂上面（近端）再做瘘

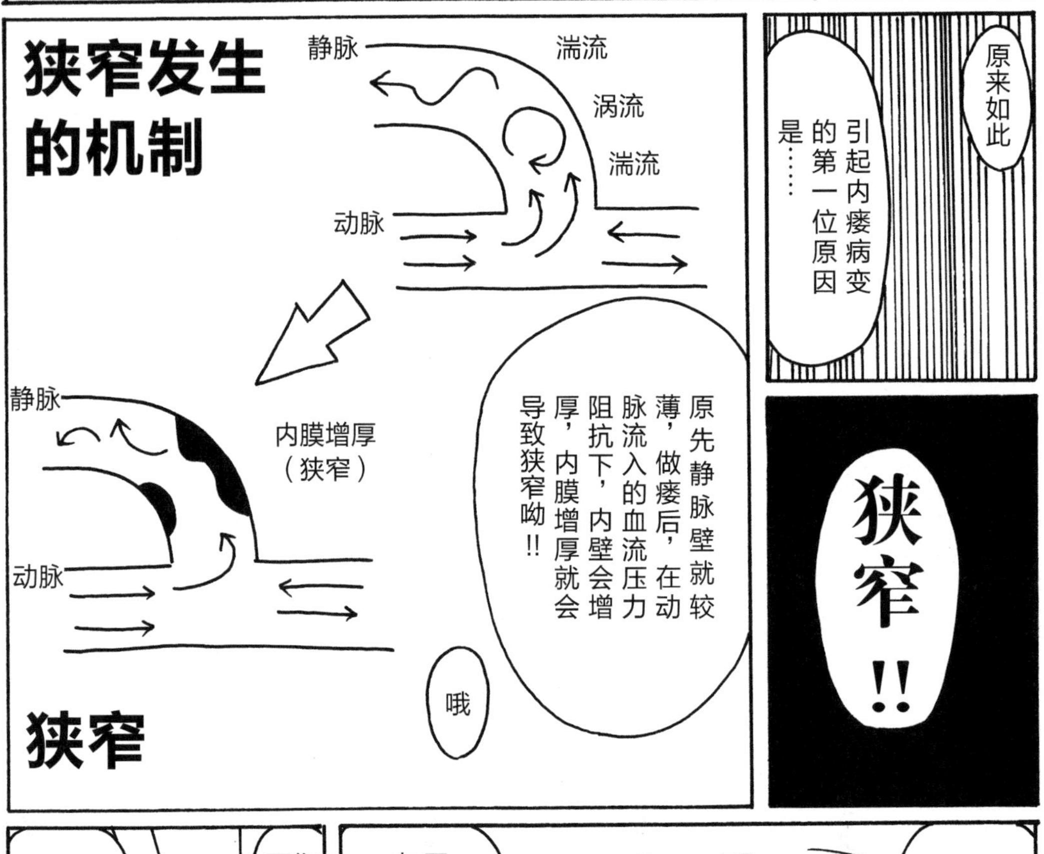
原来如此
引起内瘘病变的第一位原因是……
狭窄发生的机制
静脉
湍流
涡流
湍流
动脉
静脉
内膜增厚（狭窄）
动脉
狭窄
狭窄!!
原先静脉壁就较薄，做瘘后，在动脉流入的血流压力阻抗下，内壁会增厚，内膜增厚就会导致狭窄哟!!
哦

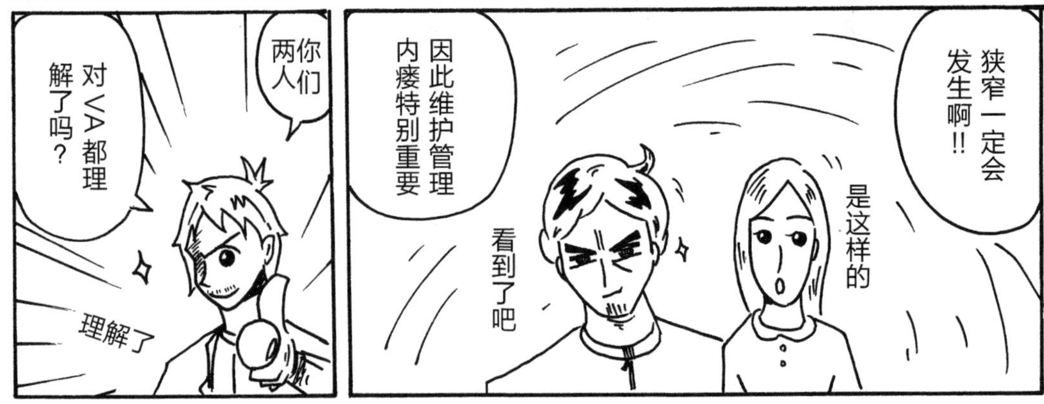
狭窄一定会发生啊!!
是这样的
因此维护管理内瘘特别重要
看到了吧
你们两人
对VA都理解了吗？
理解了

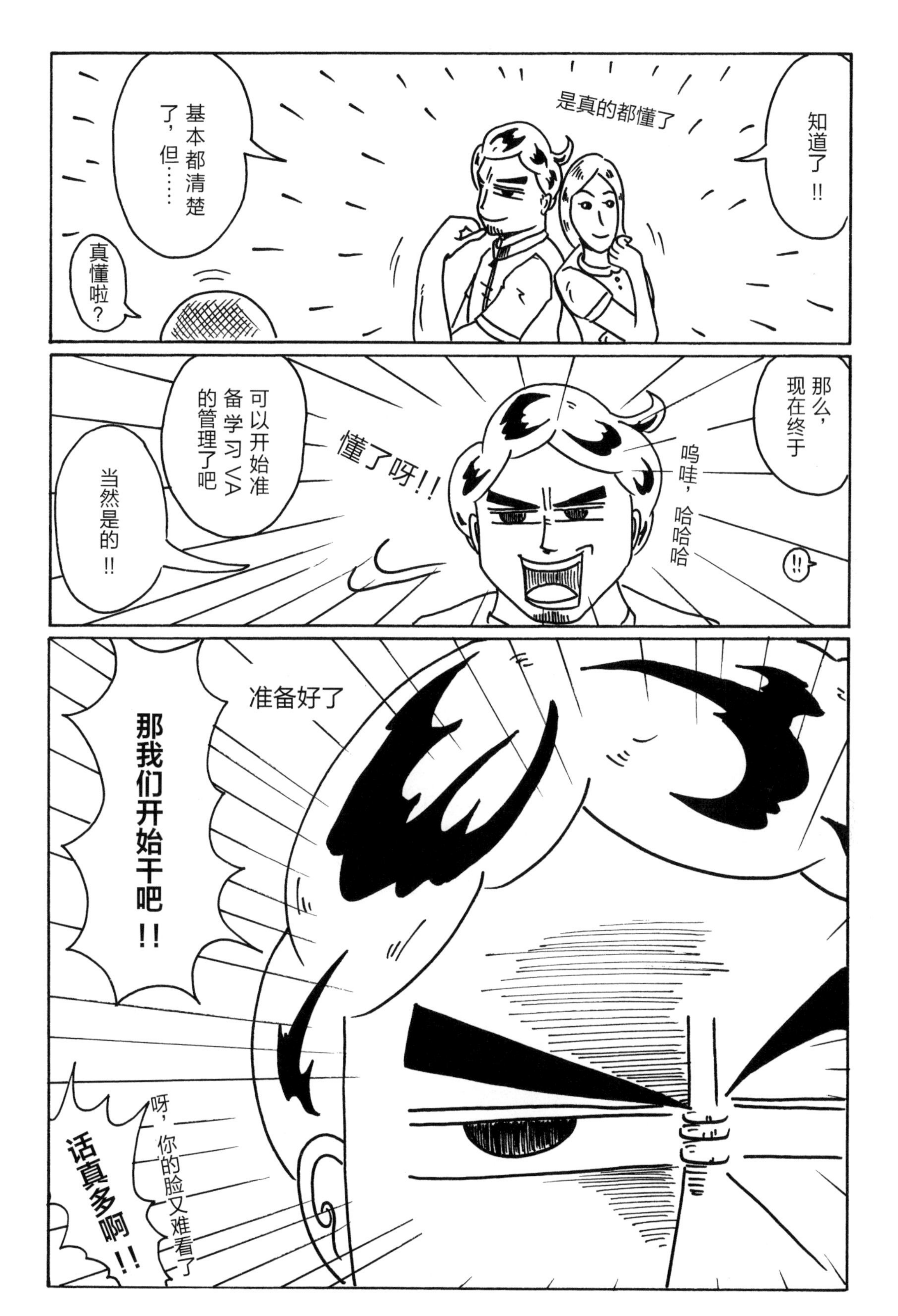
知道了!!
是真的都懂了
基本都清楚了，但……
真懂啦？
那么，现在终于
呜哇，哈哈哈
懂了呀!!
可以开始准备学习VA的管理了吧
当然是的!!
!!
准备好了
那我们开始干吧!!
呀，你的脸又难看了
话真多啊!!

老师的小结

1. 只有通过确保血管通路有充足的血流量，透析才能达到一定程度替代肾功能的目的。

2. 正因为如此，VA 对于透析患者而言就是维持生存的生命线。

3. 然而，VA 是一种非生理性的人工产物，因此，不管如何处置，VA 仍会具有罹患多种并发症的可能，总有一天会发生病变，不能再继续使用。

4. 因此，延长血管通路的使用寿命是 VA 管理的核心问题。而影响血管通路使用寿命的病变则以“狭窄”这一并发症为最多。

5. 导致狭窄的主要原因是由于湍流和涡流造成的血流压力。希望大家记住，吻合部和穿刺部是最容易产生血流压力改变的部位，请务必记住那是 VA 最易发生狭窄的部位！

6. 那么，我们将从这里开始学习 VA 管理的具体方法！

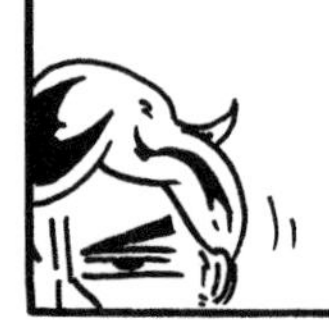

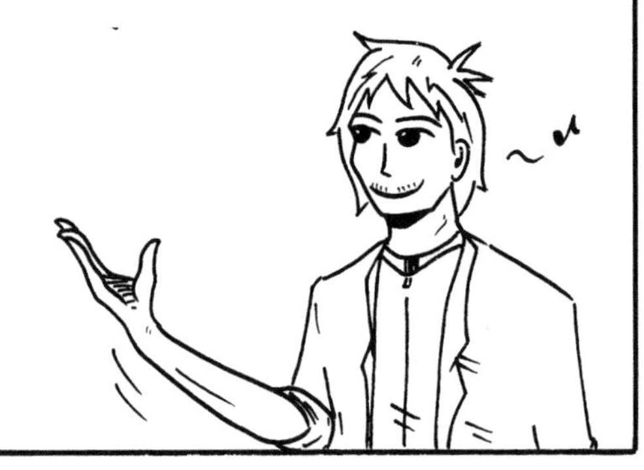

第3章

物理检查VA的重要性

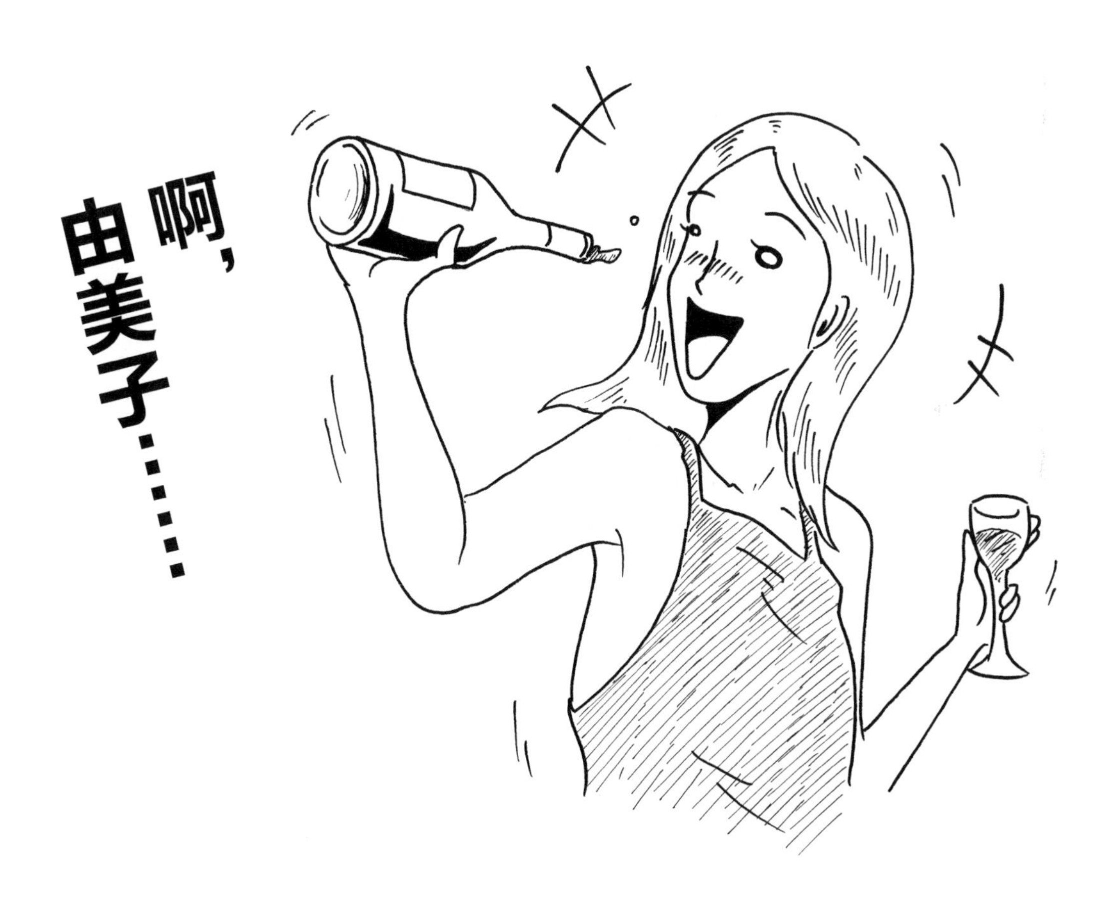

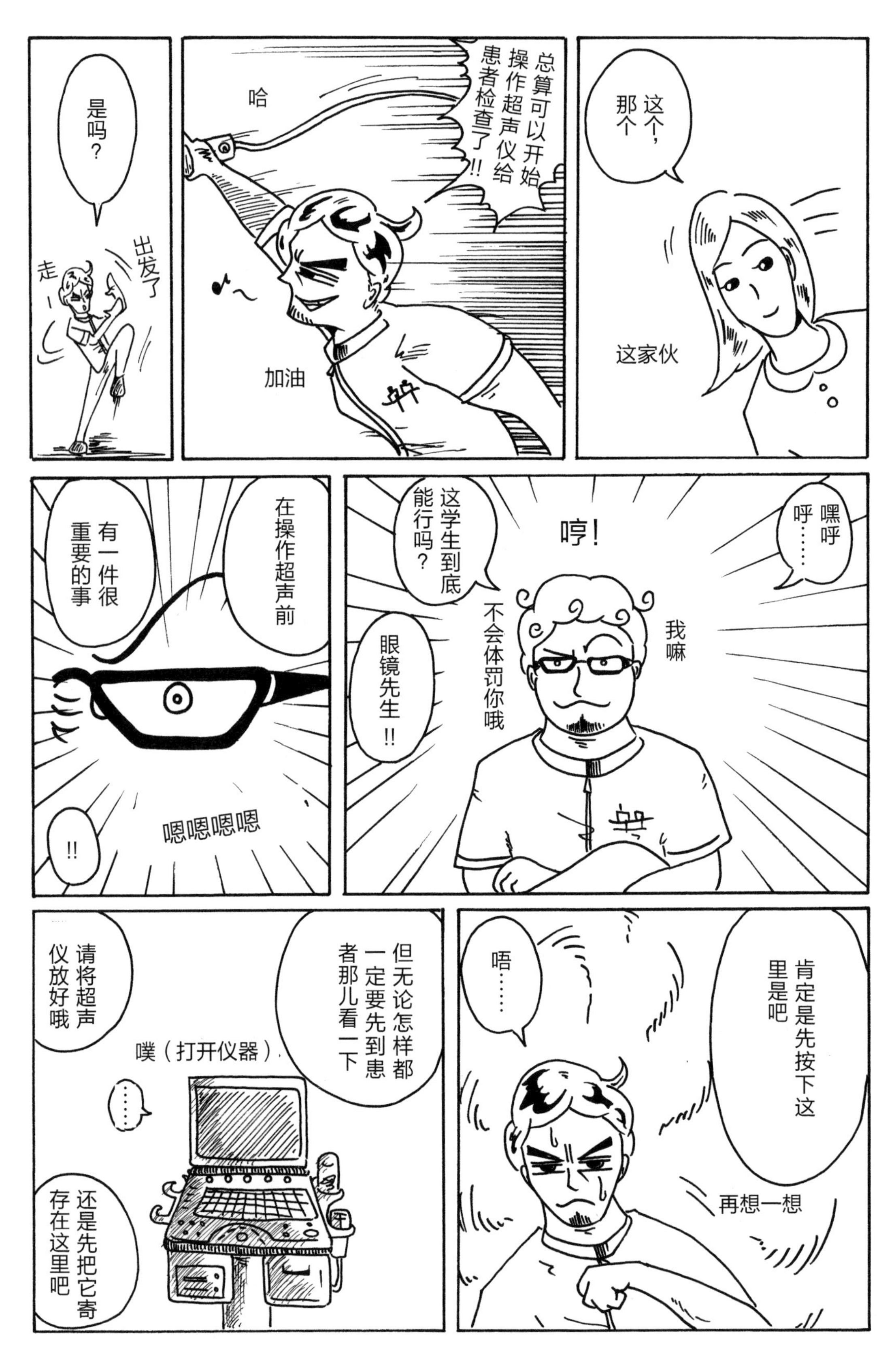
这个，那个
这家伙
总算可以开始操作超声仪给患者检查了!!
哈
加油
是吗？
出发了
走
嘿呼呼……
哼!
这学生到底能行吗？
不会体罚你哦
我嘛
眼镜先生!!
在操作超声前
有一件很重要的事
嗯嗯嗯嗯
!!
肯定是先按下这里是吧
唔……
再想一想
但无论怎样都一定要先到患者那儿看一下
请将超声仪放好哦
噗（打开仪器）
……
还是先把它寄存在这里吧

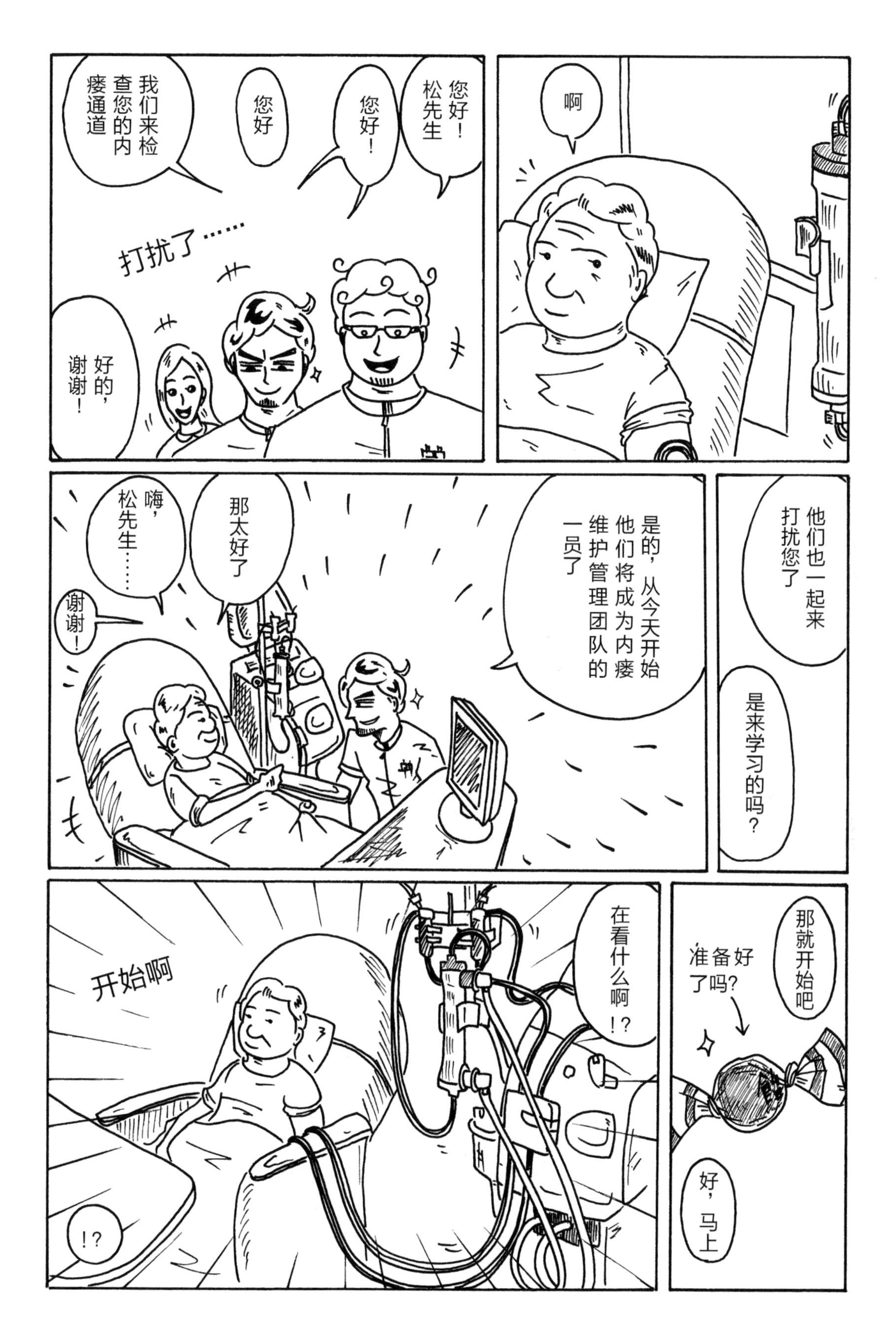

您好！松先生
您好！
您好
我们来检查您的内瘘通道
打扰了……
好的，谢谢！
啊
他们也一起来打扰您了
是来学习的吗？
是的，从今天开始他们将成为内瘘维护管理团队的一员了
那太好了
嗨，松先生……
谢谢！
那就开始吧
准备好了吗？
好，马上
在看什么啊！？
开始啊
!?

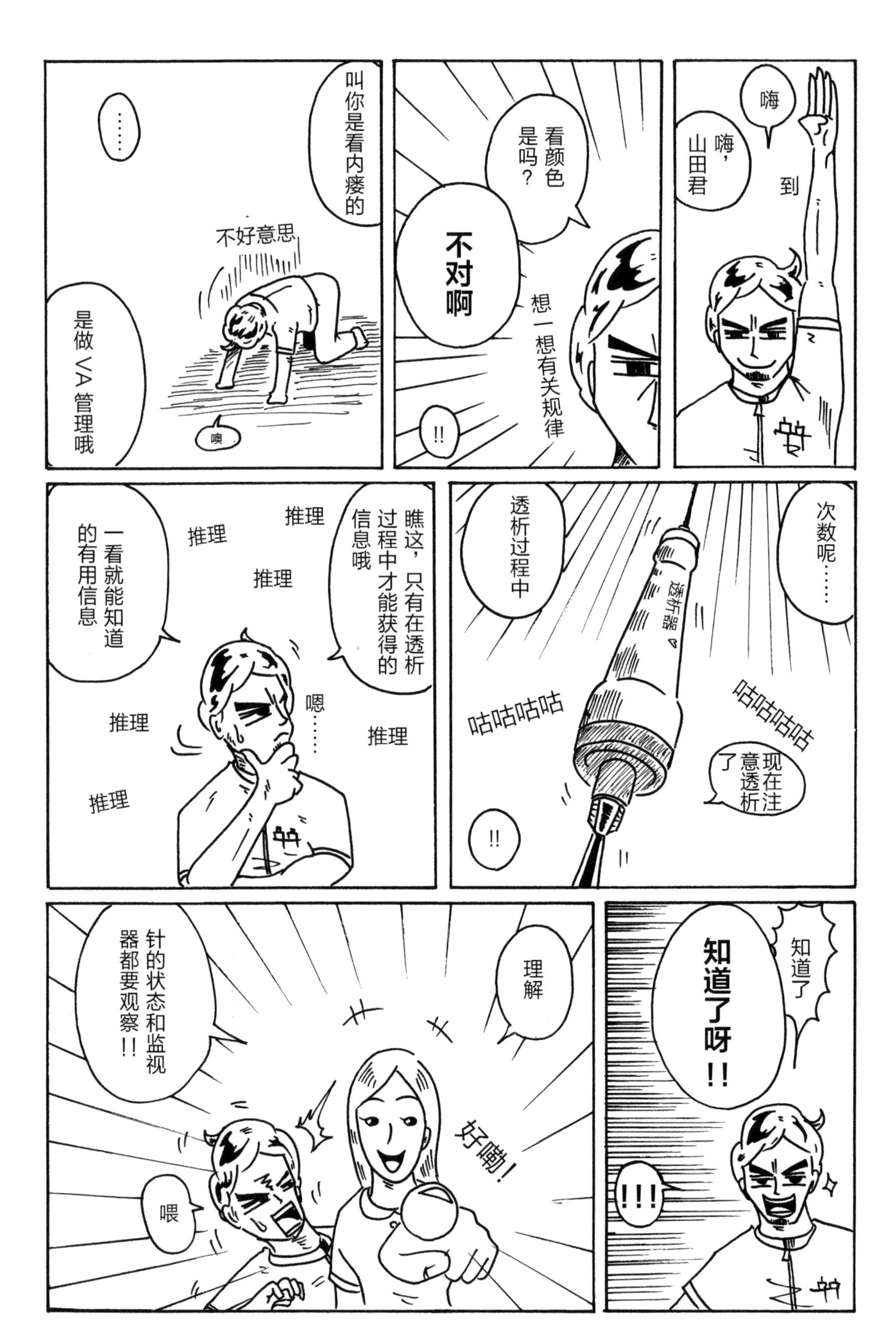

嗨
嗨，山田君
到
看颜色是吗？
不对啊
想一想有关规律
!!
叫你是看内瘘的
……
不好意思
是做VA管理哦
噢
次数呢……
透析过程中
透析器
咕咕咕咕
咕咕咕咕
现在注意透析了
!!
瞧这，只有在透析过程中才能获得的信息哦
推理
推理
推理
一看就能知道的有用信息
嗯……
推理
推理
推理
知道了
知道了呀!!
!!!
理解
针的状态和监视器都要观察!!
好嘞!
喂

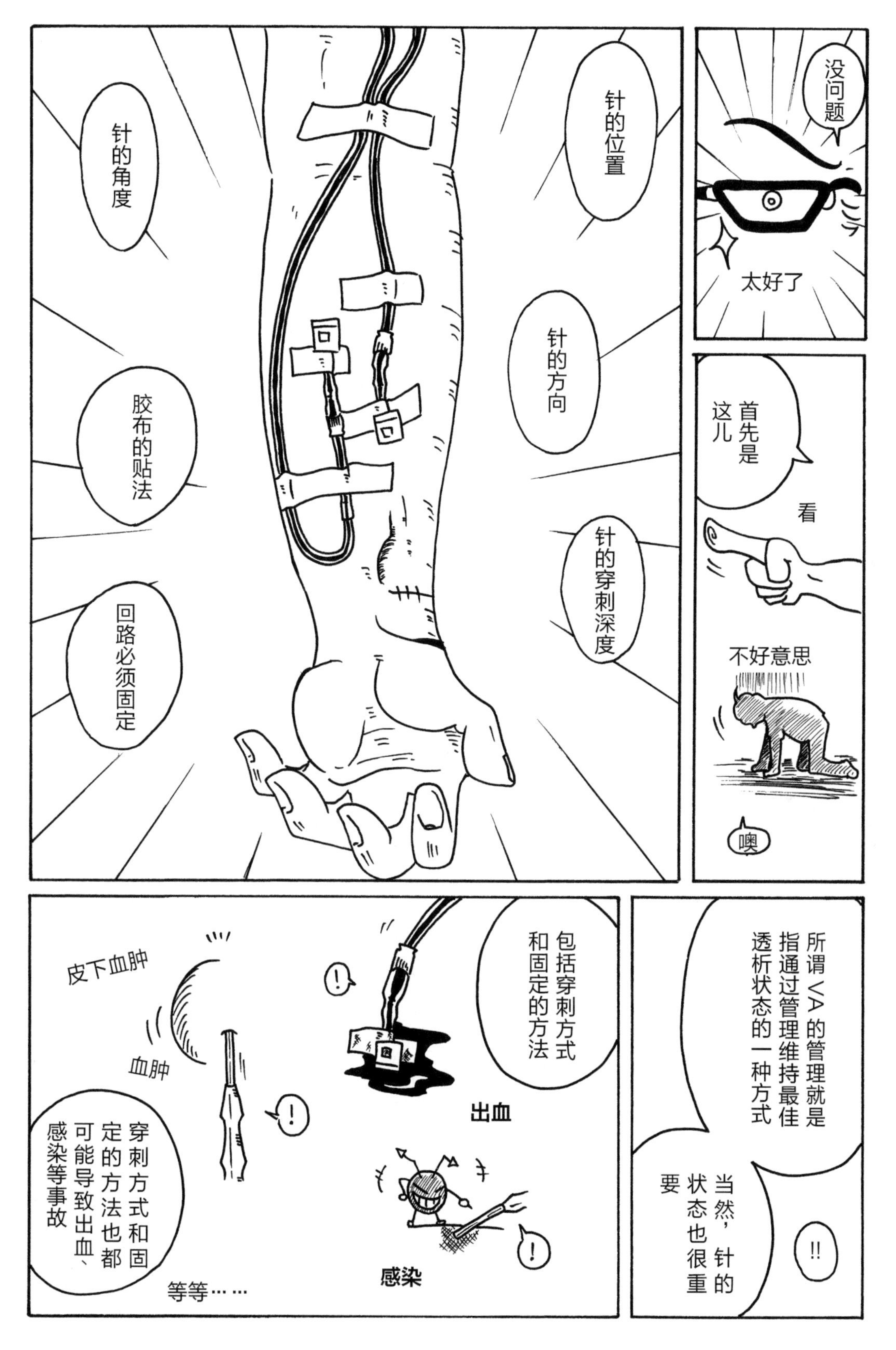
针的角度
针的位置
胶布的贴法
针的方向
回路必须固定
针的穿刺深度
没问题
太好了
首先是这儿
看
不好意思
噢
所谓VA的管理就是指通过管理维持最佳透析状态的一种方式
当然，针的状态也很重要
!!
包括穿刺方式和固定的方法
!
皮下血肿
血肿
!
出血
穿刺方式和固定的方法也都可能导致出血、感染等事故
!
感染
等等……

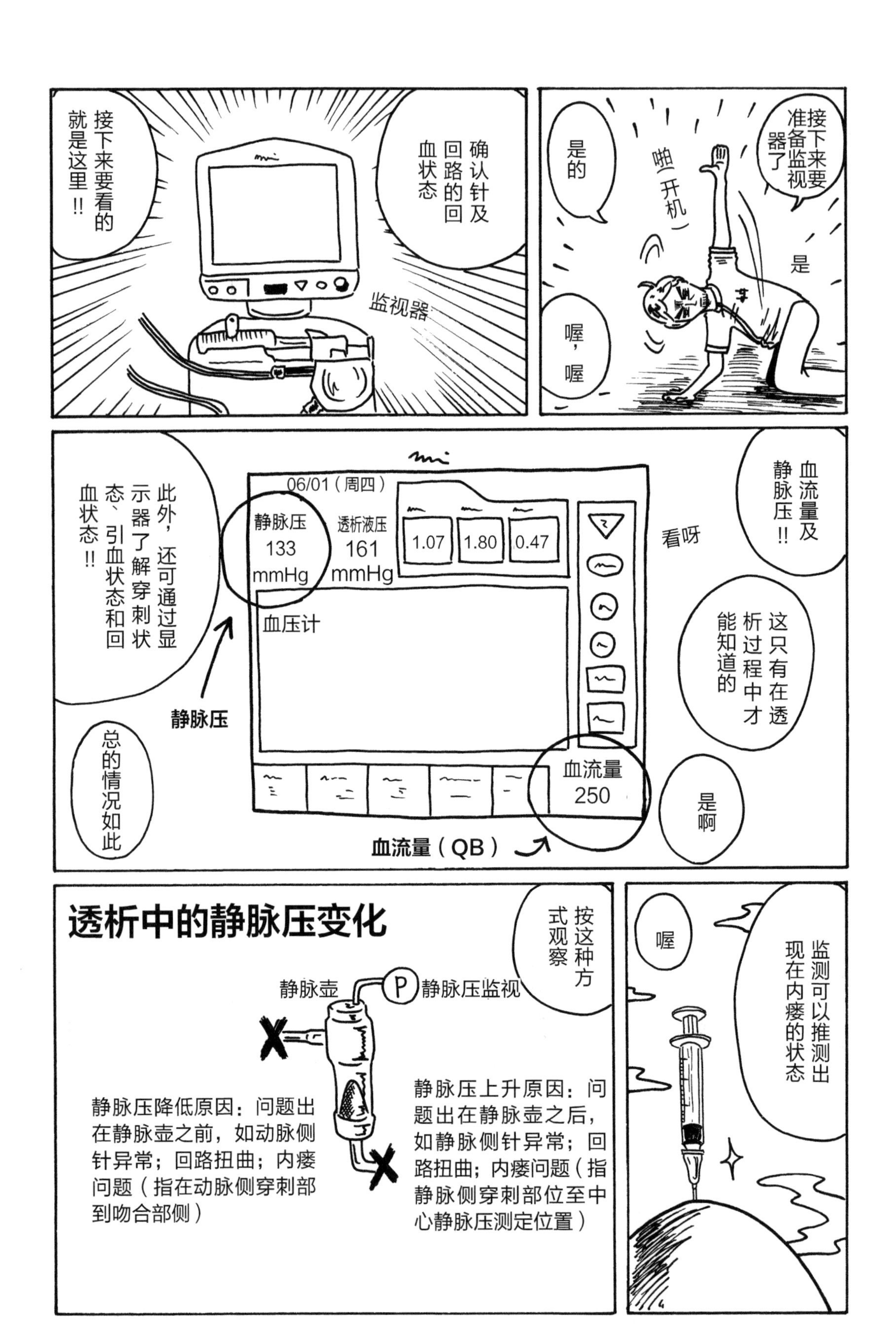
接下来要看的就是这里!!
确认针及回路的回血状态
监视器
准备接下来要监视器了
是
啪（开机）
是的
喔，喔
06/01（周四）
静脉压
133
mmHg
透析液压
161
mmHg
1.07
1.80
0.47
血压计
血流量
250
血流量及静脉压!!
看呀
此外，还可通过显示器了解穿刺状态、引血状态和回血状态!!
静脉压
这只有在透析过程中才能知道的
是啊
总的情况如此
血流量（QB）
透析中的静脉压变化
按这种方式观察
静脉壶
P
静脉压监视
静脉压降低原因：问题出在静脉壶之前，如动脉侧针异常；回路扭曲；内瘘问题（指在动脉侧穿刺部到吻合部侧）
静脉压上升原因：问题出在静脉壶之后，如静脉侧针异常；回路扭曲；内瘘问题（指静脉侧穿刺部位至中心静脉压测定位置）
喔
监测可以推测出现在内瘘的状态

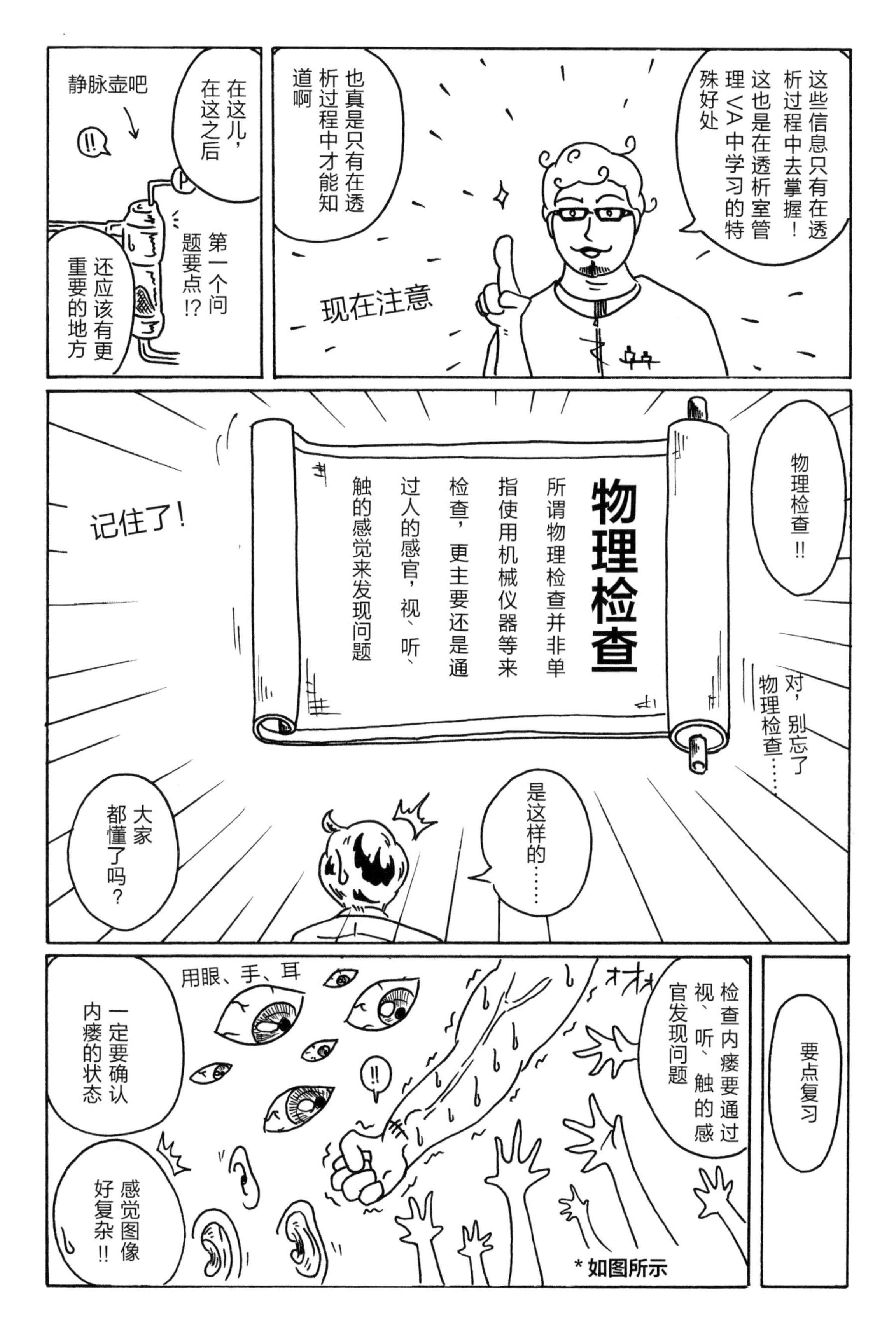
这些信息只有在透析过程中去掌握！这也是在透析室管理VA中学习的特殊好处
现在注意
也真是只有在透析过程中才能知道啊
在这儿，在这之后
静脉壶吧
!!
第一个问题要点!?
还应该有更重要的地方
物理检查!!
物理检查
所谓物理检查并非单指使用机械仪器等来检查，更主要还是通过人的感官，视、听、触的感觉来发现问题
记住了！
对，别忘了物理检查……
是这样的……
大家都懂了吗？
要点复习
检查内瘘要通过视、听、触的感官发现问题
用眼、手、耳
!!
一定要确认内瘘的状态
感觉图像好复杂!!
*如图所示

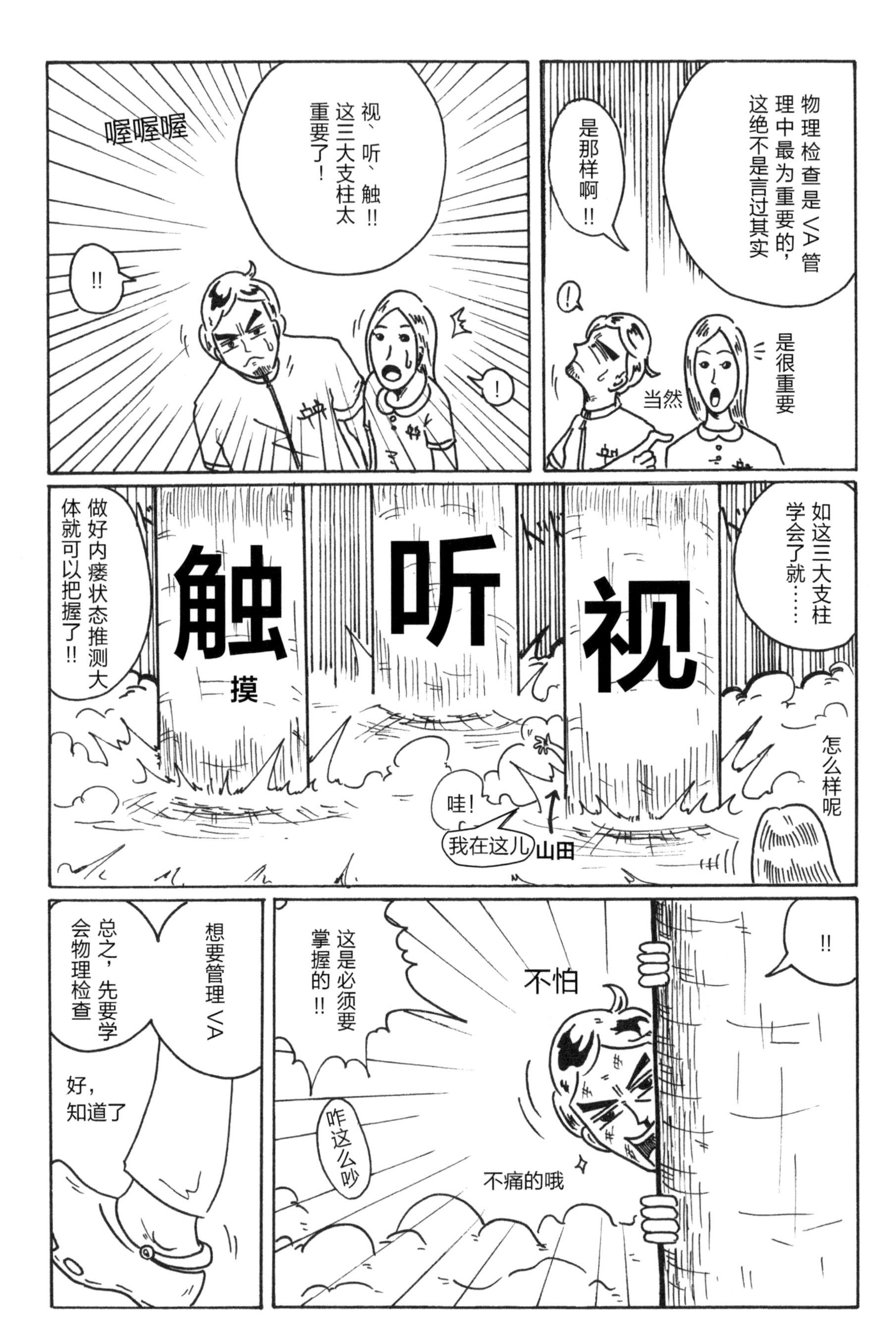

物理检查是VA管理中最为重要的，这绝不是言过其实
是那样啊!!
!
是很重要
当然
视、听、触!!这三大支柱太重要了！
喔喔喔
!!
!
如这三大支柱学会了就……
视
听
触
摸
做好内瘘状态推测大体就可以把握了!!
怎么样呢
哇！
我在这儿
山田
!!
这是必须要掌握的!!
不怕
咋这么吵
不痛的哦
想要管理VA
总之，先要学会物理检查
好，知道了

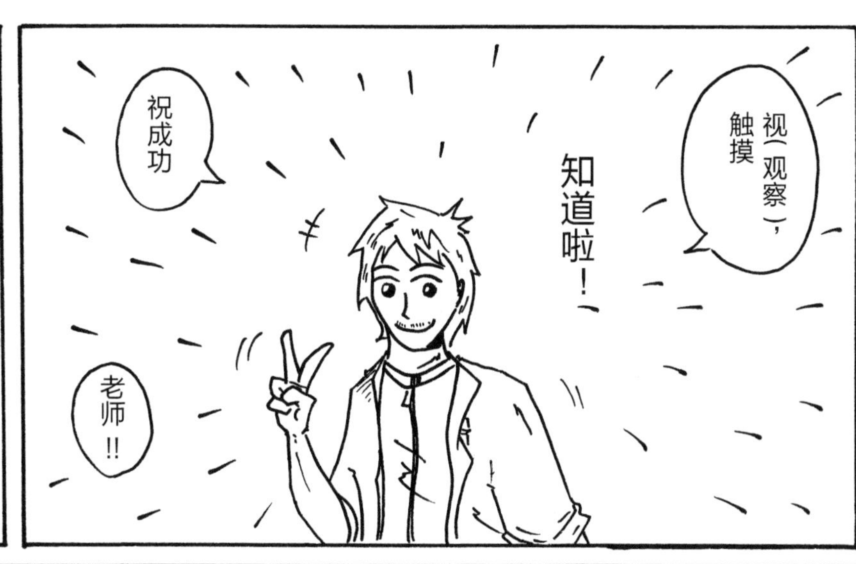
视（观察），触摸
知道啦！
祝成功
老师!!

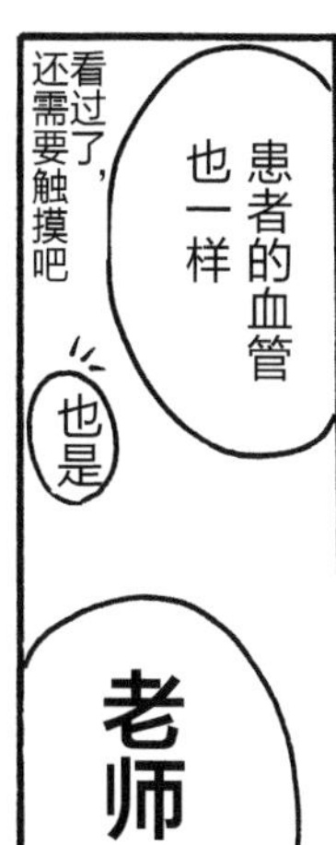
患者的血管也一样
看过了，还需要触摸吧
也是
老师!!

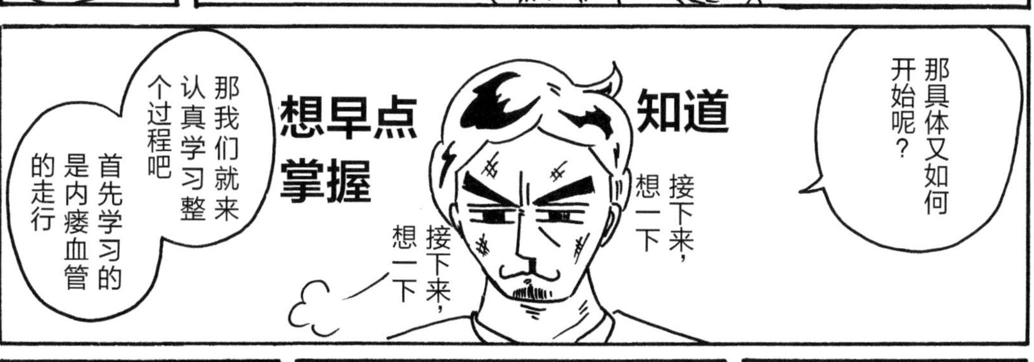
那具体又如何开始呢？
知道
接下来，想一下
想早点掌握
接下来，想一下
那我们就来认真学习整个过程吧
首先学习的是内瘘血管的走行

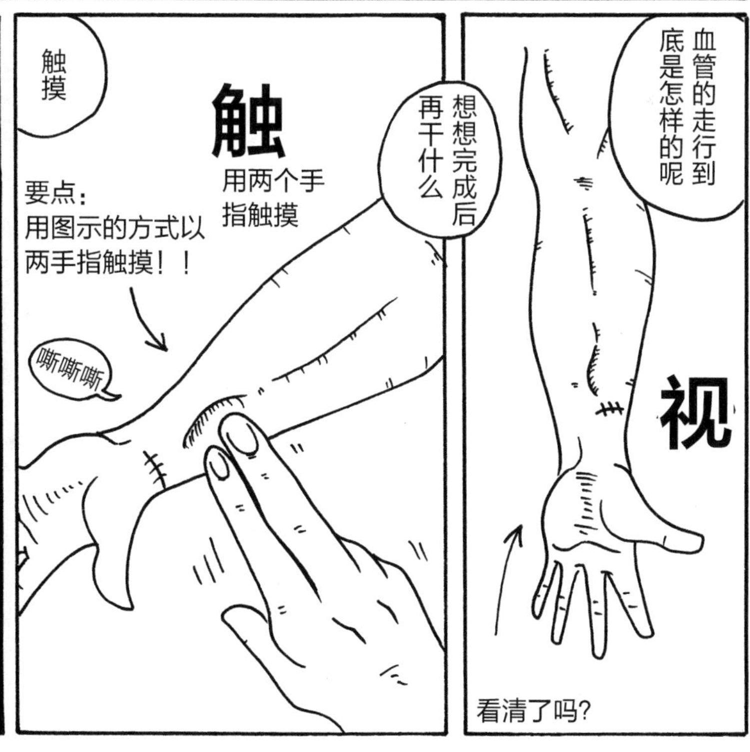
血管的走行到底是怎样的呢
视
看清了吗?
想想完成后再干什么
触摸
触
用两个手指触摸
要点：
用图示的方式以两手指触摸！！
嘶嘶嘶

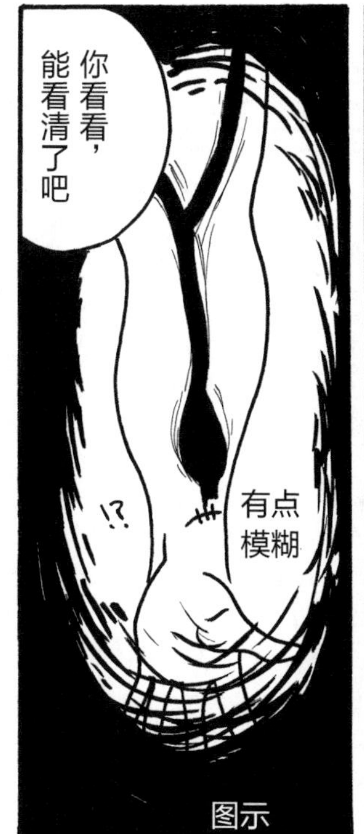
你看看，能看清了吧
有点模糊
!?
图示

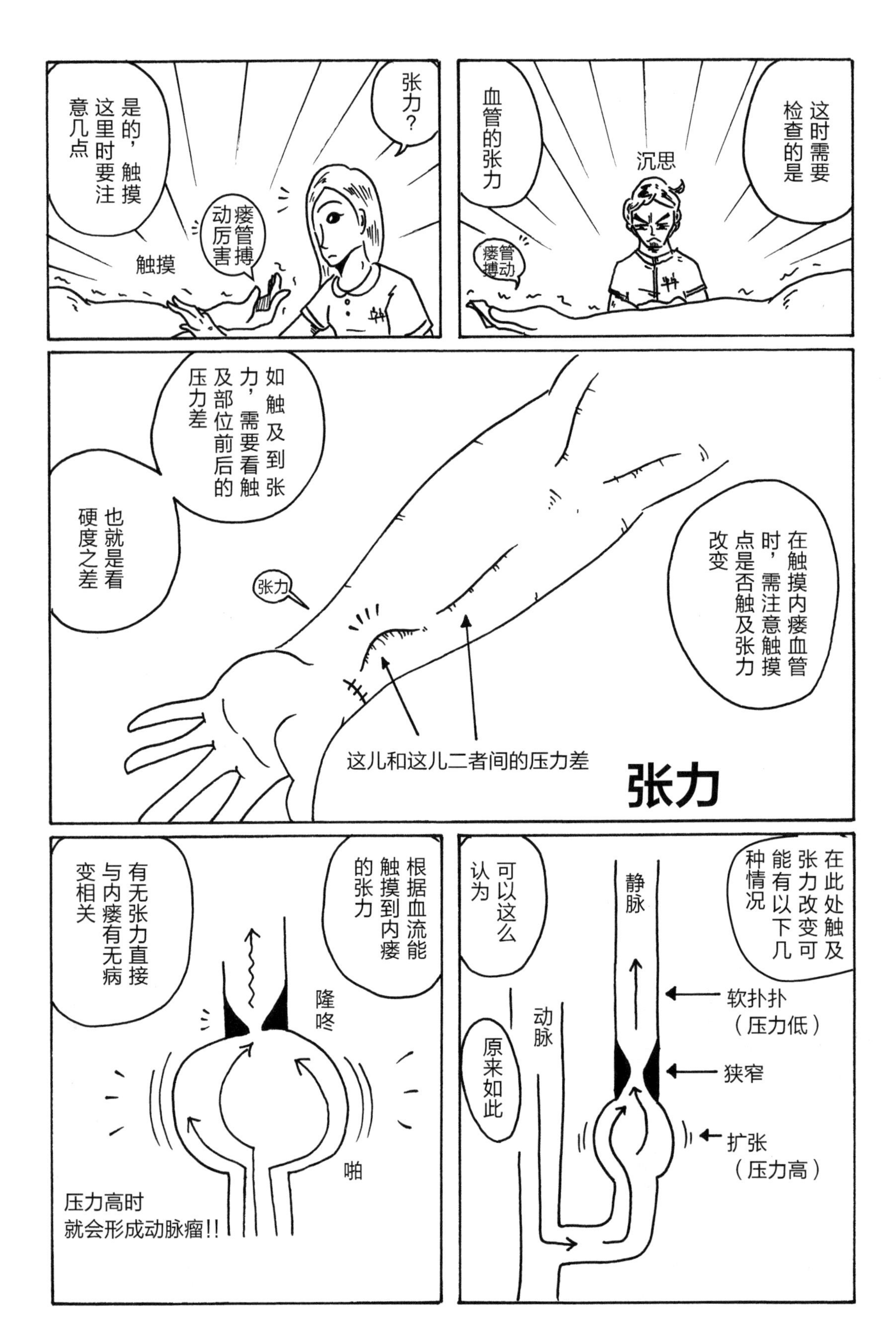
这时需要检查的是
沉思
血管的张力
瘘管搏动
张力？
是的，触摸这里时要注意几点
瘘管搏动厉害
触摸
在触摸内瘘血管时，需注意触摸点是否触及张力改变
如触及到张力，需要看触及部位前后的压力差
也就是看硬度之差
张力
这儿和这儿二者间的压力差
张力
在此处触及张力改变可能有以下几种情况
静脉
软扑扑（压力低）
狭窄
扩张（压力高）
动脉
可以这么认为
原来如此
根据血流能触摸到内瘘的张力
有无张力直接与内瘘有无病变相关
隆咚
啪
压力高时
就会形成动脉瘤!!

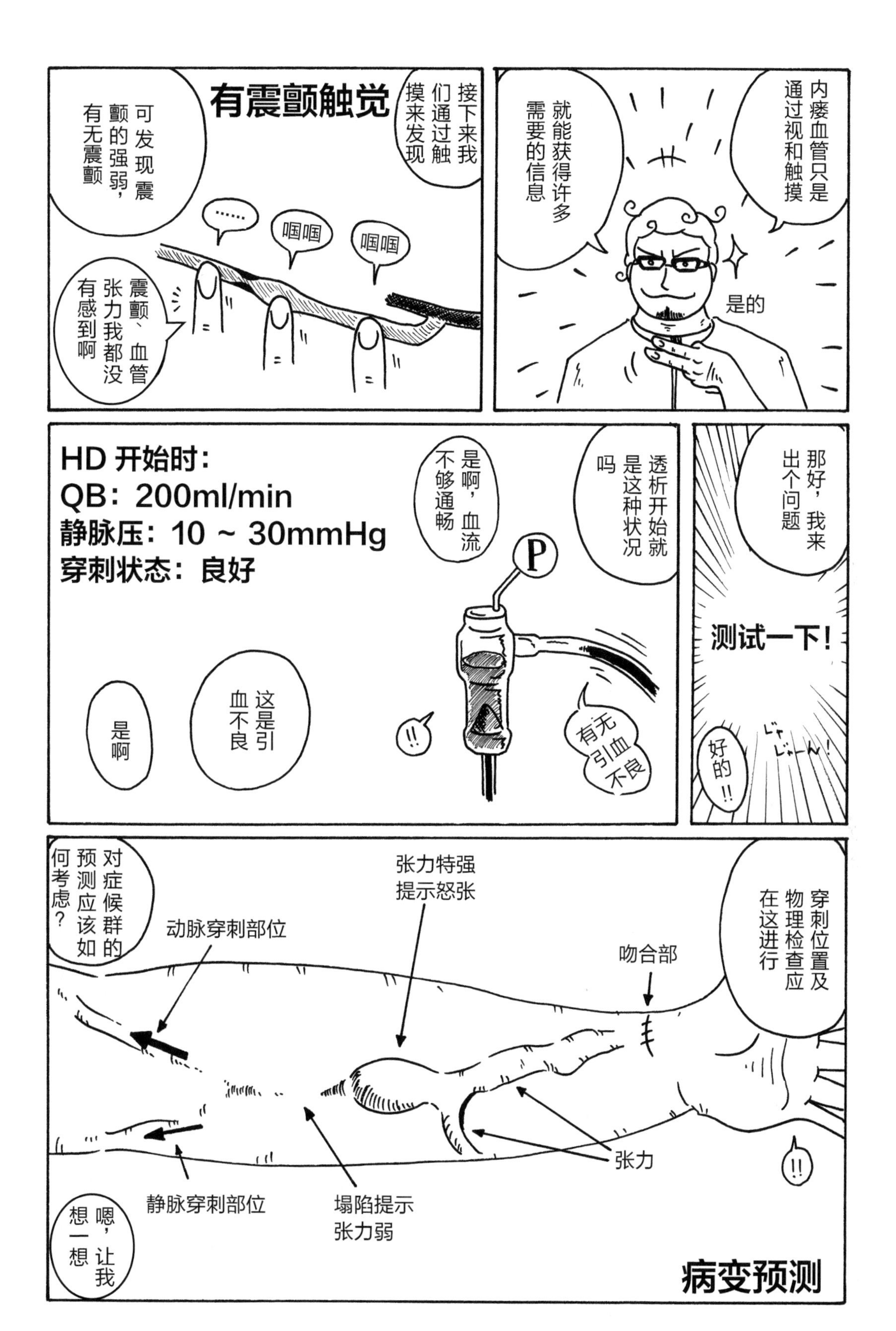

内瘘血管只是通过视和触摸
就能获得许多需要的信息
是的
接下来我们通过触摸来发现
有震颤触觉
可发现震颤的强弱，有无震颤
……
咽咽
咽咽
震颤、血管张力我都没有感到啊
那好，我来出个问题
测试一下！
じゃじゃーん！
好的!!
透析开始就是这种状况吗
是啊，血流不够通畅
HD 开始时：
QB：200ml/min
静脉压：10 ~ 30mmHg
穿刺状态：良好
P
有无引血不良
!!
这是引血不良
是啊
穿刺位置及物理检查应在这进行
吻合部
张力特强提示怒张
动脉穿刺部位
对症候群的预测应该如何考虑？
张力
!!
塌陷提示张力弱
静脉穿刺部位
嗯，让我想一想
病变预测

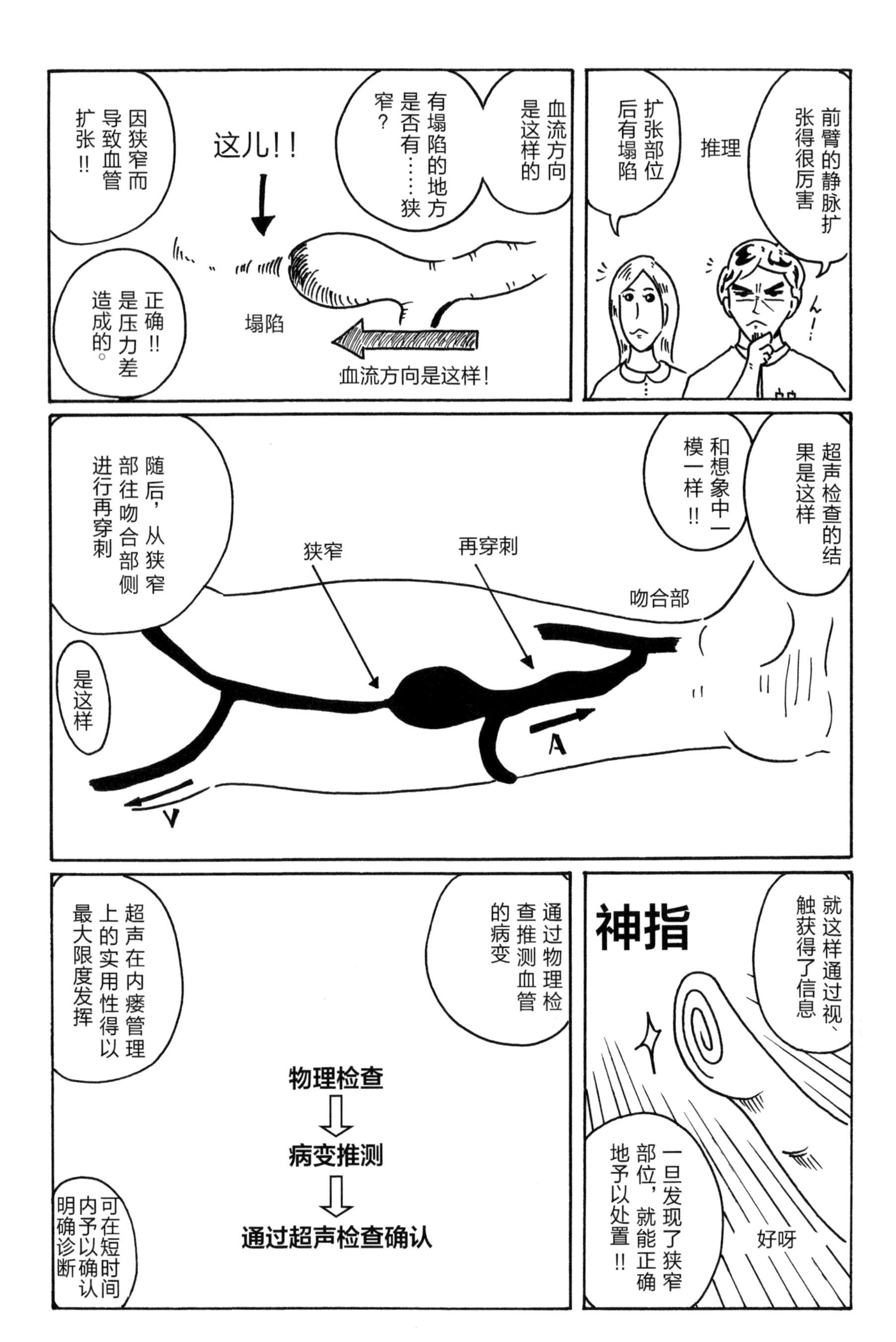
前臂的静脉扩张得很厉害
推理
扩张部位后有塌陷
嗯！
血流方向是这样的
有塌陷的地方是否有……狭窄？
这儿！！
因狭窄而导致血管扩张！！
塌陷
血流方向是这样！
正确！！是压力差造成的。
超声检查的结果是这样
和想象中一模一样！！
狭窄
再穿刺
吻合部
随后，从狭窄部往吻合部侧进行再穿刺
是这样
A
V
就这样通过视、触获得了信息
神指
一旦发现了狭窄部位，就能正确地予以处置！！
好呀
通过物理检查推测血管的病变
超声在内瘘管理上的实用性得以最大限度发挥
物理检查
病变推测
通过超声检查确认
可在短时间内予以确认明确诊断

物理检查在内瘘管理中最为重要，关于这点有些理解了
神指
但VA管理并非只有超声哦

通过物理检查发现问题后
下一步
再连接超声仪
这样可进行迅速的检查!!

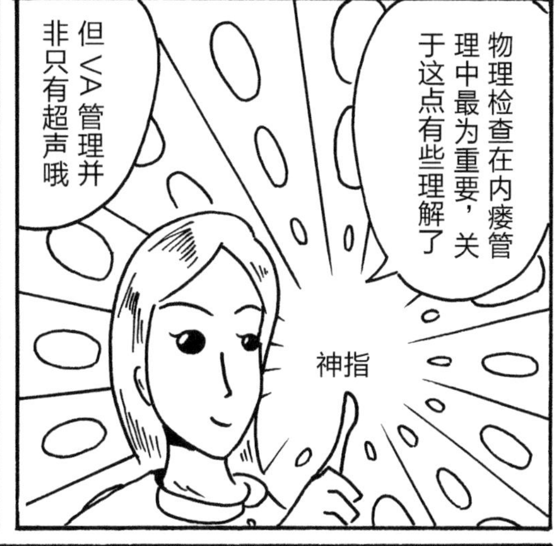

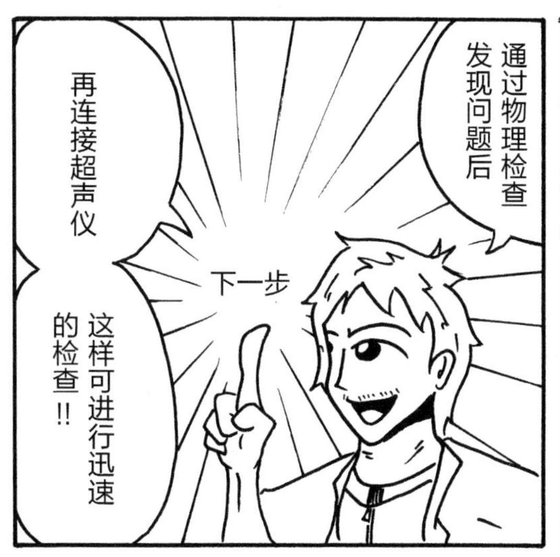

据说通过物理检查基本能抓住80%的病变

床旁VA管理要点（人工部分）：

（1）来到床旁（打招呼）；

（2）检查穿刺状况和显示器（含QB、静脉压）；

（3）边看边触摸；

（4）做出病变推测

噢
摆动

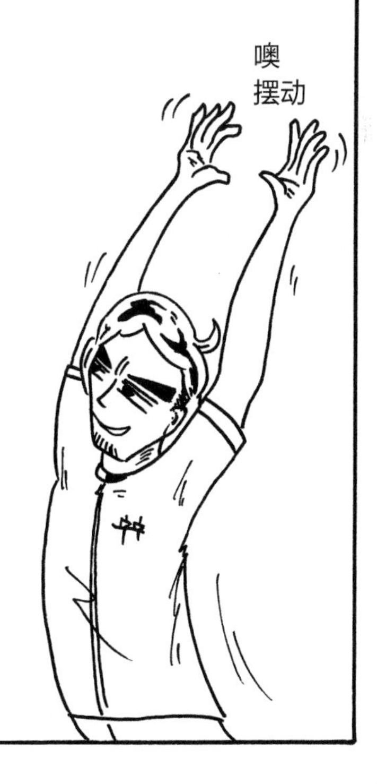

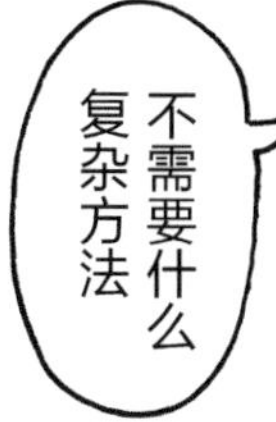

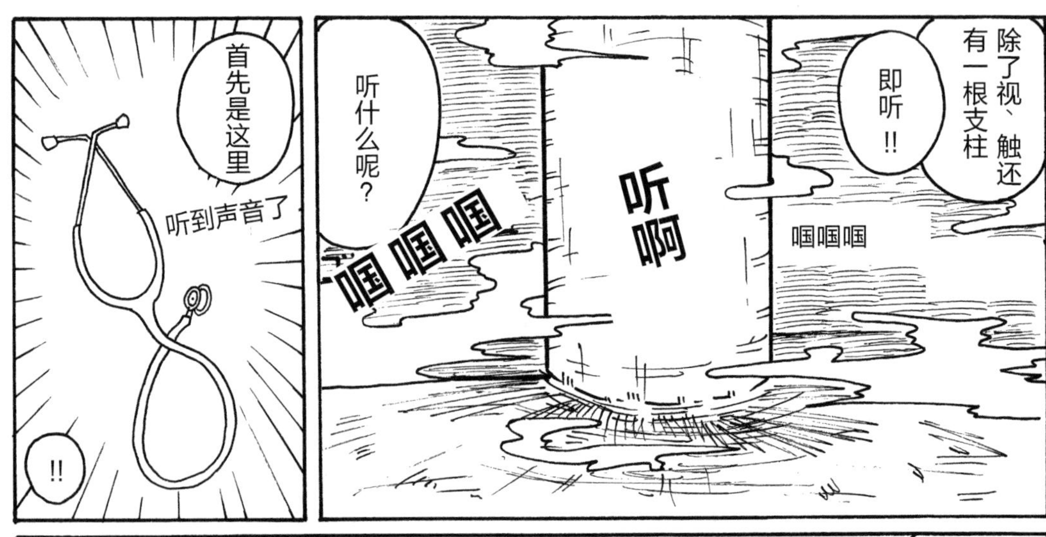
除了视、触还有一根支柱
即听!!
咽咽咽
听啊
听什么呢？
咽咽咽
首先是这里
听到声音了
!!

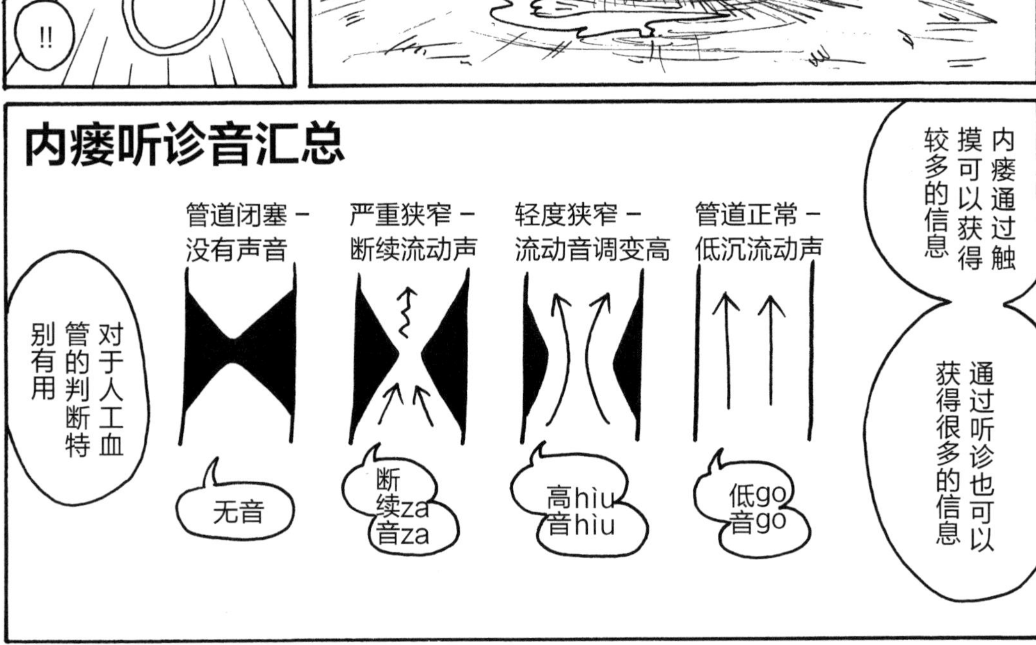
内瘘听诊音汇总
内瘘通过触摸可以获得较多的信息
通过听诊也可以获得很多的信息
管道正常－低沉流动声
低go音go
轻度狭窄－流动音调变高
高hìu音hìu
严重狭窄－断续流动声
断续za音za
管道闭塞－没有声音
无音
对于人工血管的判断特别有用

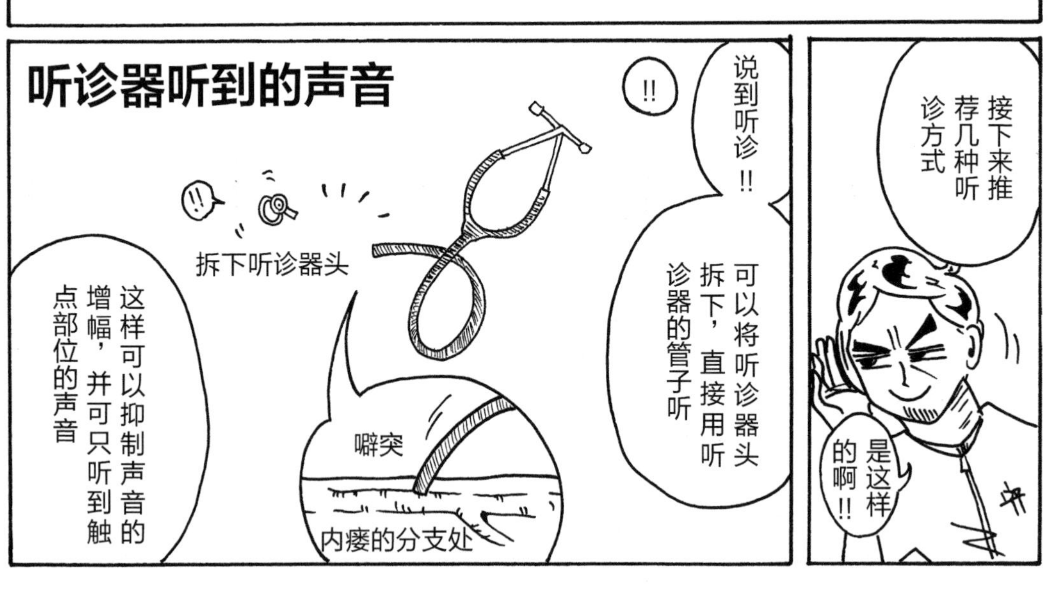
接下来推荐几种听诊方式
是这样的啊!!
说到听诊!!
可以将听诊器头拆下，直接用听诊器的管子听
听诊器听到的声音
!!
!!
拆下听诊器头
嘣突
内瘘的分支处
这样可以抑制声音的增幅，并可只听到触点部位的声音

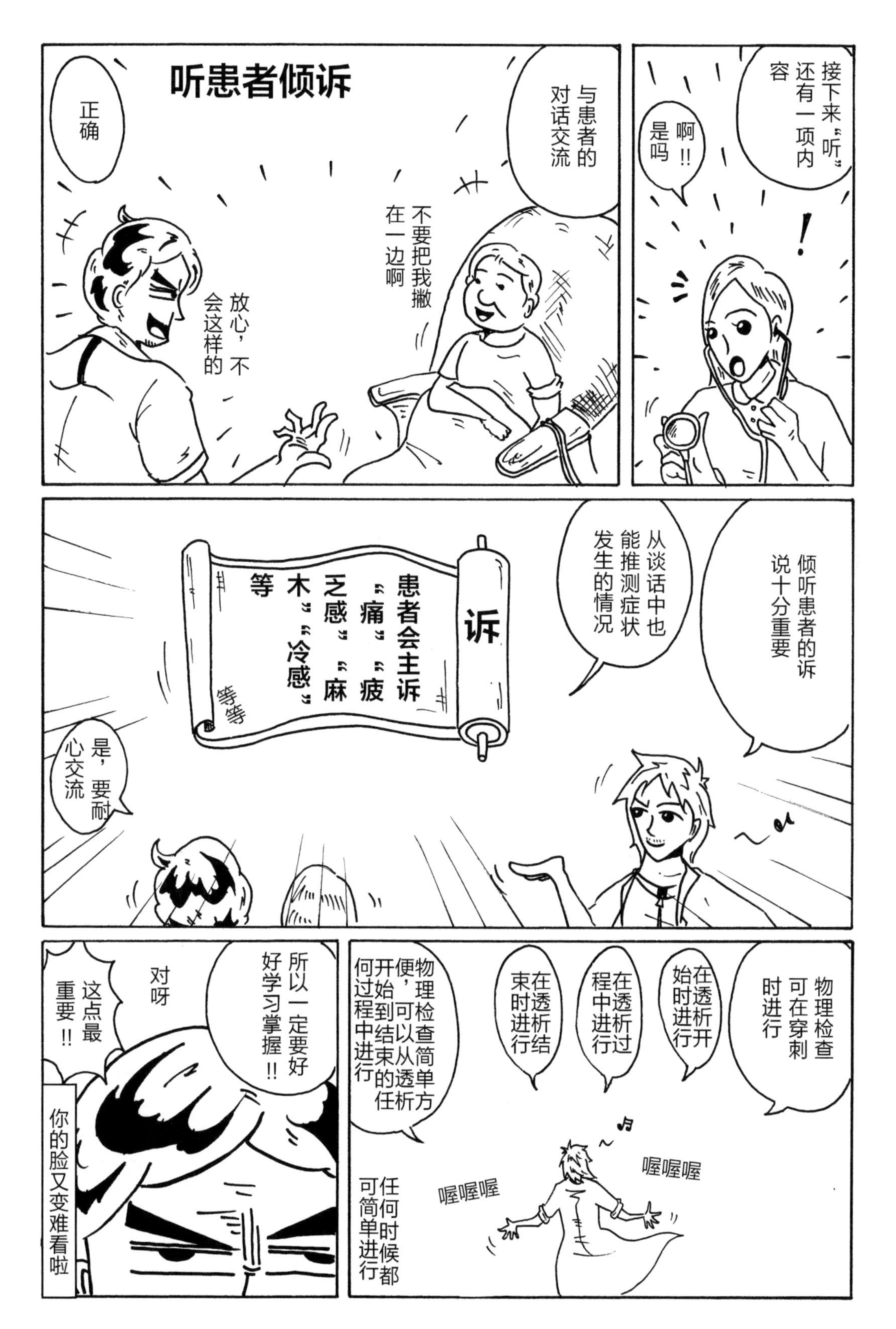
接下来"听"还有一项内容
啊!!是吗
与患者的对话交流
听患者倾诉
正确
不要把我撇在一边啊
放心，不会这样的
倾听患者的诉说十分重要
从谈话中也能推测症状发生的情况
诉
患者会主诉"痛""疲"之感"麻木""冷感"等等
是，要耐心交流
物理检查可在穿刺时进行
在透析开始时进行
在透析过程中进行
在透析结束时进行
物理检查简单方便，可以从透析开始到结束的任何过程中进行
喔喔喔
喔喔喔
任何时候都可简单进行
所以一定要好好学习掌握!!
对呀
这点最重要!!
你的脸又变难看啦

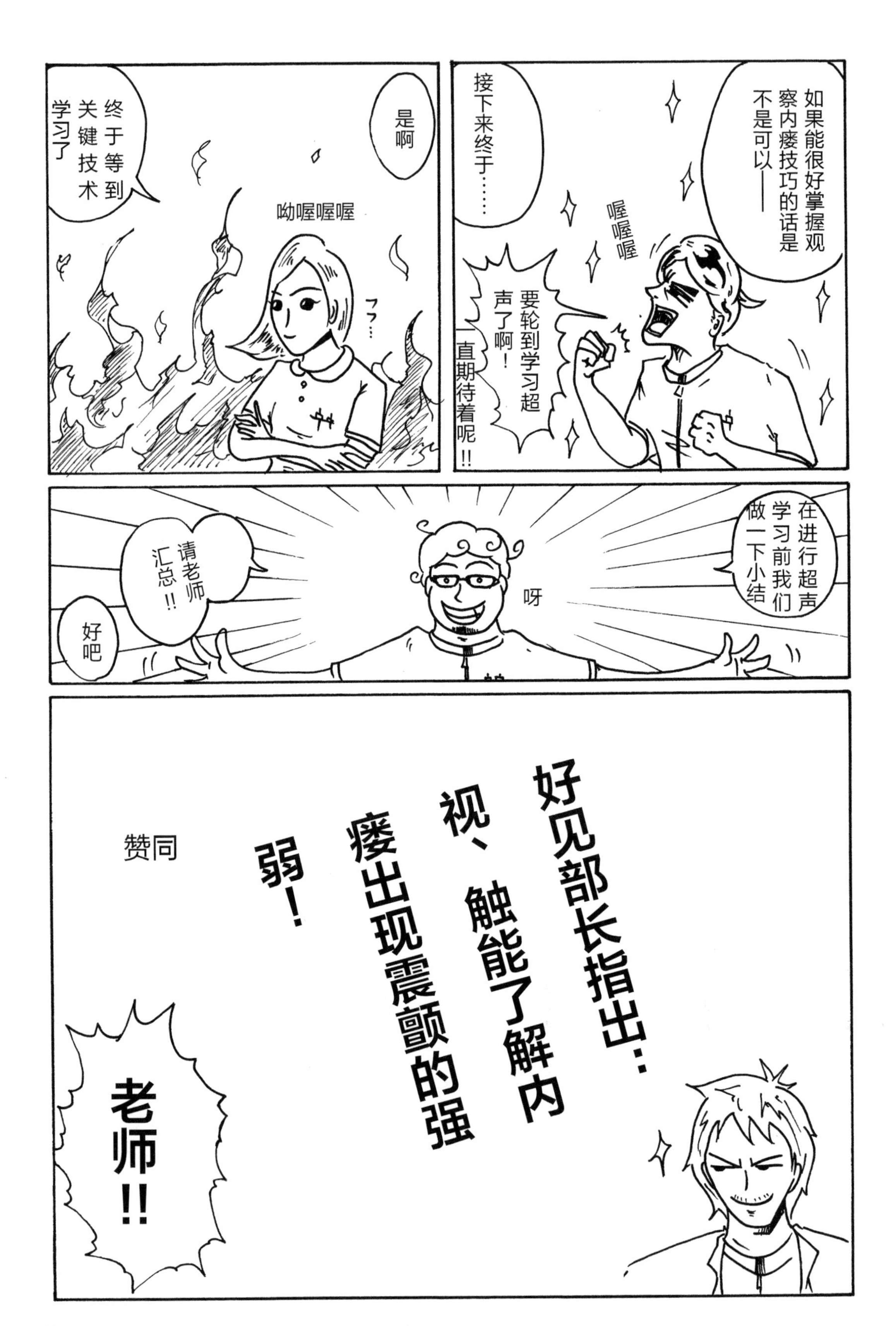
如果能很好掌握观察内瘘技巧的话是不是可以——
喔喔喔
接下来终于……
要轮到学习超声了啊！
一直期待着呢!!
是啊
呦喔喔喔
终于等到关键技术学习了
フフ…
在进行超声学习前我们做一下小结
呀
请老师汇总!!
好吧
好见部长指出：视、触能了解内瘘出现震颤的强弱！
赞同
老师!!

老师的小结

1. 通过物理检查的灵活运用，我们基本可以确定 VA 的病变部位。

2. 日本透析医学会指南也明确提出，物理检查可以作为评价血管通路一种最基本最重要的方法。

3. 注意物理检查有一个很大的缺陷，那就是因为物理检查是以人的感官来发现问题的。因此，物理检查是不能用数值对 VA 的状态做出量化（定量）评价的。

4. 仅靠物理检查也无法追踪 VA 变化的全过程，所以透析室的 VA 管理需要使用超声仪进行检查。

5. 要想在透析室 VA 的管理中用好超声，首先需要掌握 VA 的基础知识和正确的物理检查方法，再借助超声更为正确、更为有效地对 VA 实施定量评估。

6. 近年来超声的运用，因其可简单、有效地定量评估 VA 的状态，并作为跟踪 VA 全程变化的手段，在临床上的应用价值日益凸显。

7. 接下来，我们终于可以开始学习如何使用超声来进行 VA 的管理了！

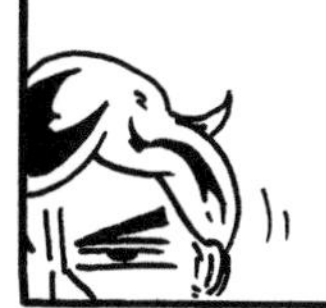

第4章

超声对 VA 血流功能的评价

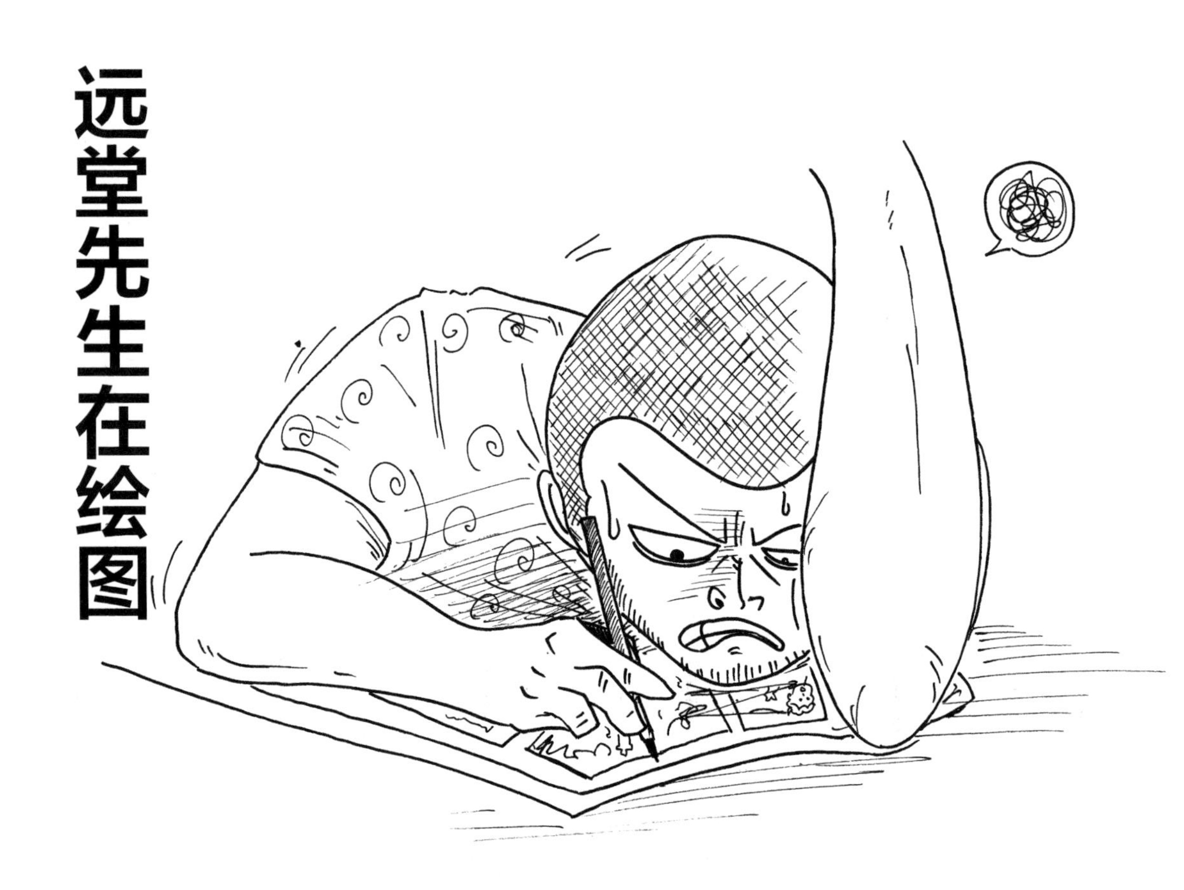

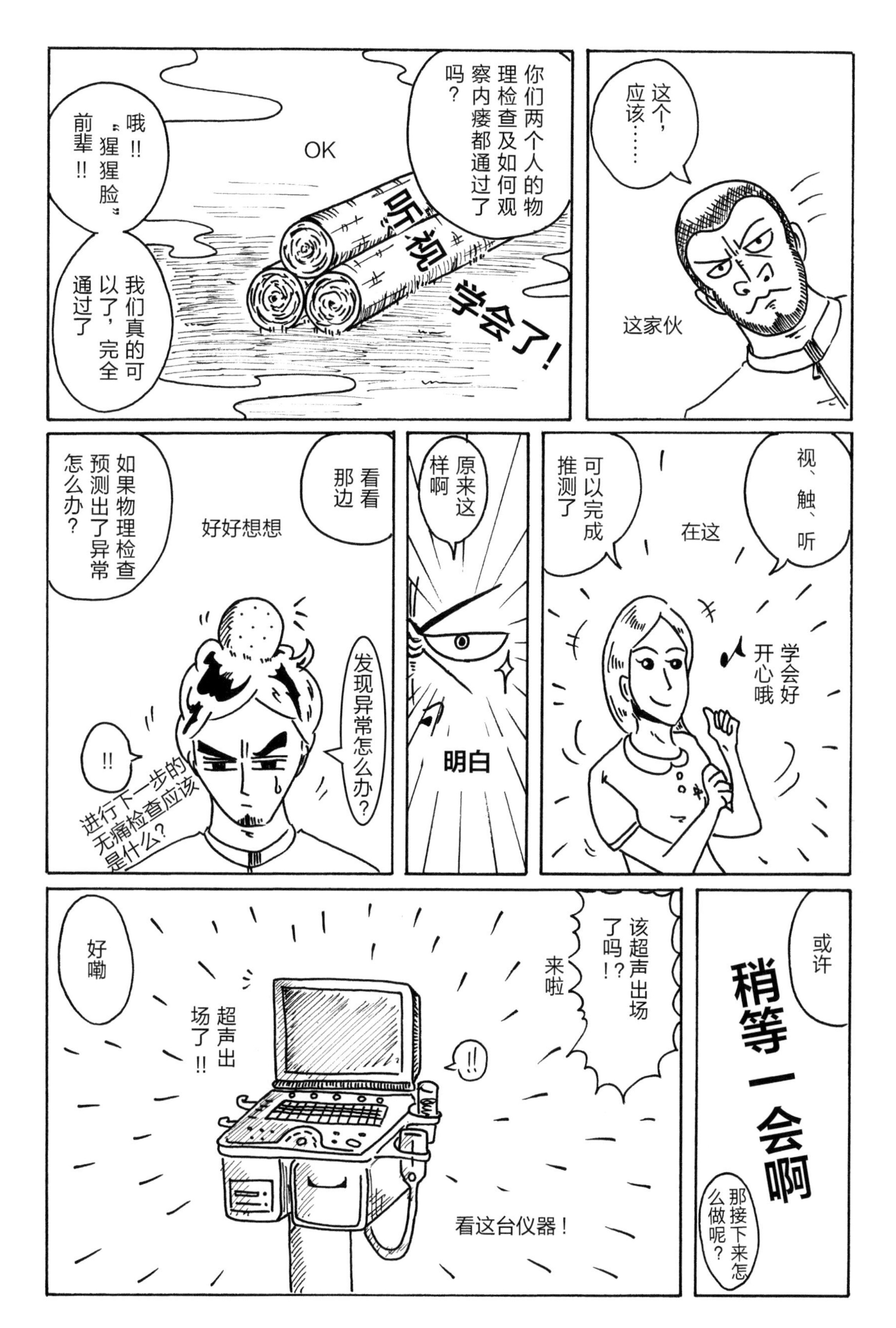

这个，应该……
这家伙
你们两个人的物理检查及如何观察内瘘都通过了吗？
OK
听 视 学会了！
哦!!“猩猩脸”前辈!!
我们真的可以了，完全通过了
视、触、听
在这
可以完成推测了
学会好开心哦
原来这样啊
明白
看看那边
好好想想
如果物理检查预测出了异常怎么办？
发现异常怎么办？
!!
进行下一步的无痛检查应该是什么？
或许
稍等一会啊
那接下来怎么做呢？
该超声出场了吗!?
来啦
!!
看这台仪器！
超声出场了!!
好嘞

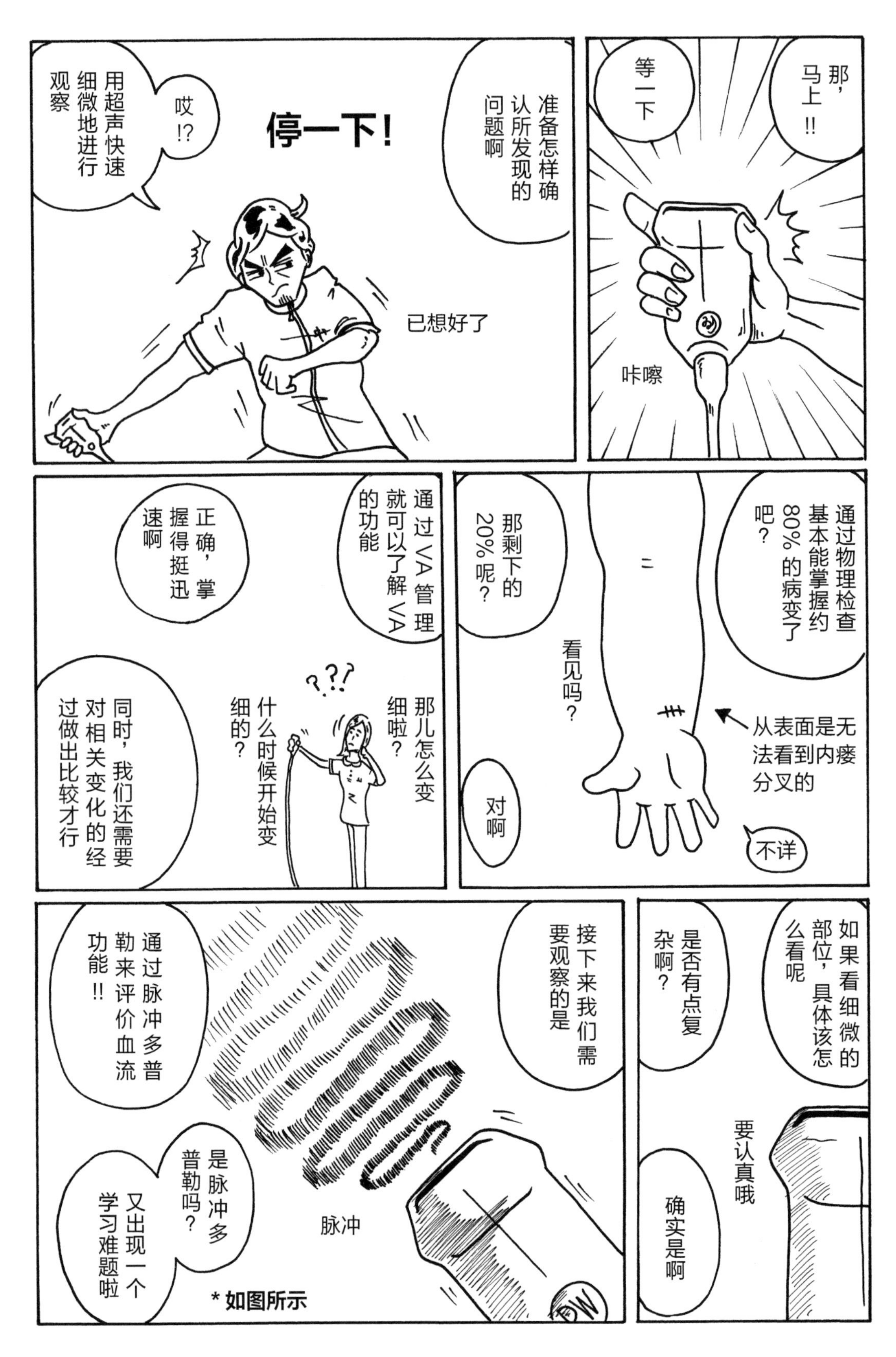

那，马上!!
等一下
咔嚓
准备怎样确认所发现的问题啊
停一下！
哎!?
用超声快速细微地进行观察
已想好了
通过物理检查基本能掌握约80%的病变了吧？
那剩下的20%呢？
看见吗？
从表面是无法看到内瘘分叉的
对啊
不详
通过VA管理就可以了解VA的功能
正确，掌握得挺迅速啊
那儿怎么变细啦？
什么时候开始变细的？
同时，我们还需要对相关变化的经过做出比较才行
如果看细微的部位，具体该怎么看呢
是否有点复杂啊？
要认真哦
确实是啊
接下来我们需要观察的是
通过脉冲多普勒来评价血流功能!!
脉冲
是脉冲多普勒吗？
又出现一个学习难题啦
* 如图所示

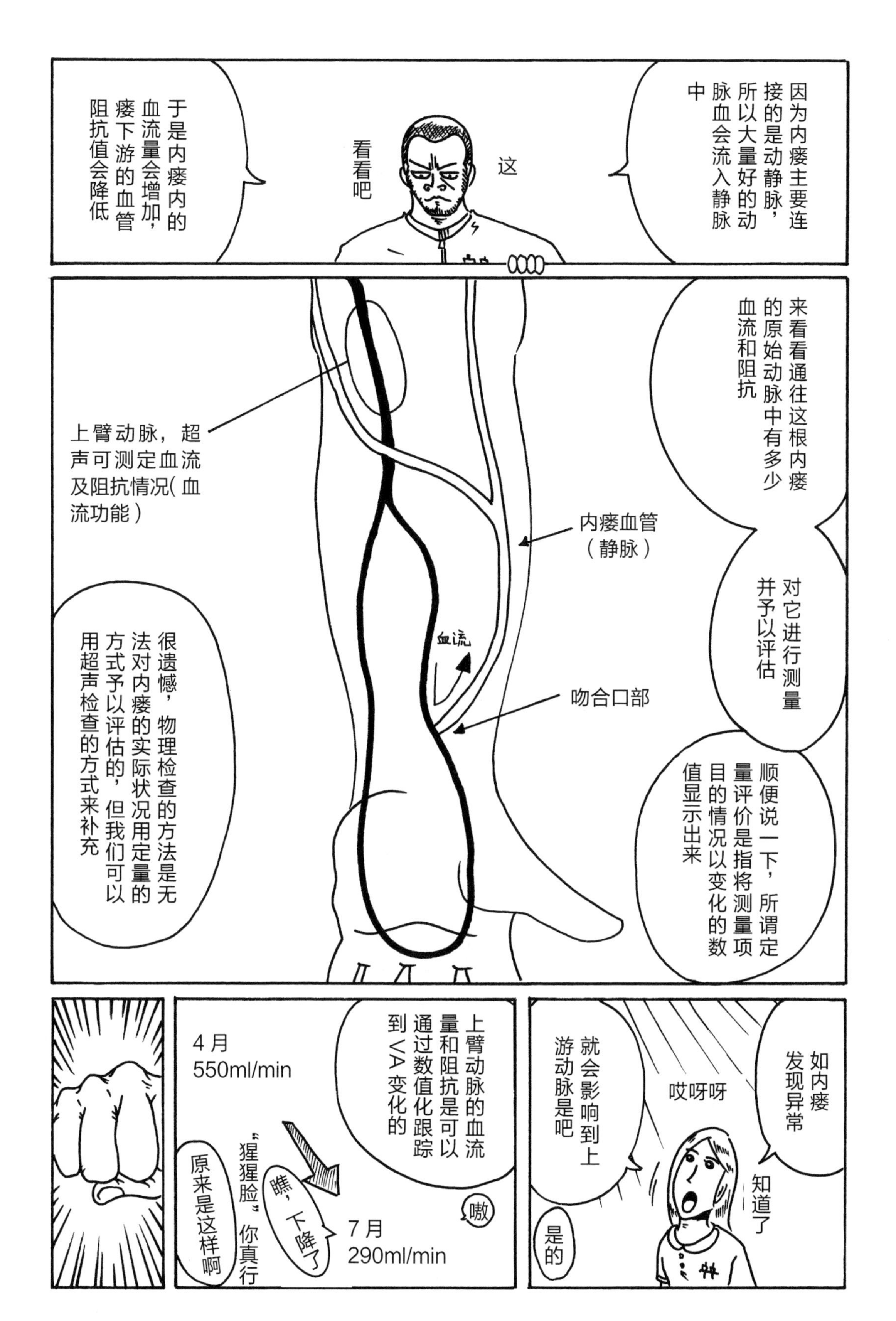
因为内瘘主要连接的是动静脉，所以大量好的动脉血会流入静脉中
这
看看吧
于是内瘘内的血流量会增加，瘘下游的血管阻抗值会降低
来看看通往这根内瘘的原始动脉中有多少血流和阻抗
对它进行测量并予以评估
顺便说一下，所谓定量评价是指将测量项目的情况以变化的数值显示出来
上臂动脉，超声可测定血流及阻抗情况（血流功能）
内瘘血管（静脉）
血流
吻合口部
很遗憾，物理检查的方法是无法对内瘘的实际状况用定量的方式予以评估的，但我们可以用超声检查的方式来补充
上臂动脉的血流量和阻抗是可以通过数值化跟踪到VA变化的
4月
550ml/min
7月
290ml/min
嗷
瞧，下降了
"猩猩脸"你真行
原来是这样啊
如内瘘发现异常
就会影响到上游动脉是吧
哎呀呀
知道了
是的

血流功能评价的指标及标准

- 上臂动脉血流量（FV）应在 350 ~ 500ml/min 以上（血流量超过 1500ml/min 提示有可能为血流过大）
- 上臂动脉血管阻力指数（RI）为 0.65 以下

* 适用于 QB（透析血流量）200ml/min 时

接下来展示的这个是内瘘血流功能的评价指标及标准

要记住啊!!

喔!! FV和RI

听说过!!

顺便再提一下，在做瘘之前，血流量一般维持在100ml/min上下或较少
RI要接近1.0了
原来这样啊
那为什么要测量
是测上臂部位吗？
有疑问啊

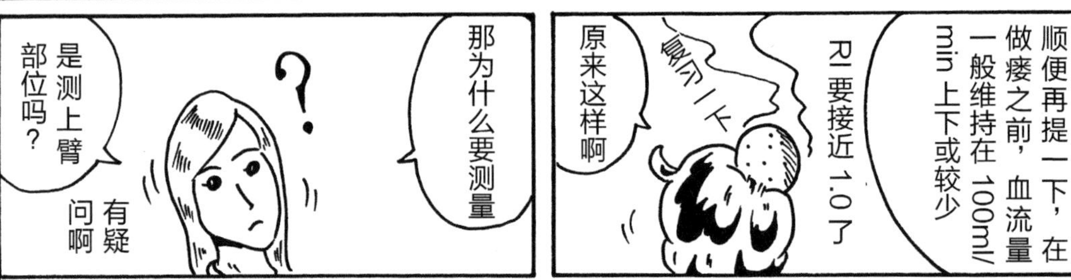

测定部位常取上臂动脉的理由

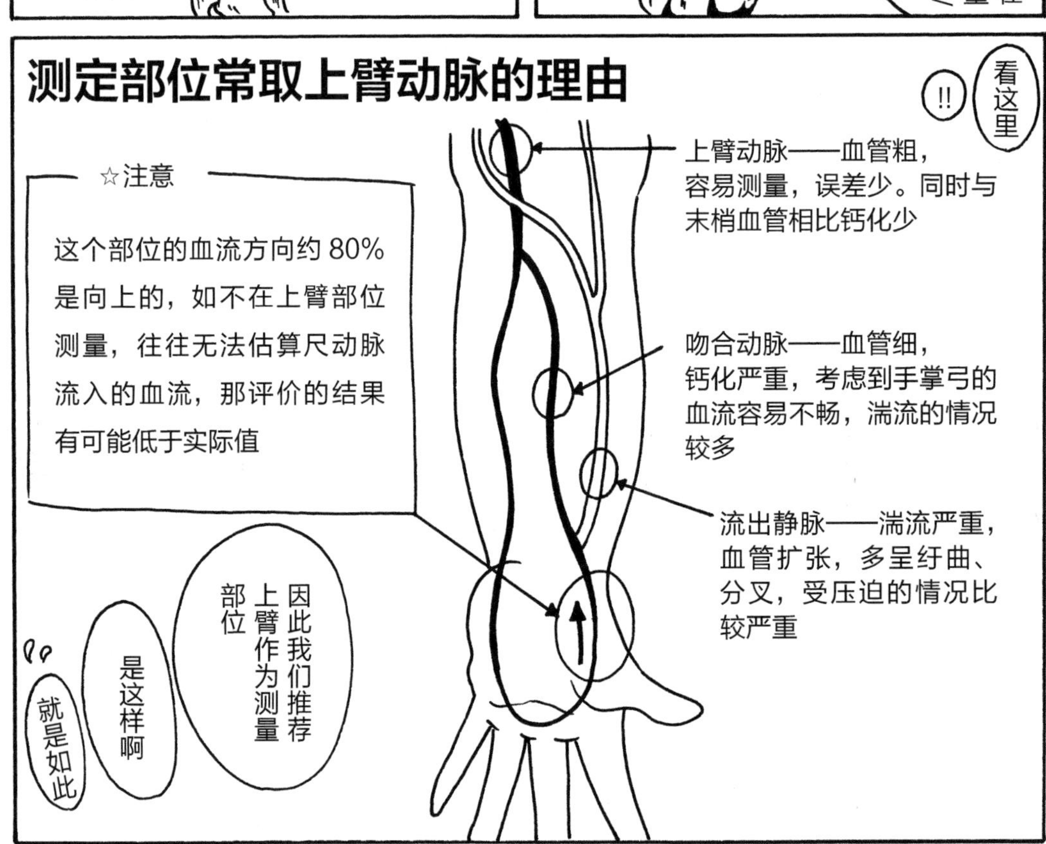

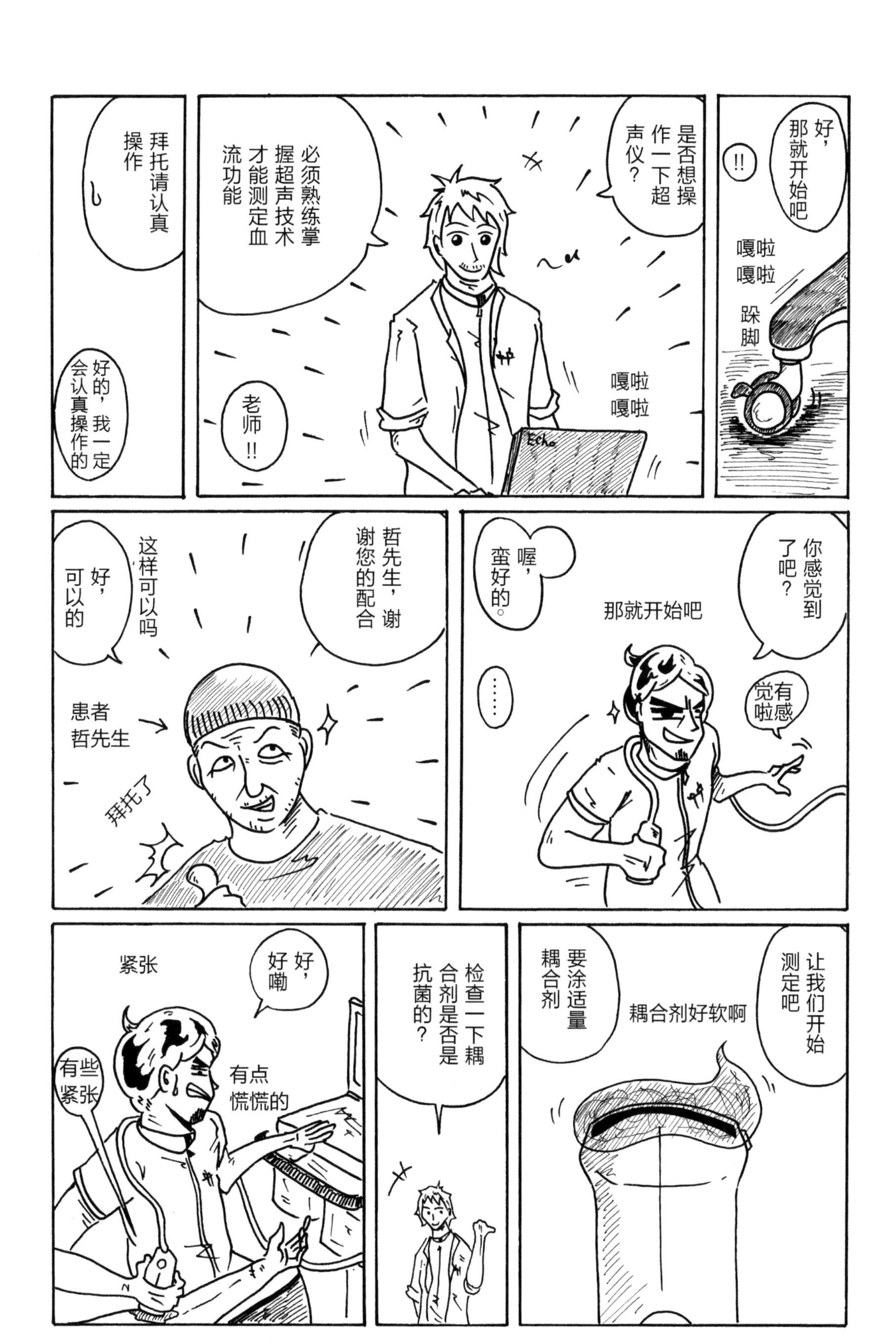
好，那就开始吧
!!
嘎啦嘎啦
跺脚
是否想操作一下超声仪？
必须熟练掌握超声技术才能测定血流功能
老师!!
嘎啦嘎啦
拜托请认真操作
好的，我一定会认真操作的
你感觉到了吧？
喔，蛮好的。
那就开始吧
……
有感觉啦
哲先生，谢谢您的配合
这样可以吗
好，可以的
患者哲先生
拜托了
让我们开始测定吧
要涂适量耦合剂
耦合剂好软啊
检查一下耦合剂是否是抗菌的？
好，好嘞
紧张
有点慌慌的
有些紧张

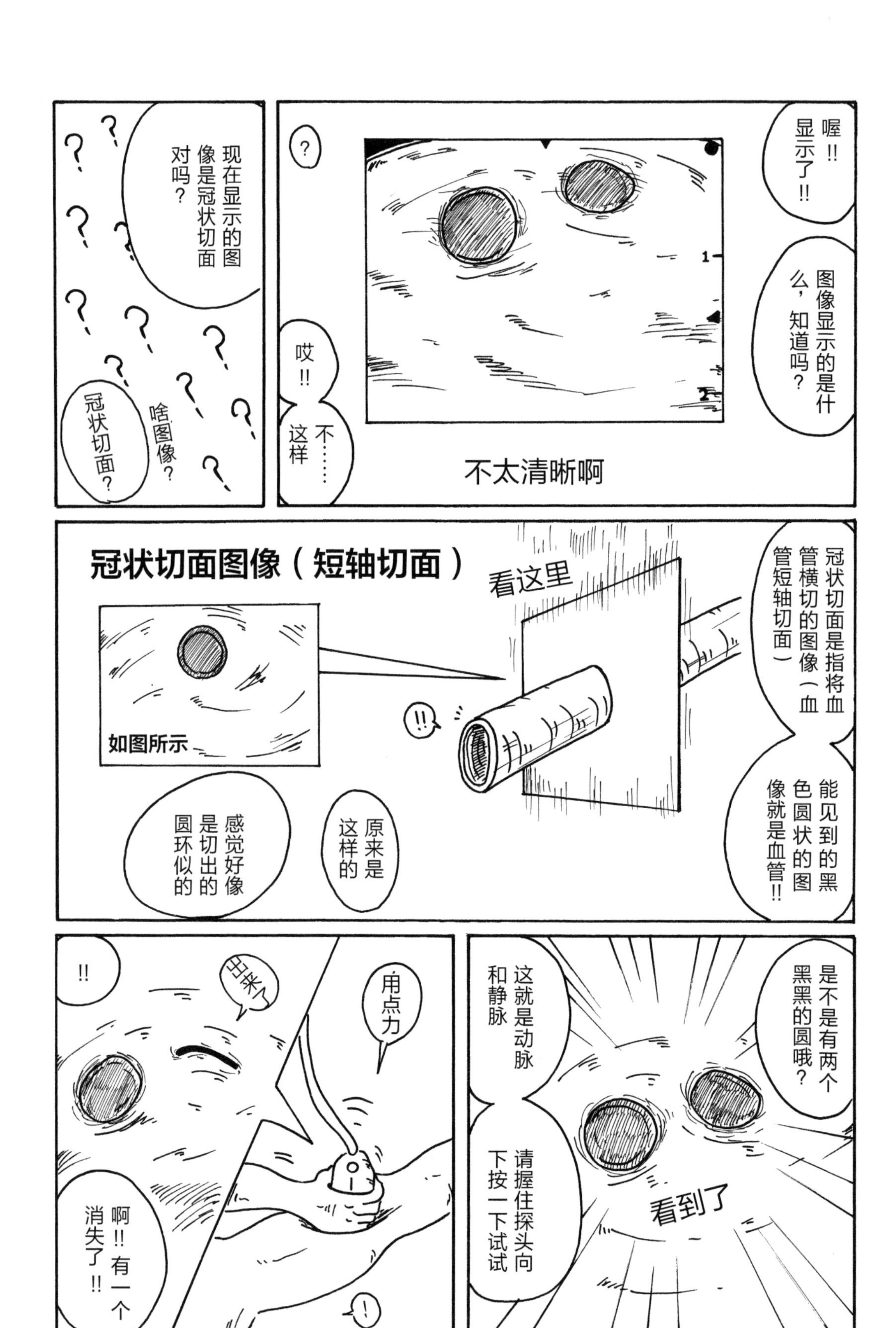

喔!!显示了!!
图像显示的是什么，知道吗？
?
不太清晰啊
哎!!这样不……
现在显示的图像是冠状切面对吗？
啥图像？
冠状切面？
冠状切面图像（短轴切面）
冠状切面是指将血管横切的图像（血管短轴切面）
看这里
!!
能见到的黑色圆状的图像就是血管!!
如图所示
原来是这样的
感觉好像是切出的圆环似的
是不是有两个黑黑的圆哦？
这就是动脉和静脉
请握住探头向下按一下试试
看到了
用点力
出来了
!!
啊!!有一个消失了!!
!

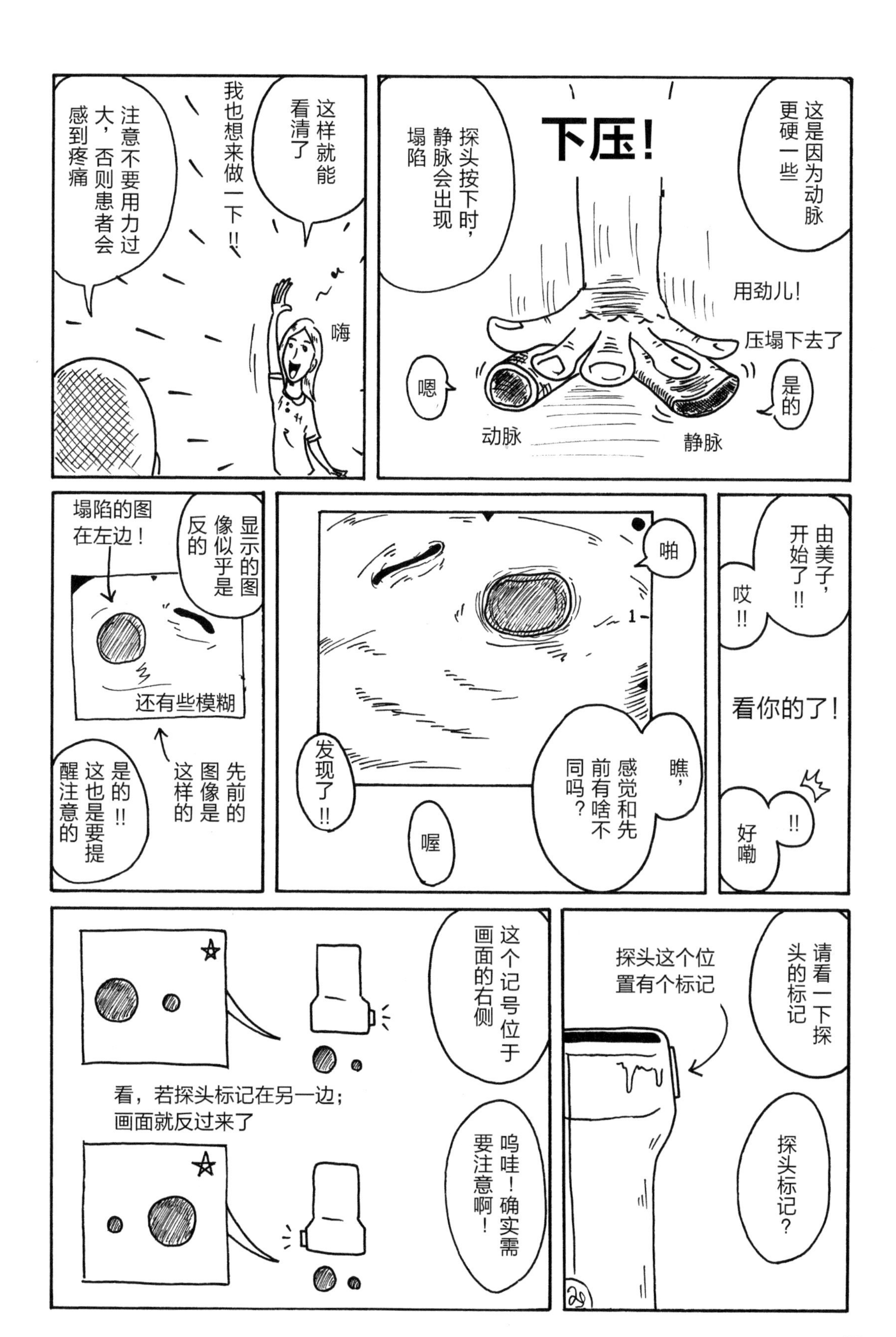
这是因为动脉更硬一些
下压！
探头按下时，静脉会出现塌陷
用劲儿！
压塌下去了
是的
嗯
动脉
静脉
这样就能看清了
我也想来做一下!!
嗨
注意不要用力过大，否则患者会感到疼痛
由美子，开始了!!
哎!!
看你的了！
好嘞!!
啪
瞧，感觉和先前有啥不同吗？
发现了!!
喔
显示的图像似乎是反的
塌陷的图在左边！
还有些模糊
先前的图像是这样的
是的!!这也是要提醒注意的
请看一下探头的标记
探头这个位置有个标记
探头标记？
这个记号位于画面的右侧
看，若探头标记在另一边；画面就反过来了
呜哇！确实需要注意啊！

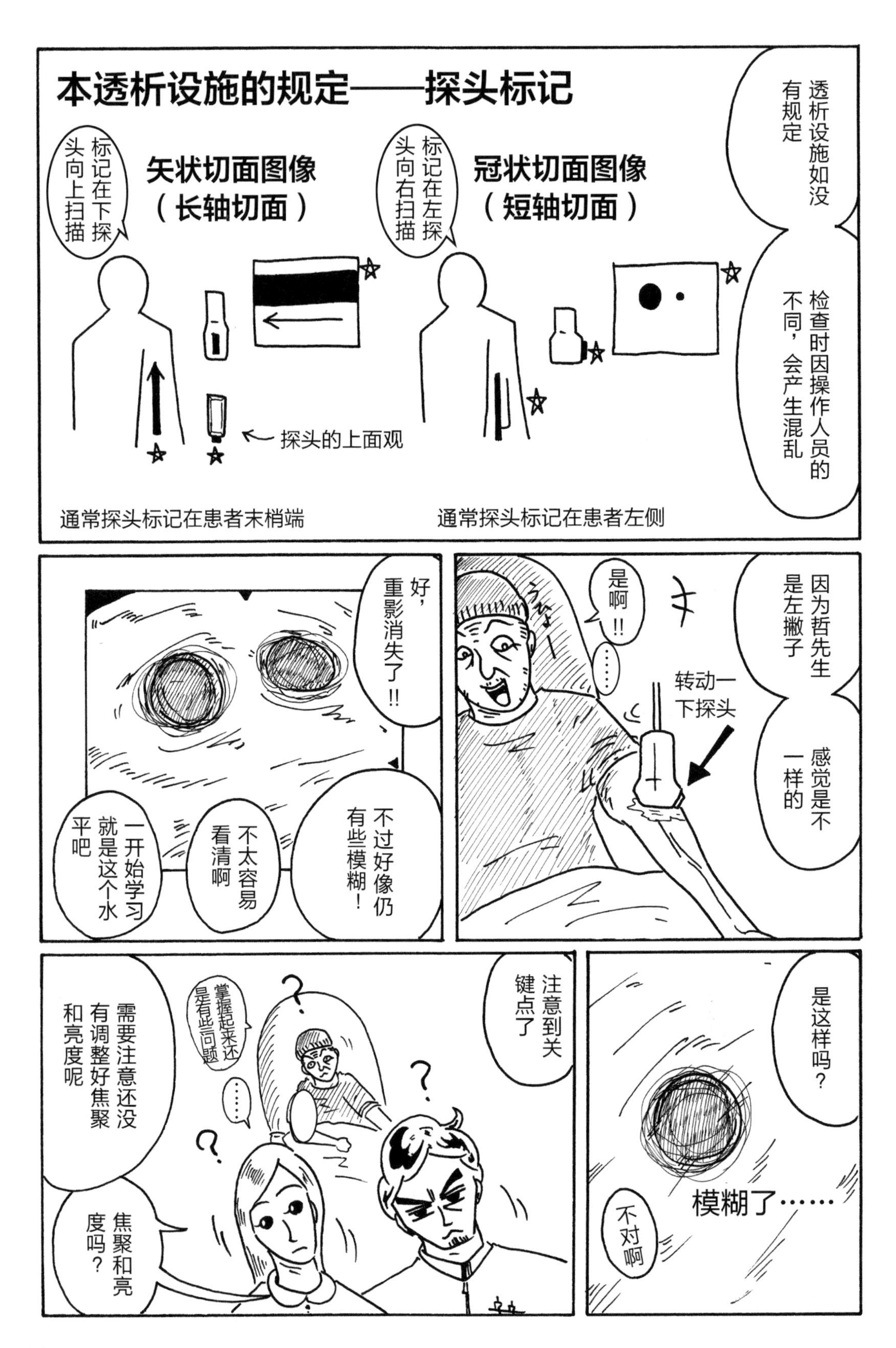

本透析设施的规定——探头标记
标记在下探头向上扫描
矢状切面图像（长轴切面）
标记在左探头向右扫描
冠状切面图像（短轴切面）
透析设施如没有规定
检查时因操作人员的不同，会产生混乱
探头的上面观
通常探头标记在患者末梢端
通常探头标记在患者左侧
因为哲先生是左撇子
感觉是不一样的
转动一下探头
是啊!!
……
好，重影消失了!!
不过好像仍有些模糊！
不太容易看清啊
一开始学习就是这个水平吧
是这样吗？
模糊了……
不对啊
注意到关键点了
掌握起来还是有些问题
……
需要注意还没有调整好焦聚和亮度呢
焦聚和亮度吗？

再简要概括一下

超声检查时这几点是很重要的

是哪些啊……

不知道啊

●**亮度——**

根据反射信号的强度调整切面图像的亮度

●**焦聚——**

因为所扫描的血管深度不同，测定的部位需要不断调整到合适的位置

辉度→亮度

关于亮度和辉度

辉度低

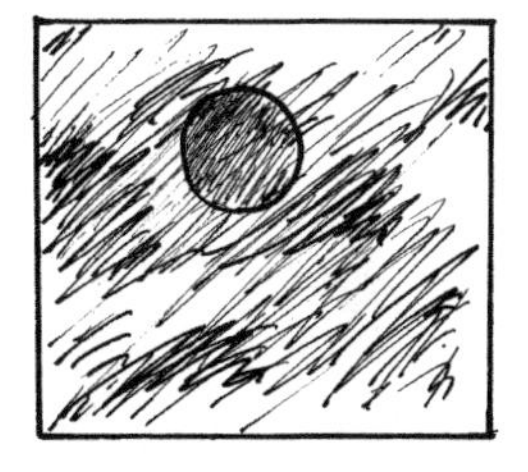

图像整体灰暗，层次看不清

辉度适中

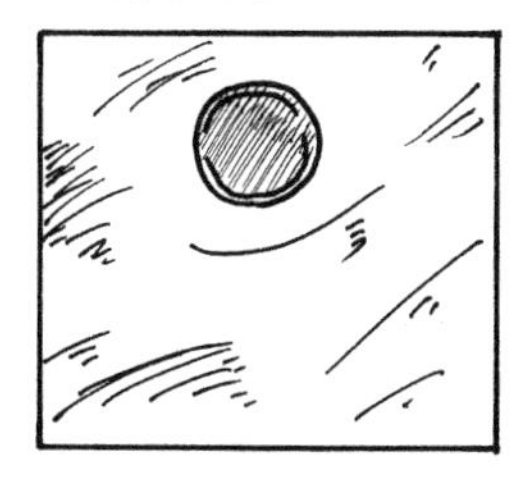

图像清晰明了

辉度高

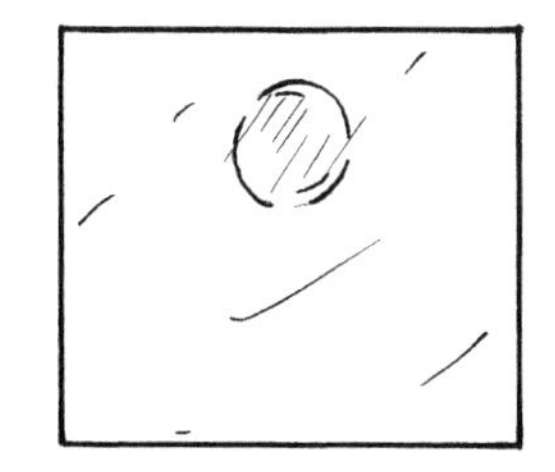

图像整体发白，不易看清

通过这两点的调整，可以显示出清晰的画面

焦点→聚焦

焦点适中

图像鲜明

图像应位于中央

焦点过深

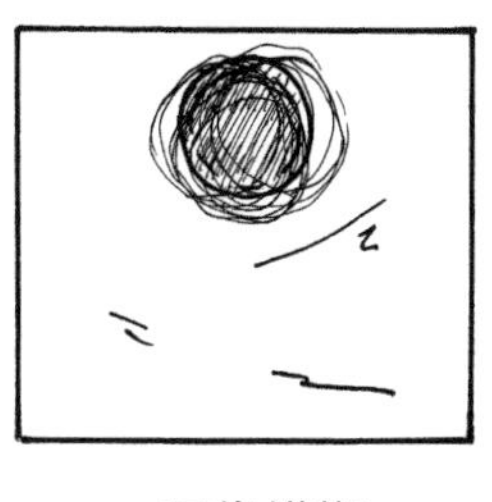

图像模糊

调整焦点按钮

然后试着将目标血管放到画面中间，这是因为画面中间能显示最清晰的图像

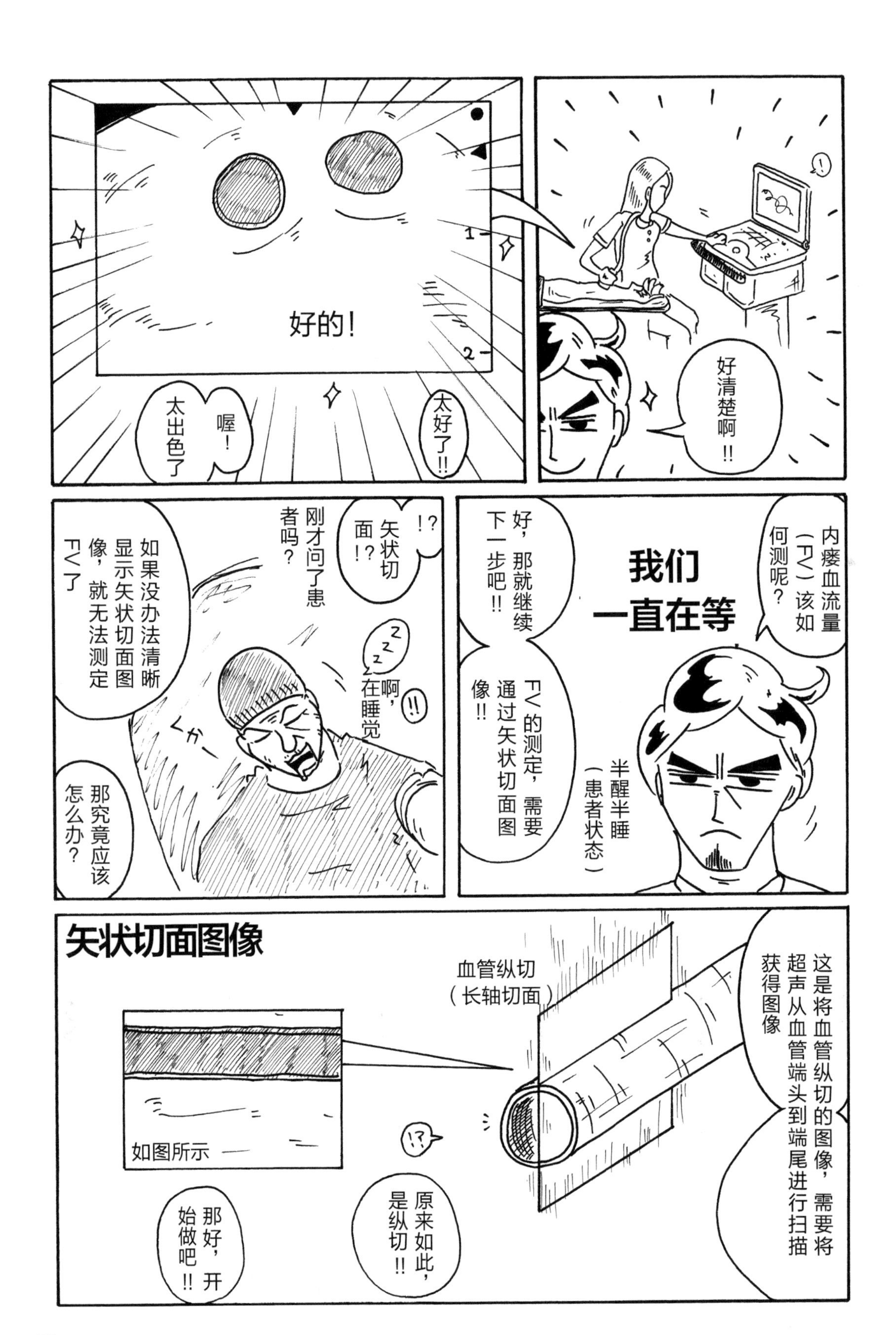

好清楚啊!!
好的！
太好了!!
喔！
太出色了
内瘘血流量（FV）该如何测呢？
我们一直在等
好，那就继续下一步吧!!
FV的测定，需要通过矢状切面图像!!
半醒半睡（患者状态）
!?
矢状切面!?
刚才问了患者吗？
Z Z Z
啊，在睡觉
!!
如果没办法清晰显示矢状切面图像，就无法测定FV了
那究竟应该怎么办？
矢状切面图像
这是将血管纵切的图像，需要将超声从血管端头到端尾进行扫描获得图像
血管纵切（长轴切面）
如图所示
!?
原来如此，是纵切!!
那好，开始做吧!!

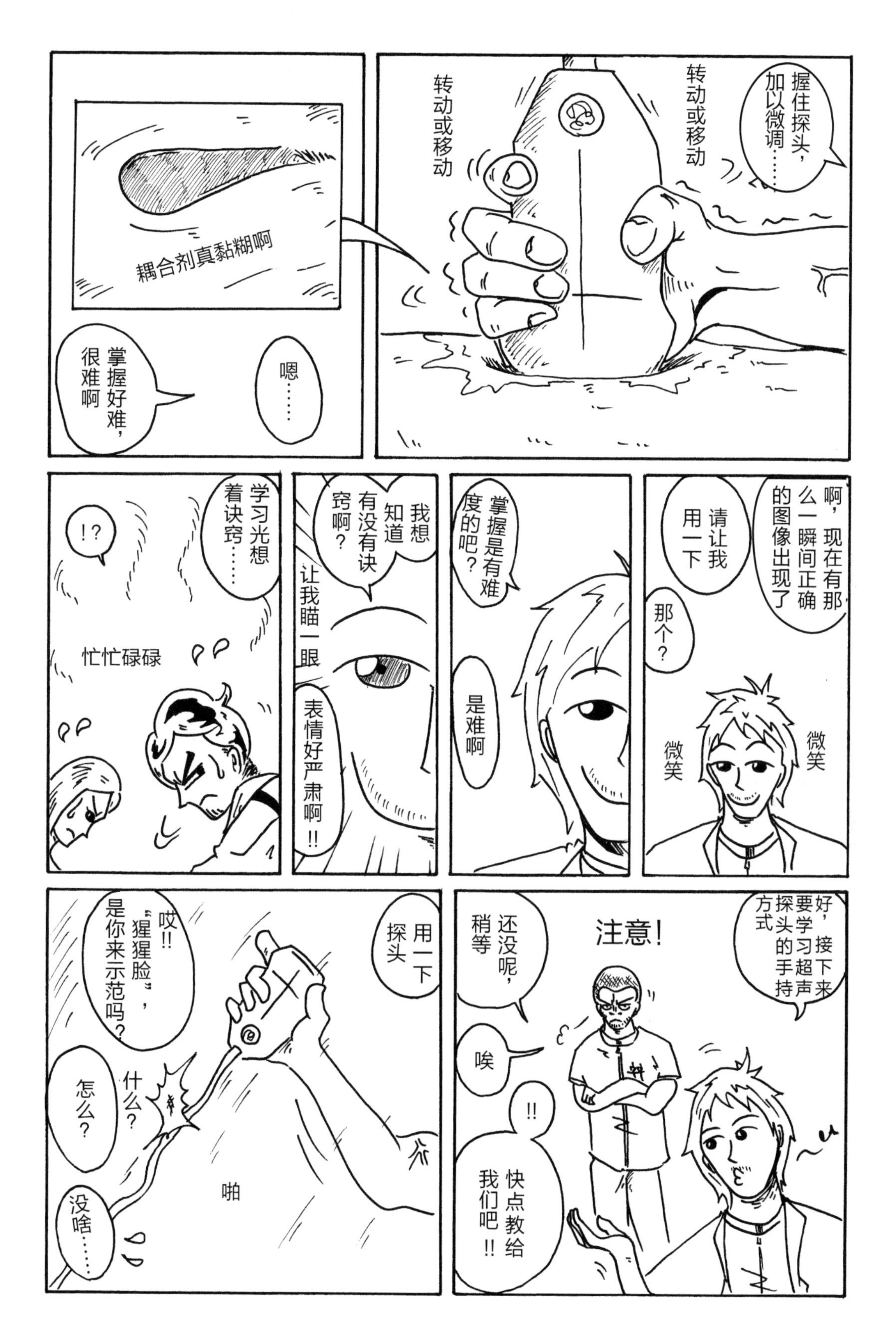
握住探头，加以微调……
转动或移动
转动或移动
耦合剂真黏糊啊
嗯……
掌握好难，很难啊
啊，现在有那么一瞬间正确的图像出现了
请让我用一下
那个？
微笑
微笑
掌握是有难度的吧？
是难啊
我想知道有没有诀窍啊？
让我瞄一眼
表情好严肃啊!!
学习光想着诀窍……
!?
忙忙碌碌
好，接下来要学习超声探头的手持方式
注意!
还没呢，稍等
唉
!!
快点教给我们吧!!
用一下探头
哎!! "猩猩脸"，是你来示范吗？
什么？
怎么？
啪
没啥……

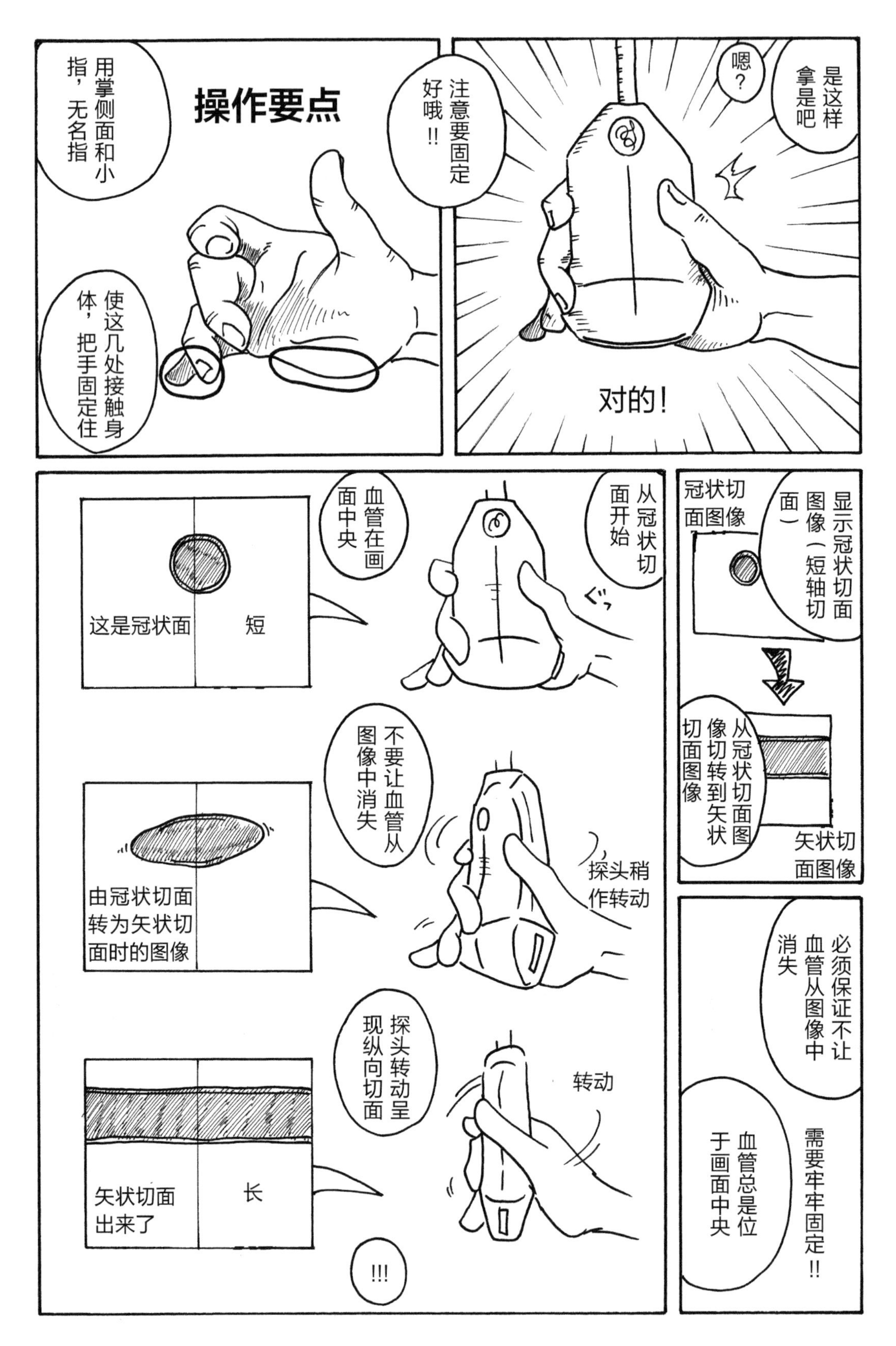
操作要点
用掌侧面和小指，无名指
使这几处接触身体，把手固定住
注意要固定好哦!!
是这样拿是吧
嗯？
对的！
显示冠状切面图像（短轴切面）
冠状切面图像
从冠状切面图像切转到矢状切面图像
矢状切面图像
从冠状切面开始
血管在画面中央
这是冠状面
短
不要让血管从图像中消失
探头稍作转动
由冠状切面转为矢状切面时的图像
探头转动呈现纵向切面
转动
矢状切面出来了
长
!!!
必须保证不让血管从图像中消失
需要牢牢固定!!
血管总是位于画面中央

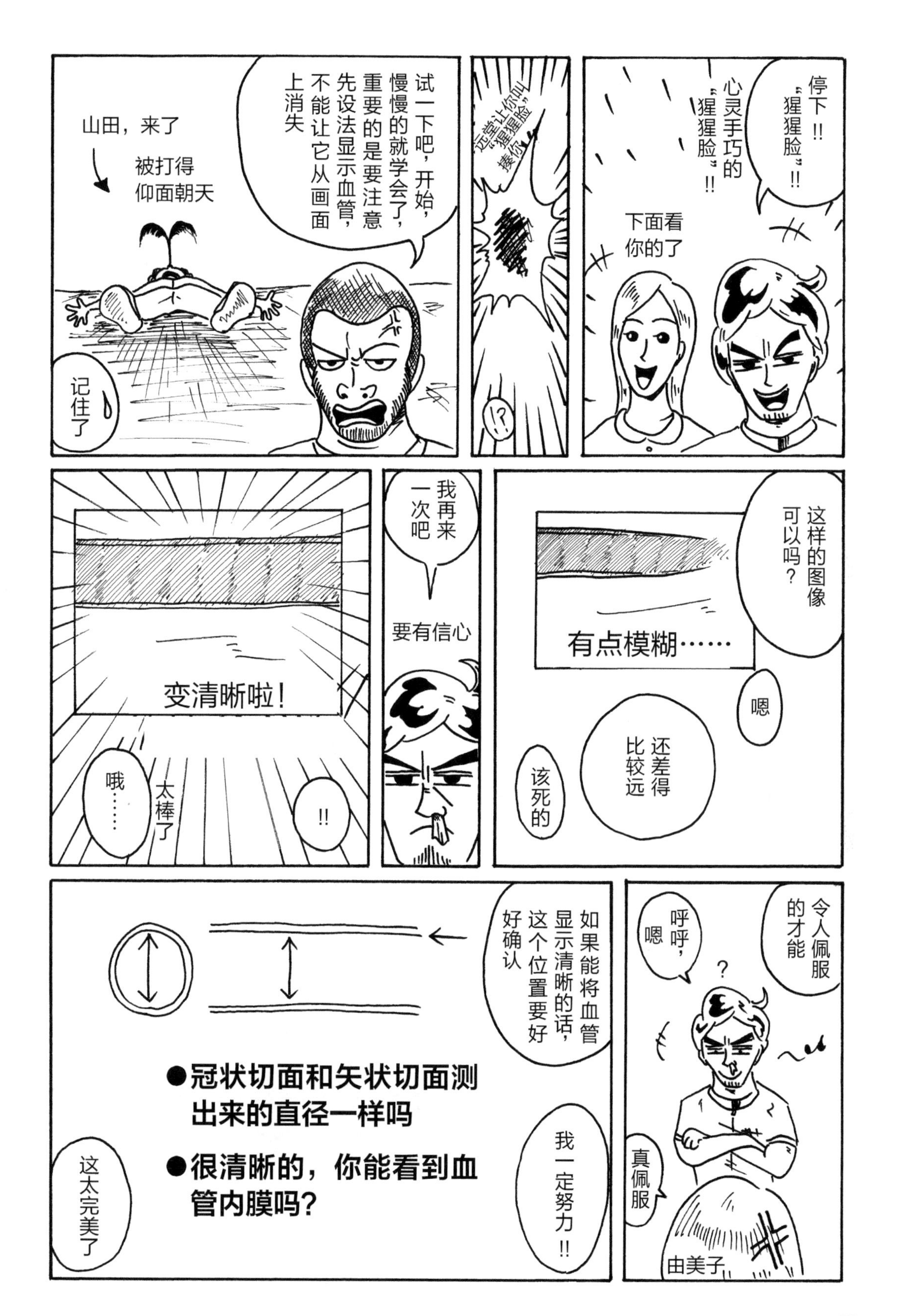

停下!!“猩猩脸”!!
心灵手巧的“猩猩脸”!!
下面看你的了
远掌让你叫“猩猩脸”揍你
!?
试一下吧，开始，慢慢的就学会了，重要的是要注意先设法显示血管，不能让它从画面上消失
山田，来了
被打得仰面朝天
记住了
这样的图像可以吗？
有点模糊……
嗯
还差得比较远
该死的
我再来一次吧
要有信心
变清晰啦！
哦……
太棒了
!!
令人佩服的才能
呼呼，嗯
?
真佩服
由美子
如果能将血管显示清晰的话，这个位置要好好确认
●冠状切面和矢状切面测出来的直径一样吗
●很清晰的，你能看到血管内膜吗？
我一定努力!!
这太完美了

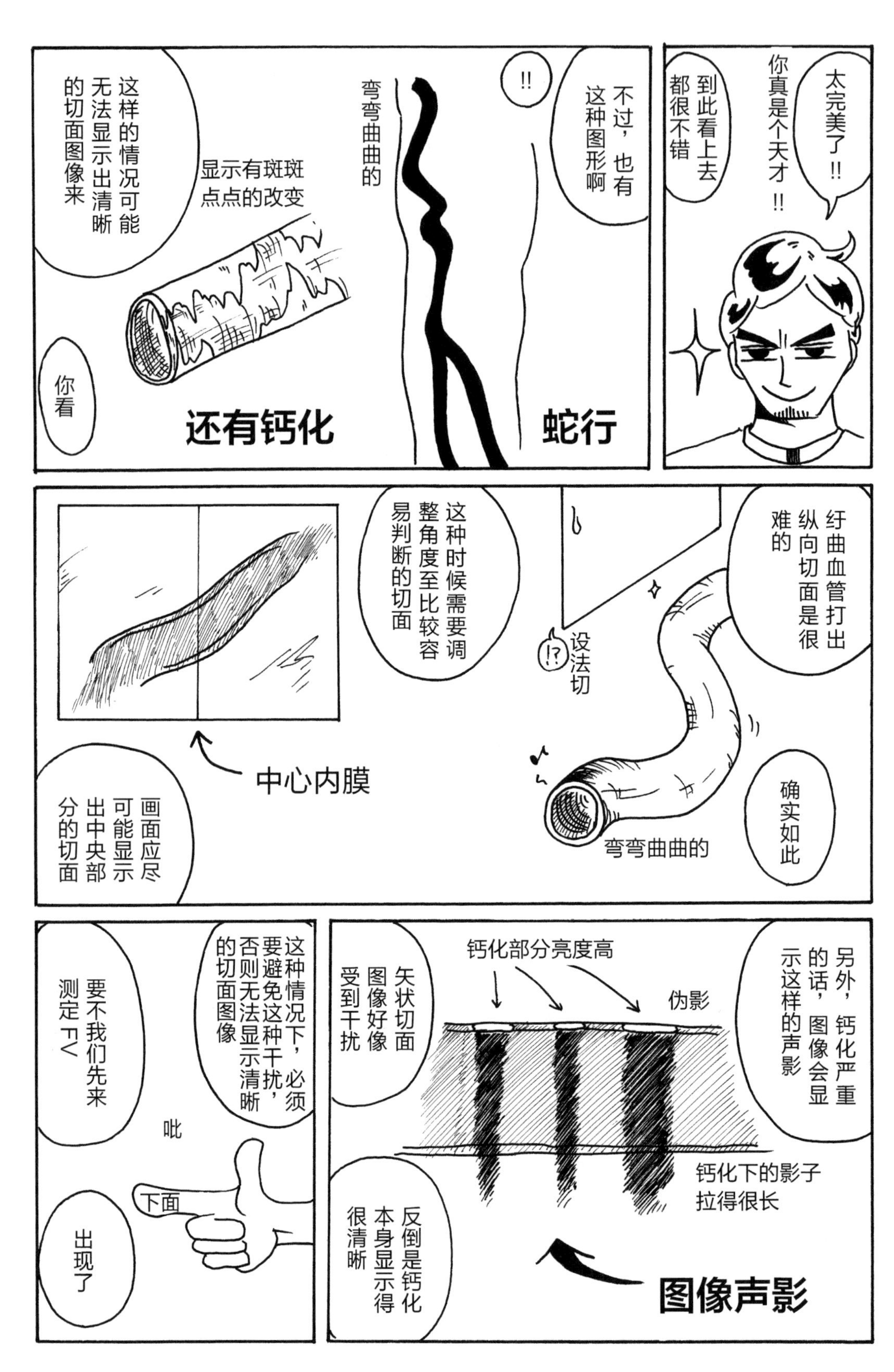
太完美了!!
你真是个天才!!
到此看上去都很不错
不过，也有这种图形啊
!!
蛇行
弯弯曲曲的
还有钙化
显示有斑斑点点的改变
这样的情况可能无法显示出清晰的切面图像来
你看
纡曲血管打出纵向切面是很难的
确实如此
设法切
!?
弯弯曲曲的
这种时候需要调整角度至比较容易判断的切面
中心内膜
画面应尽可能显示出中央部分的切面
另外，钙化严重的话，图像会显示这样的声影
钙化部分亮度高
伪影
钙化下的影子拉得很长
矢状切面图像好像受到干扰
反倒是钙化本身显示得很清晰
图像声影
这种情况下，必须要避免这种干扰，否则无法显示清晰的切面图像
要不我们先来测定FV
吡
下面
出现了

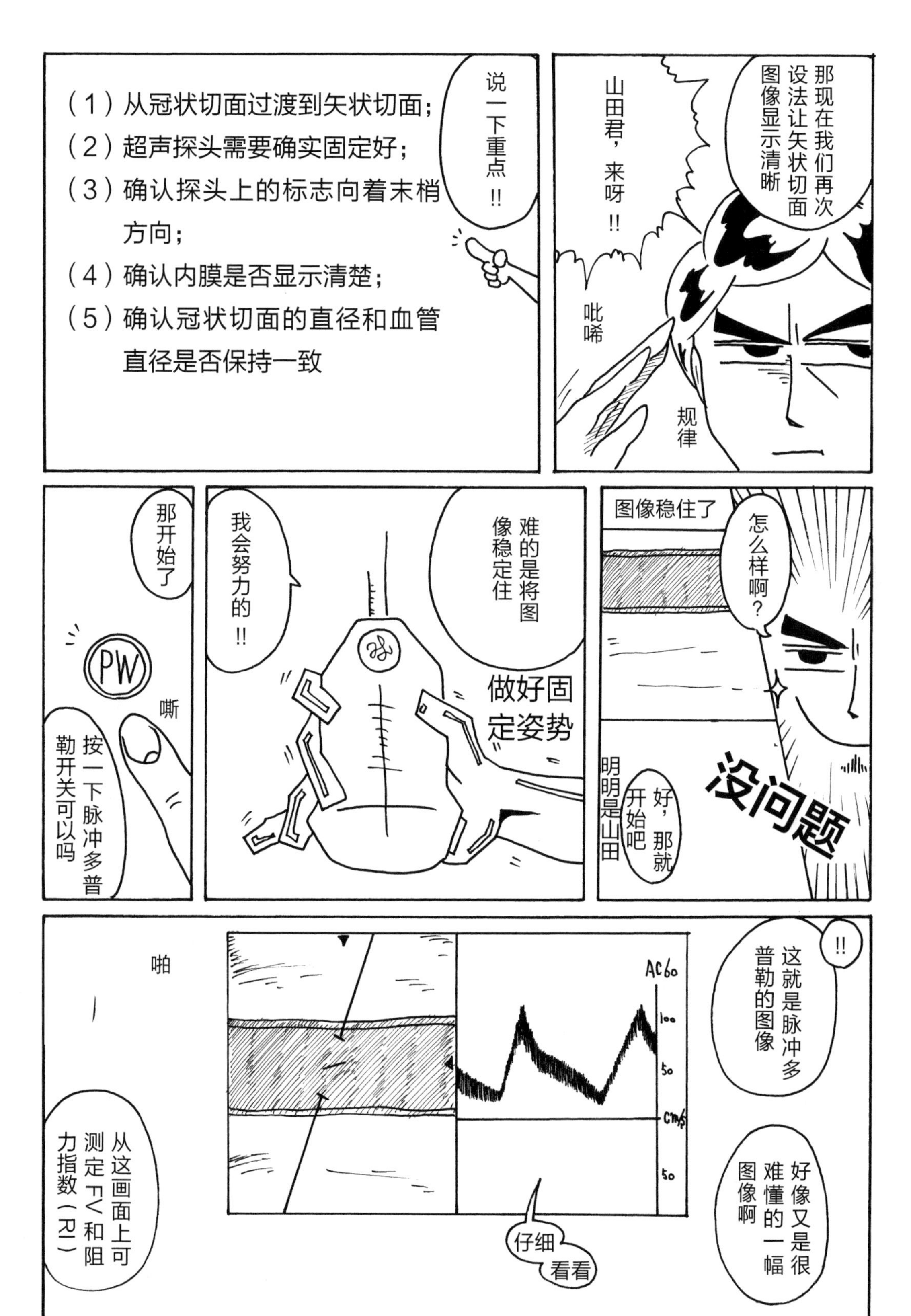
那现在我们再次设法让矢状切面图像显示清晰
山田君，来呀!!
吡唏
规律
说一下重点!!
（1）从冠状切面过渡到矢状切面；
（2）超声探头需要确实固定好；
（3）确认探头上的标志向着末梢方向；
（4）确认内膜是否显示清楚；
（5）确认冠状切面的直径和血管直径是否保持一致
图像稳住了
怎么样啊？
没问题
好，那就开始吧
明明是山田
难的是将图像稳定住
我会努力的!!
做好固定姿势
那开始了
PW
嘶
按一下脉冲多普勒开关可以吗
!!
这就是脉冲多普勒的图像
啪
AC60
100
50
cm/s
50
好像又是很难懂的一幅图像啊
仔细看看
从这画面上可测定FV和阻力指数（RI）

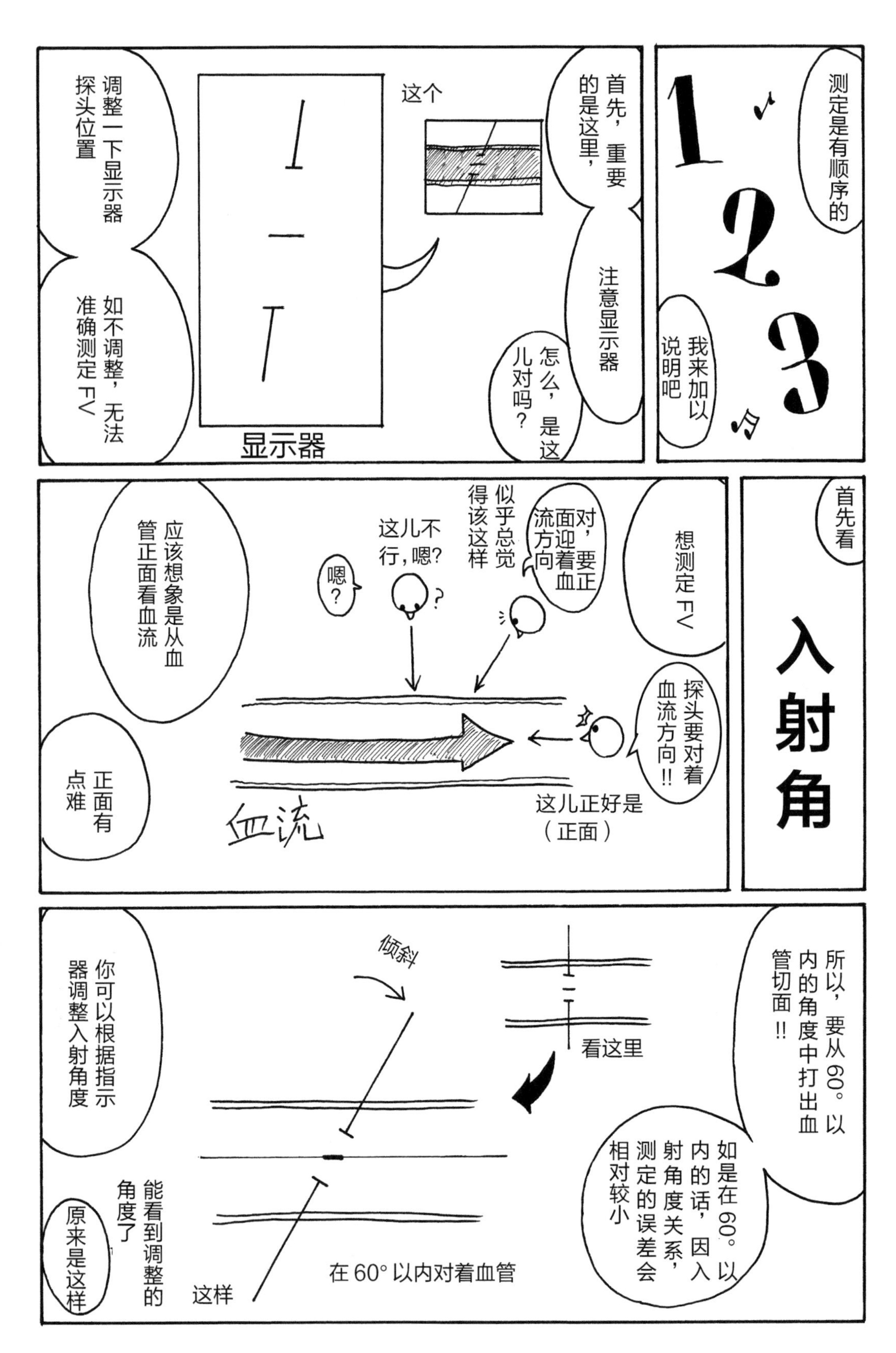

测定是有顺序的
1 2 3
我来加以说明吧
首先，重要的是这里，
这个
注意显示器
怎么，是这儿对吗？
调整一下显示器探头位置
如不调整，无法准确测定FV
显示器
首先看
入射角
想测定FV
探头要对着血流方向!!
这儿正好是（正面）
对，要正面迎着血流方向
似乎总觉得该这样
这儿不行，嗯?
嗯?
应该想象是从血管正面看血流
正面有点难
血流
所以，要从60°以内的角度中打出血管切面!!
看这里
倾斜
你可以根据指示器调整入射角度
如是在60°以内的话，因入射角度关系，测定的误差会相对较小
在60°以内对着血管
这样
能看到调整的角度了
原来是这样

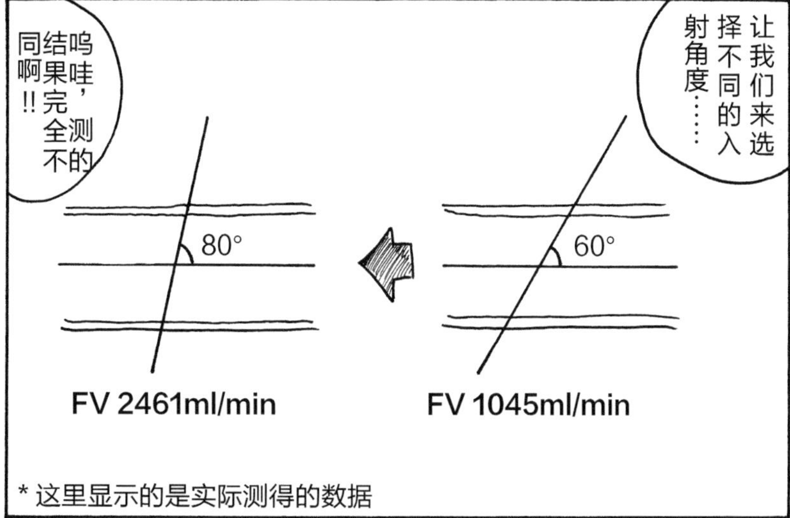
让我们来选择不同的入射角度……
呜哇，结果完全不同啊!!
80°
60°
FV 2461ml/min
FV 1045ml/min
* 这里显示的是实际测得的数据

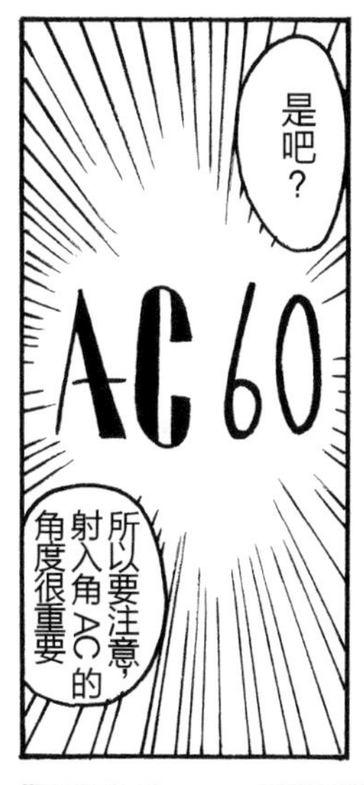
是吧？
AC 60
所以要注意，射入角AC的角度很重要

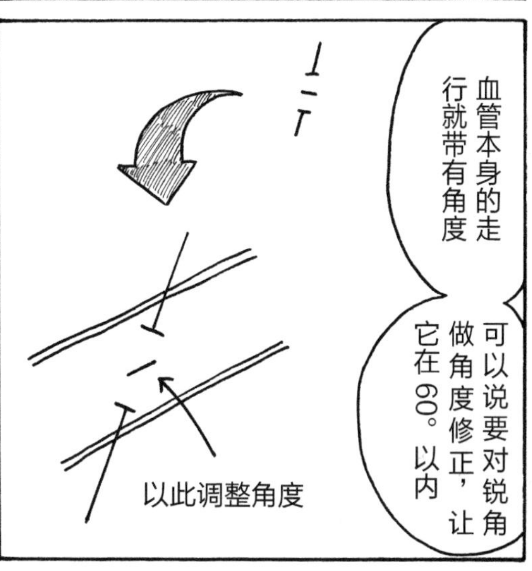
血管本身的走行就带有角度
可以说要对锐角做角度修正，让它在60°以内
以此调整角度

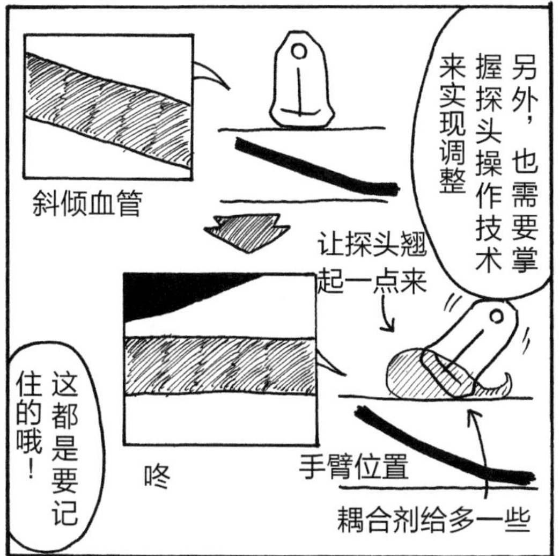
另外，也需要掌握探头操作技术来实现调整
斜倾血管
让探头翘起一点来
咚
手臂位置
耦合剂给多一些
这都是要记住的哦！

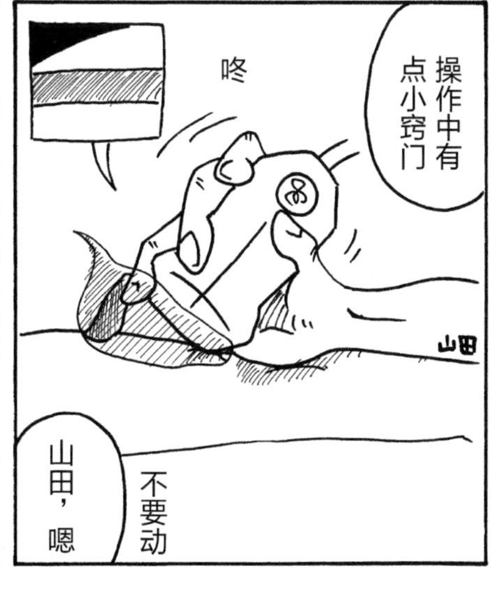
操作中有点小窍门
咚
山田
不要动
山田，嗯

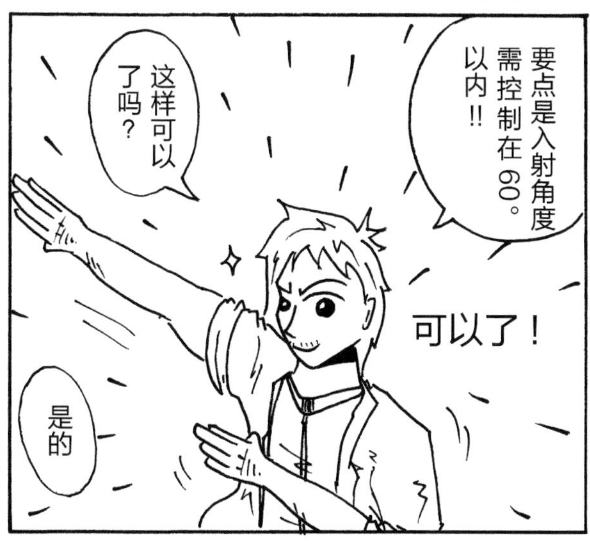
要点是入射角度需控制在60°以内!!
这样可以了吗？
可以了！
是的

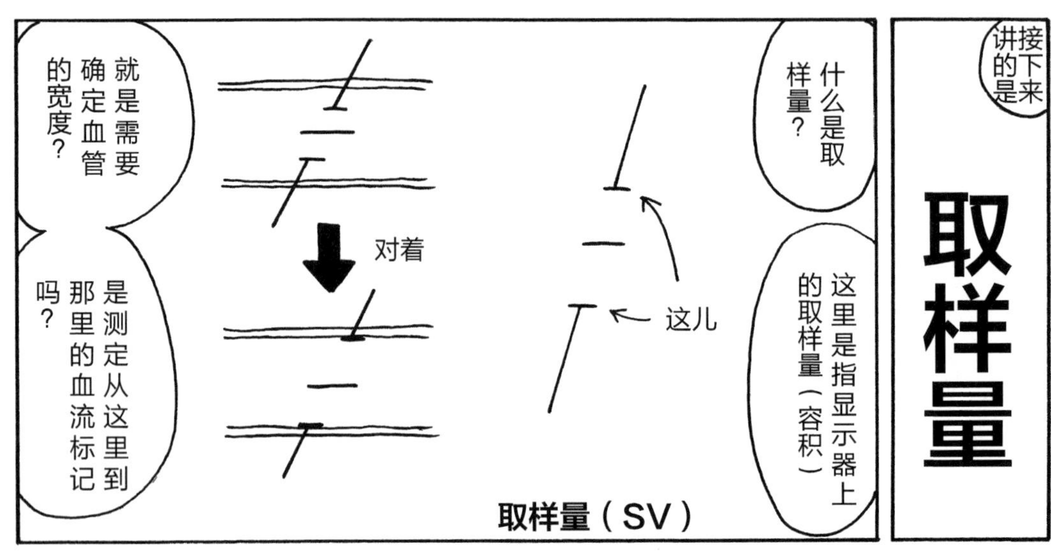
接下来讲的是
取样量
什么是取样量？
这里是指显示器上的取样量（容积）
这儿
对着
就是需要确定血管的宽度？
是测定从这里到那里的血流标记吗？
取样量（SV）

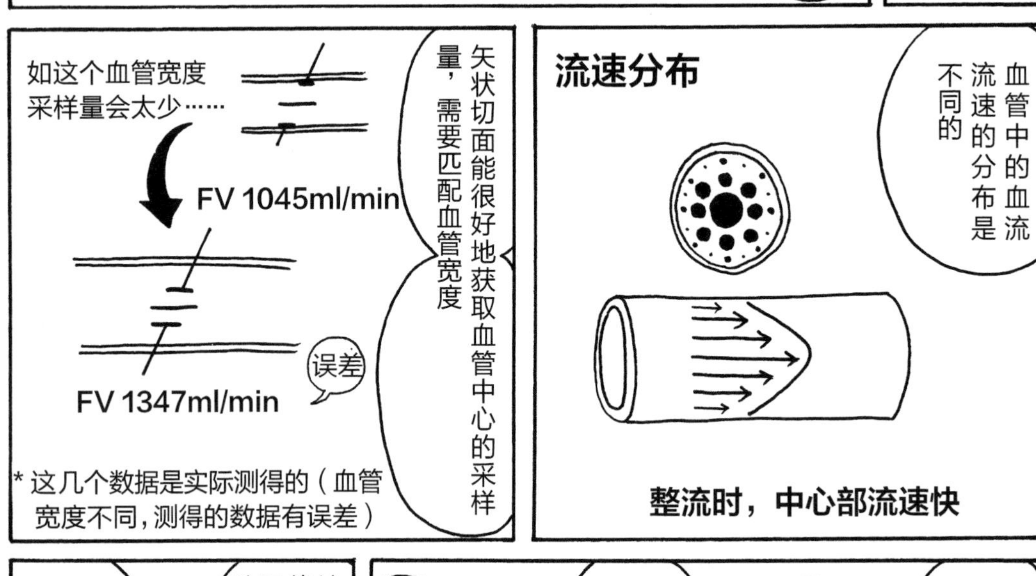
矢状切面能很好地获取血管中心的采样量，需要匹配血管宽度
如这个血管宽度
采样量会太少……
FV 1045ml/min
FV 1347ml/min
误差
* 这几个数据是实际测得的（血管宽度不同，测得的数据有误差）
血管中的血流流速的分布是不同的
流速分布
整流时，中心部流速快

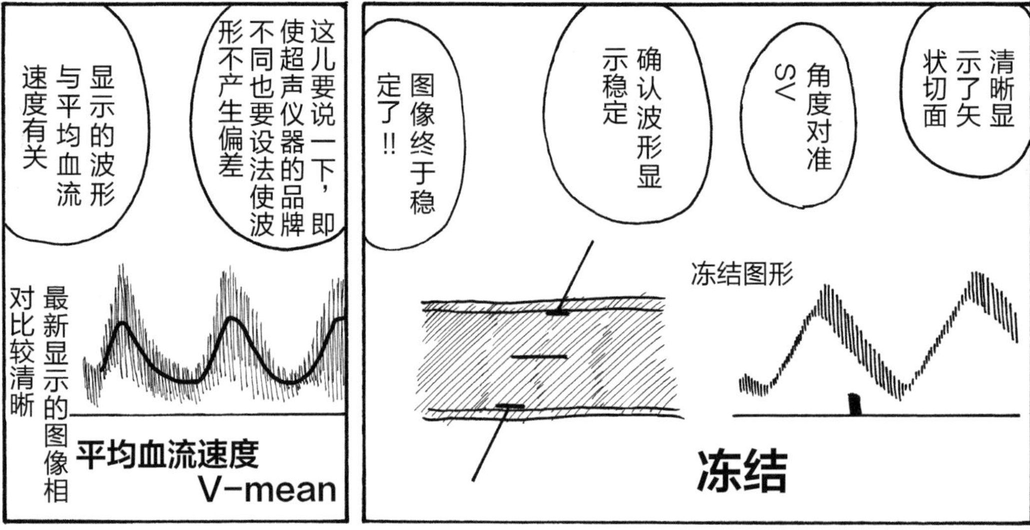
清晰显示了矢状切面
角度对准SV
确认波形显示稳定
图像终于稳定了!!
冻结图形
冻结
这儿要说一下，即使超声仪器的品牌不同也要设法使波形不产生偏差
显示的波形与平均血流速度有关
最新显示的图像相对比较清晰
平均血流速度
V-mean

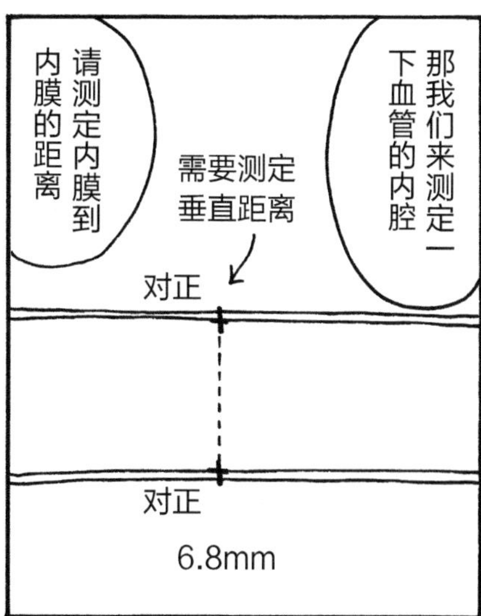

那我们来测定一下血管的内腔
请测定内膜到内膜的距离
需要测定垂直距离
对正
对正
6.8mm

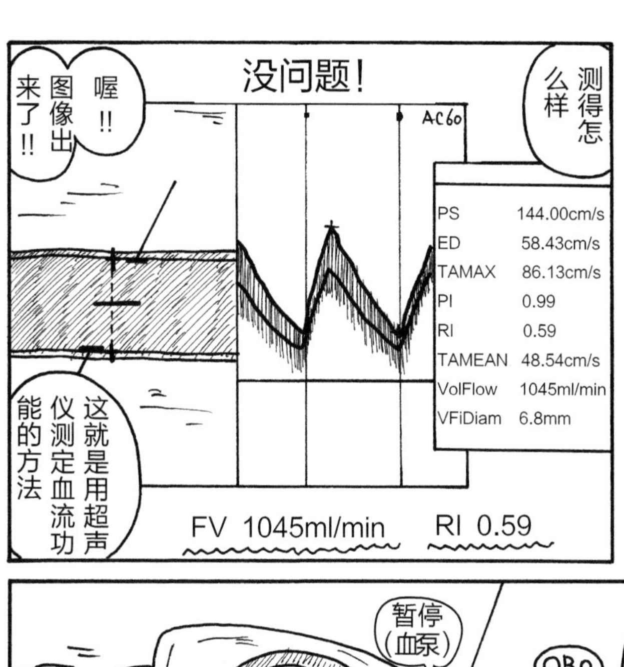

测得怎么样
没问题!
喔!!
图像出来了!!
AC60
PS 144.00cm/s
ED 58.43cm/s
TAMAX 86.13cm/s
PI 0.99
RI 0.59
TAMEAN 48.54cm/s
VolFlow 1045ml/min
VFiDiam 6.8mm
这就是用超声仪测定血流功能的方法
FV 1045ml/min
RI 0.59

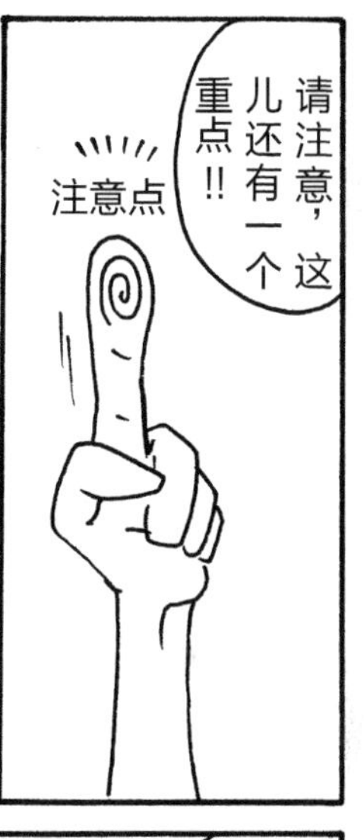

请注意，这儿还有一个重点!!
注意点

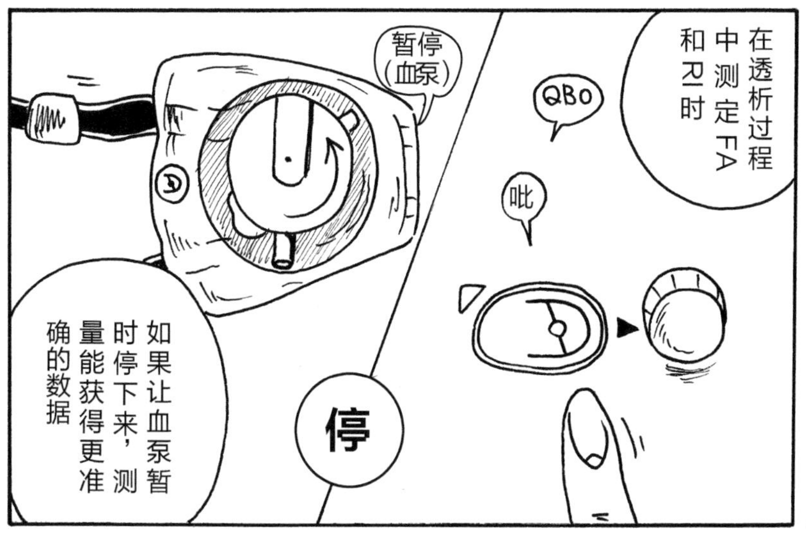

在透析过程中测定FA和RI时
QBO
吡
暂停(血泵)
停
如果让血泵暂时停下来，测量能获得更准确的数据

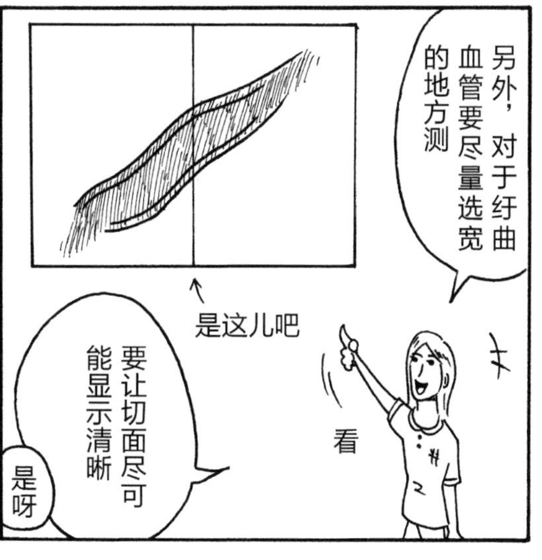

另外，对于纡曲血管要尽量选宽的地方测
是这儿吧
看
要让切面尽可能显示清晰
是呀

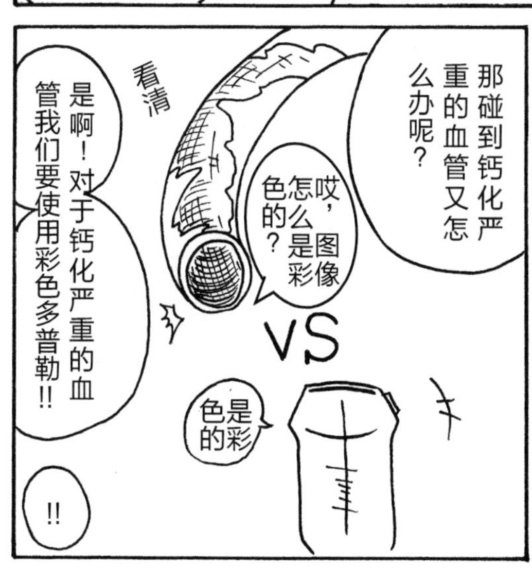

那碰到钙化严重的血管又怎么办呢？
哎，图像怎么是彩色的？
看清
是啊！对于钙化严重的血管我们要使用彩色多普勒!!
VS
是彩色的
!!

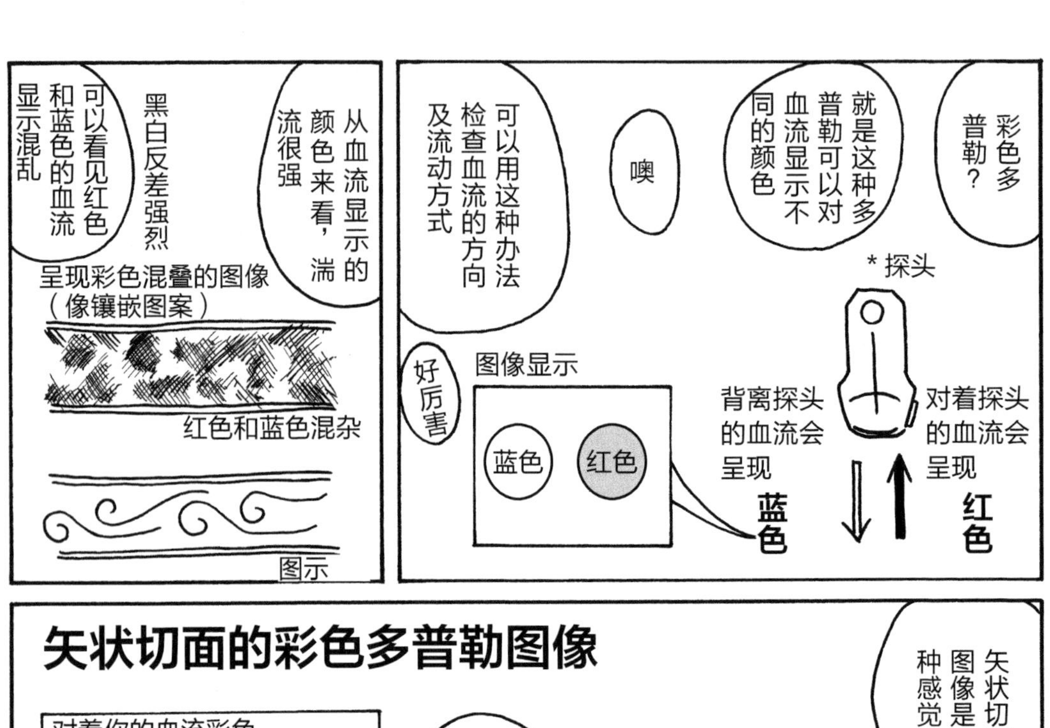
彩色多普勒？
就是这种多普勒可以对血流显示不同的颜色
噢
可以用这种办法检查血流的方向及流动方式
* 探头
对着探头的血流会呈现
红色
背离探头的血流会呈现
蓝色
图像显示
蓝色
红色
好厉害
从血流显示的颜色来看，湍流很强
黑白反差强烈
可以看见红色和蓝色的血流显示混乱
呈现彩色混叠的图像（像镶嵌图案）
红色和蓝色混杂
图示

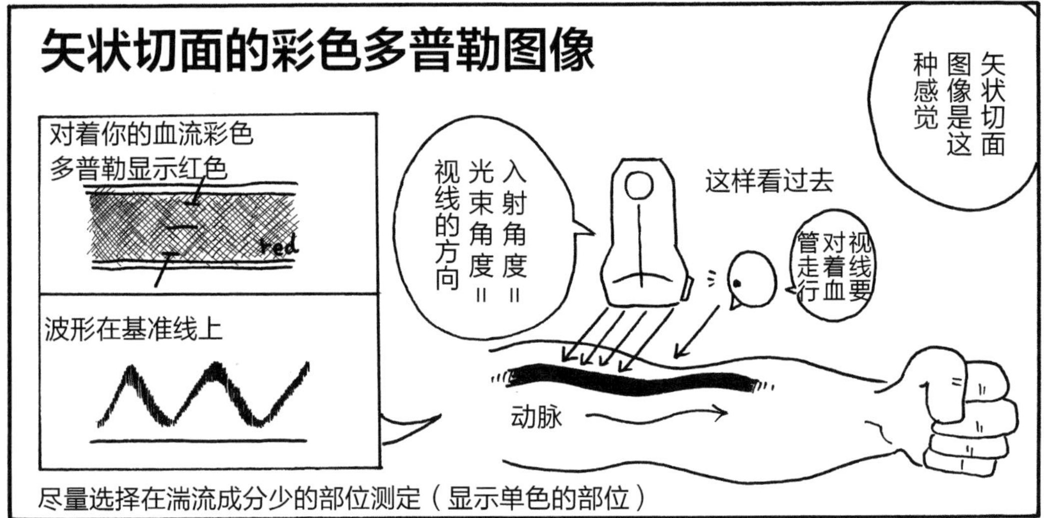
矢状切面的彩色多普勒图像
矢状切面图像是这种感觉
这样看过去
入射角度＝光束角度＝视线的方向
视线要对着血管走行
对着你的血流彩色多普勒显示红色
red
波形在基准线上
动脉
尽量选择在湍流成分少的部位测定（显示单色的部位）

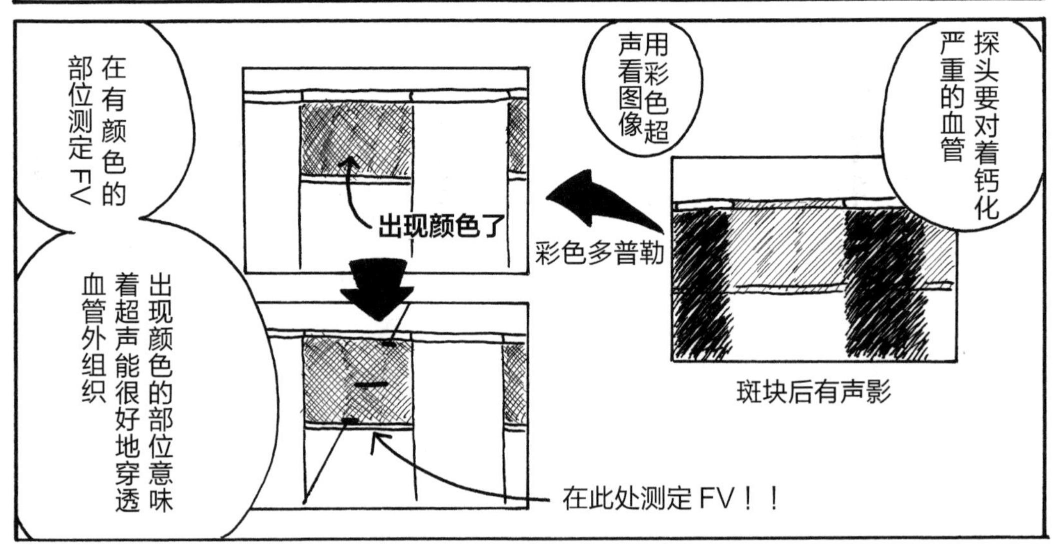
探头要对着钙化严重的血管
用彩色超声看图像
彩色多普勒
斑块后有声影
出现颜色了
在有颜色的部位测定 FV
出现颜色的部位意味着超声能很好地穿透血管外组织
在此处测定 FV！！

好嘞!!
这就是超声对血流功能的测定
请确定标准的正常值!!

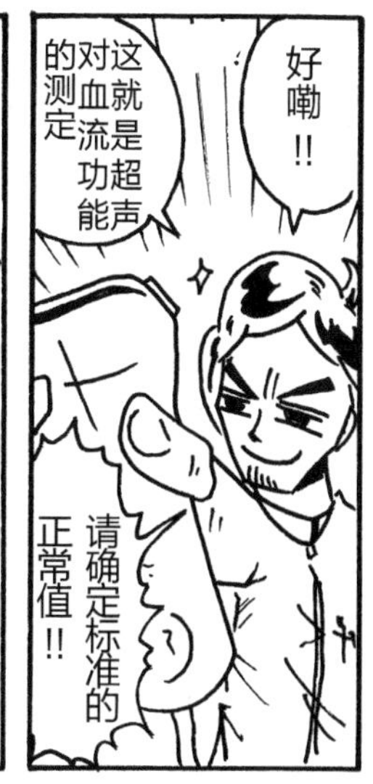

请记住计算血流功能的公式

哇，是新手

不知道

血流功能计算公式

• 流量 FV（ml/min）

= 平均血流速度（cm/s）－血管横截面（cm²）×60（s）÷100

• 阻力指数

$$= \frac{\text{收缩期最高血流速度（cm/s）－舒张末期血流速度（cm/s）}}{\text{收缩期最高血流速度（cm/s）}}$$

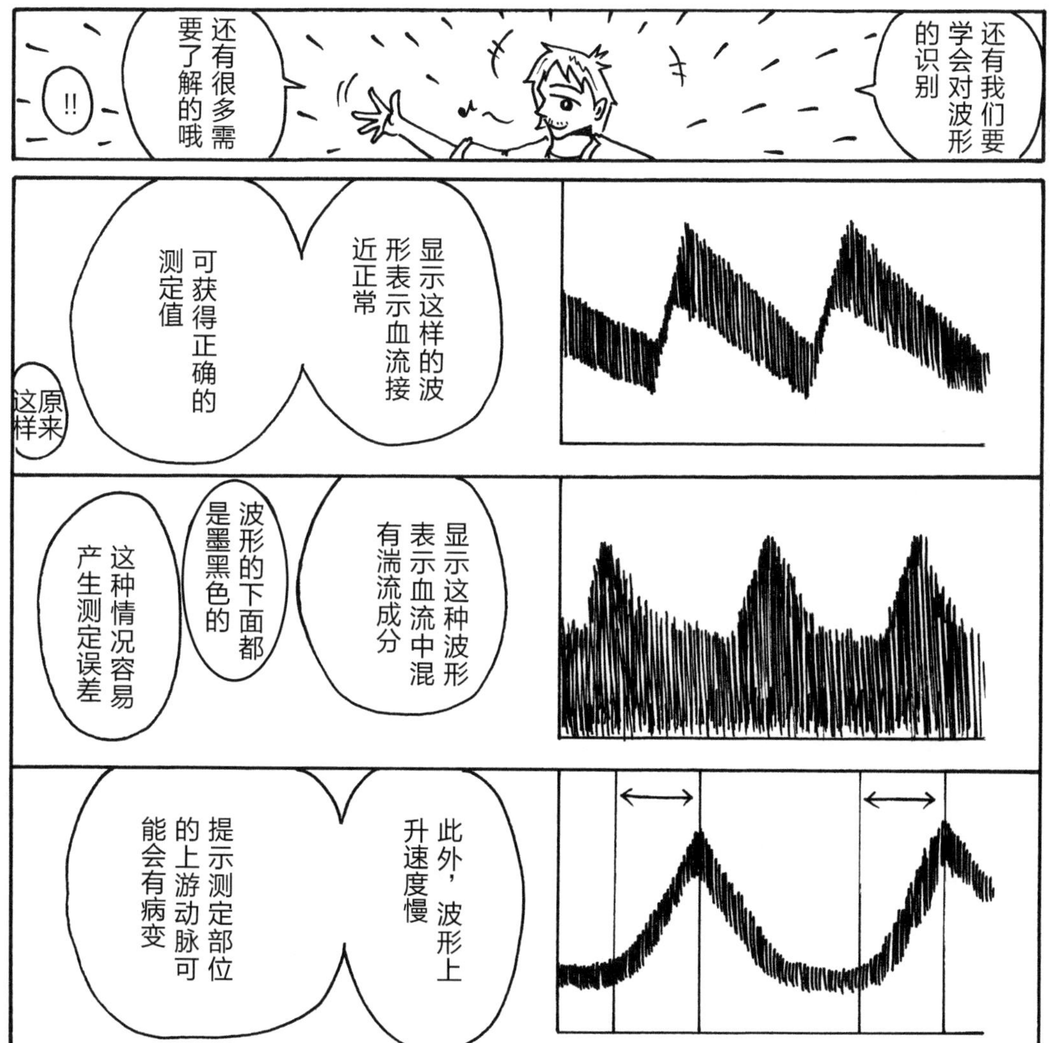

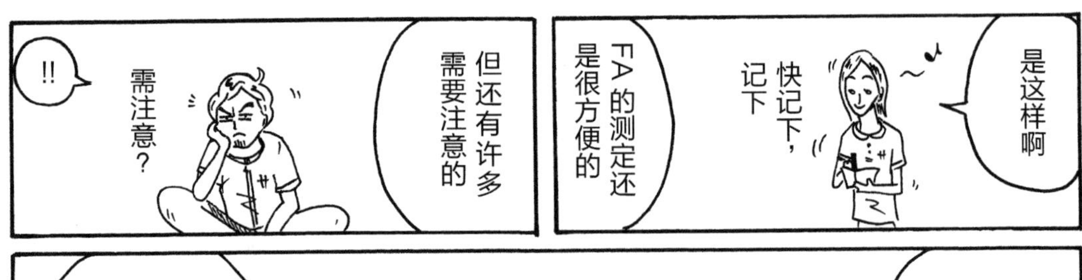

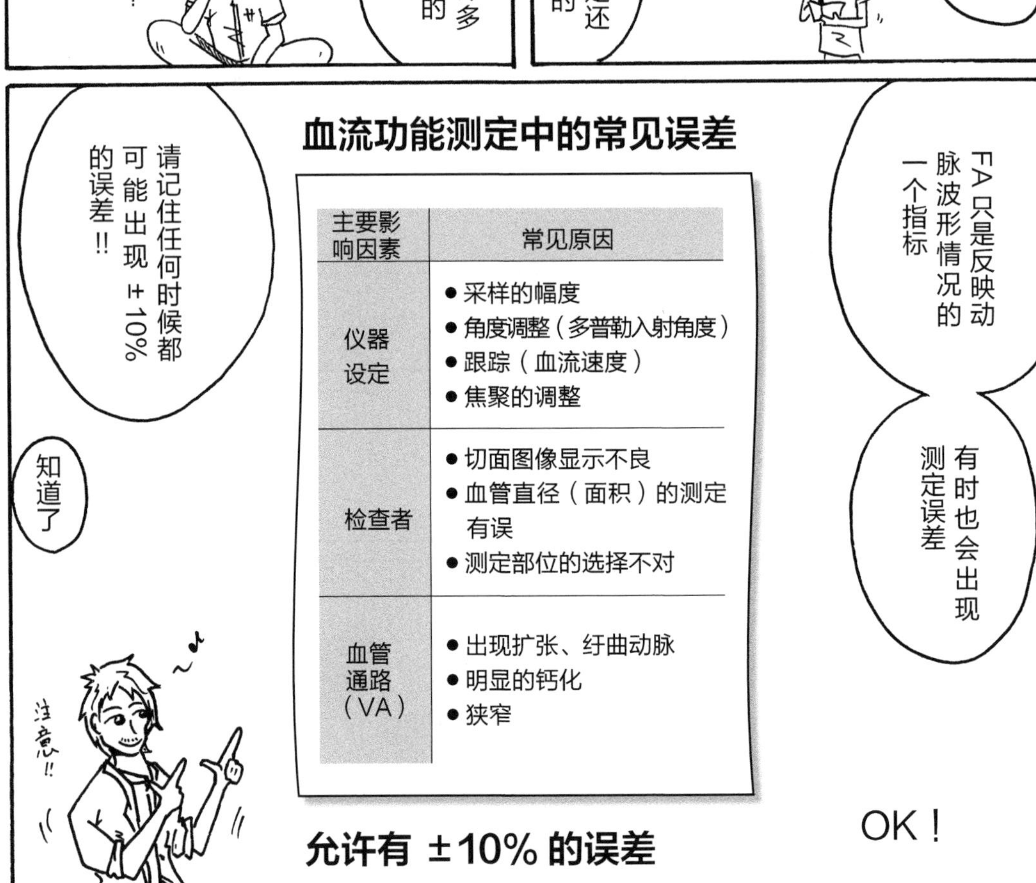

血流功能测定中的常见误差

主要影响因素	常见原因
仪器设定	● 采样的幅度 ● 角度调整（多普勒入射角度） ● 跟踪（血流速度） ● 焦聚的调整
检查者	● 切面图像显示不良 ● 血管直径（面积）的测定有误 ● 测定部位的选择不对
血管通路（VA）	● 出现扩张、纡曲动脉 ● 明显的钙化 ● 狭窄

允许有 ±10% 的误差

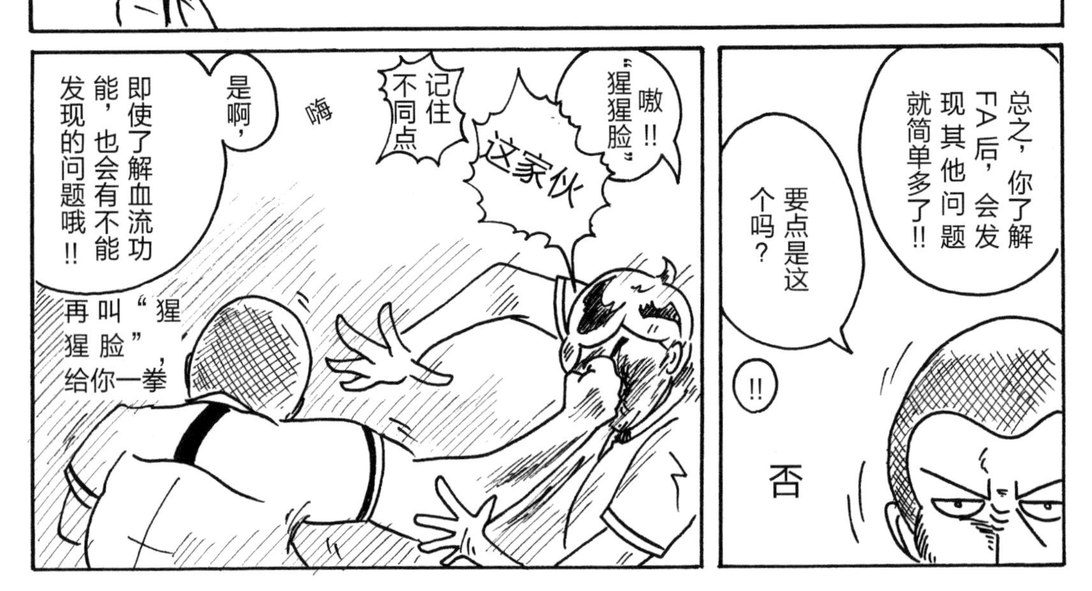

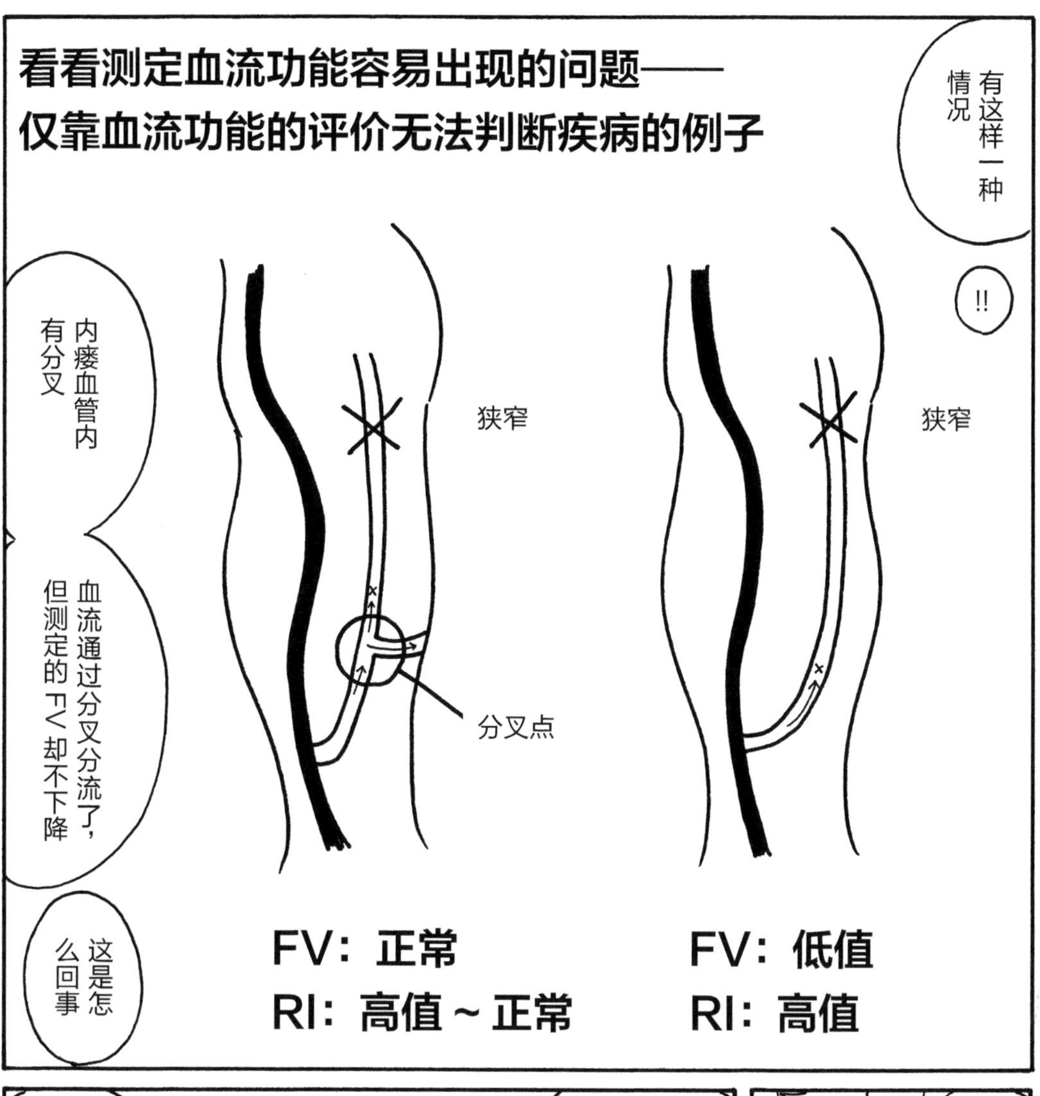
看看测定血流功能容易出现的问题——
仅靠血流功能的评价无法判断疾病的例子
有这样一种情况
!!
内瘘血管内有分叉
血流通过分叉分流了，但测定的FV却不下降
这是怎么回事
狭窄
分叉点
狭窄
FV：正常
RI：高值～正常
FV：低值
RI：高值

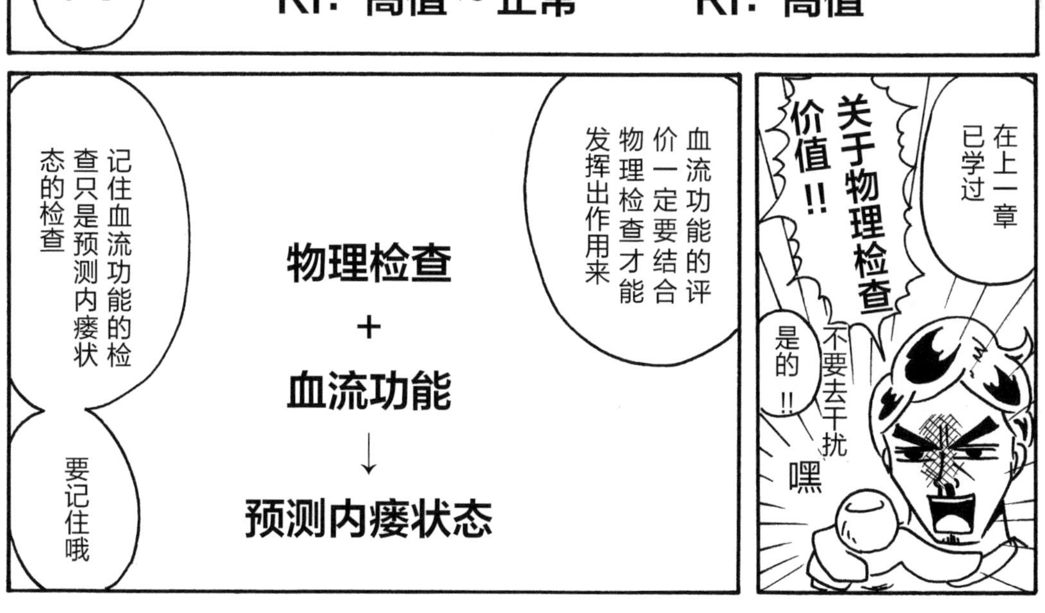
在上一章已学过
关于物理检查价值!!
是的!!
不要去干扰
嘿
血流功能的评价一定要结合物理检查才能发挥出作用来
记住血流功能的检查只是预测内瘘状态的检查
要记住哦
物理检查
+
血流功能
↓
预测内瘘状态

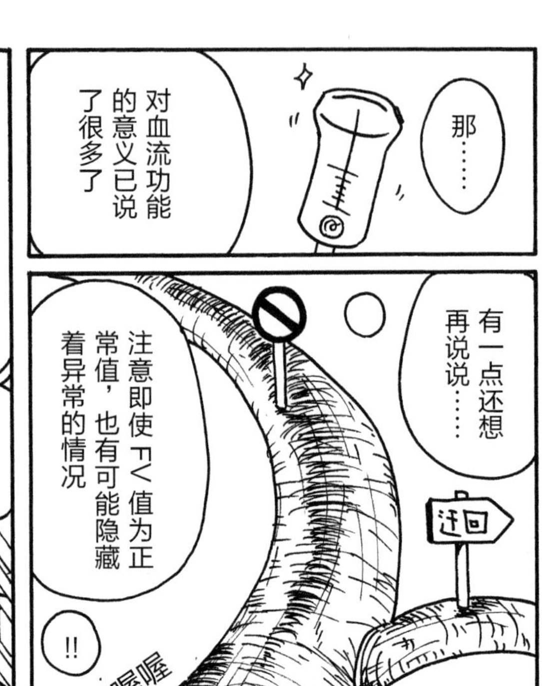

但是，如果 FV 出现异常值，那肯定说明血管是有病变的 !!
!!!
喔 !! 我刚想说的，但被你抢了 !!
是这样
是真的吗？
嗷，当然是的呀

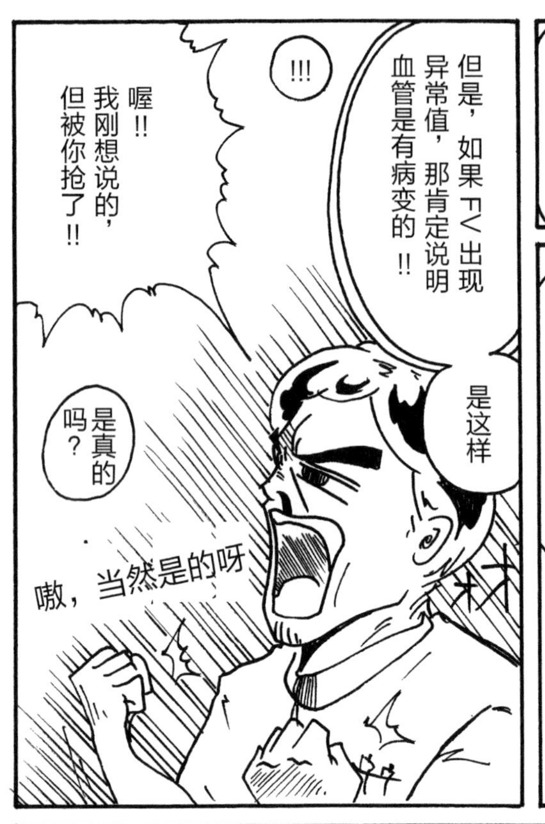

那我们就来复习一下超声对血流功能评定的程序吧 !!

好的

（1）获取上臂动脉的冠状切面图像；

（2）获取上臂动脉的矢状切面图像；

（3）使用脉冲多普勒频谱仪；

（4）多普勒入射角度和 SV 幅度的调整；

（5）确认波形稳定后，冻结图像；

（6）波形的跟踪（V-mean）；

（7）血管内径的测定；

（8）确认 FV 和 RI

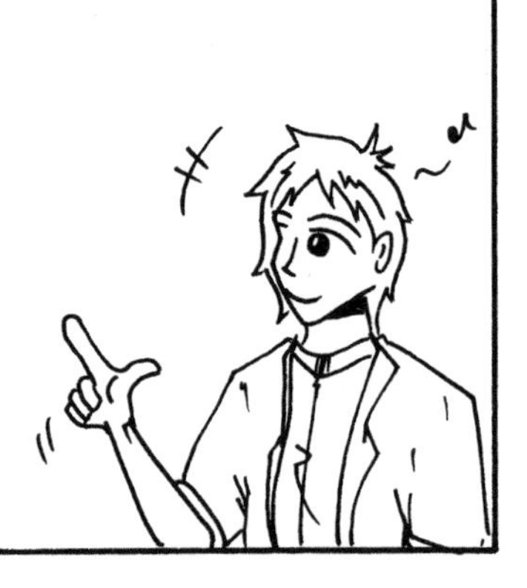

好吧，接下来就是加强练习了!!
那好，我来监督!!
开始练习

好见老师
噢噢噢噢
哦，先总结一下
哎，好吧

好像无法清晰显示上臂动脉的中央切面

是啊！

技术不熟练者的检查可能并不全面

——好见

!!
误差啊!!

接下来我会很认真很严格地要求你们了……
哦

好呀，我们会努力的!!
嗨(哎)呀，嗨(哎)呀
山田，气死我啦!!
骂人了

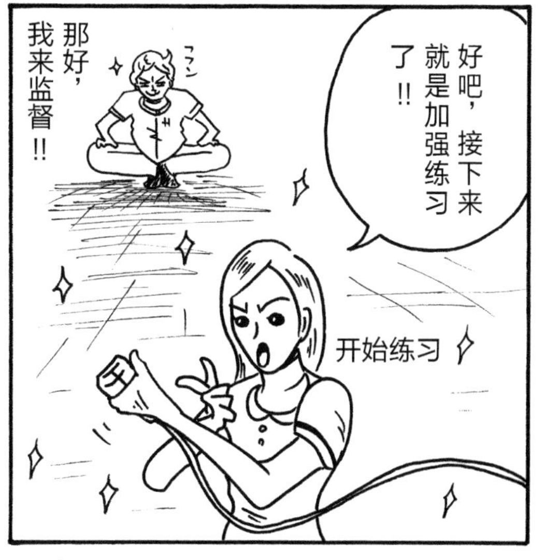

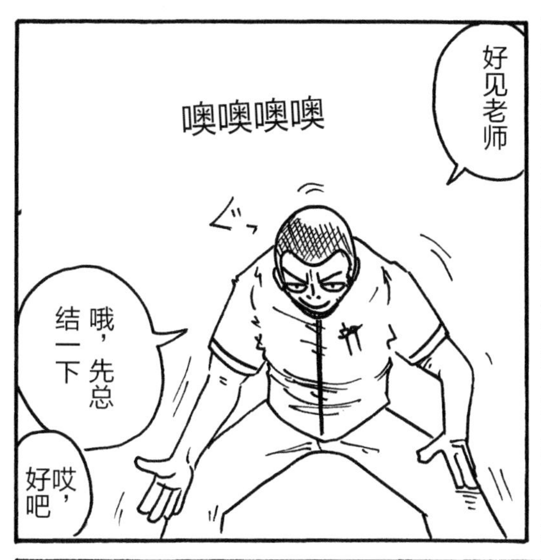

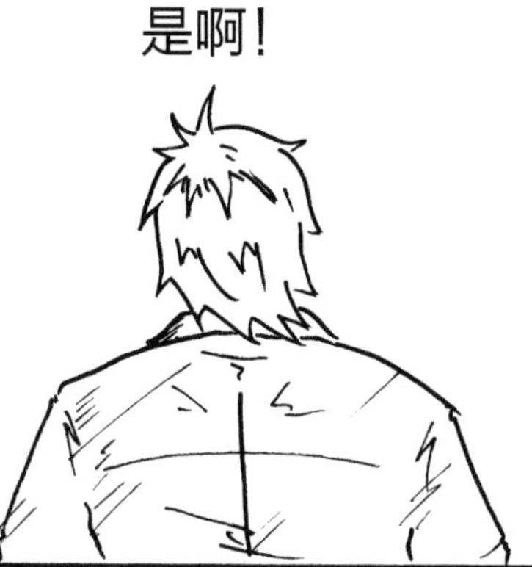

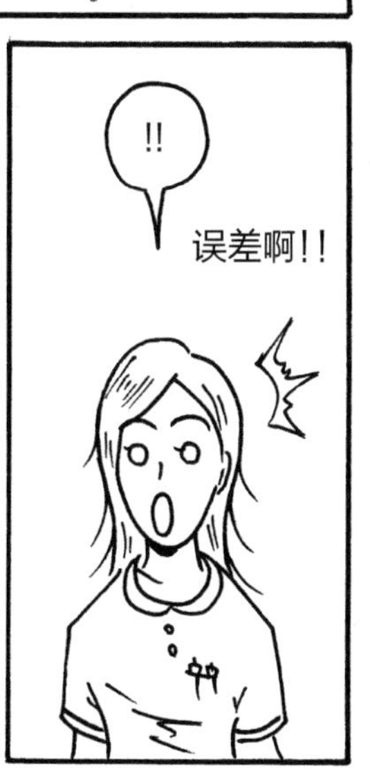

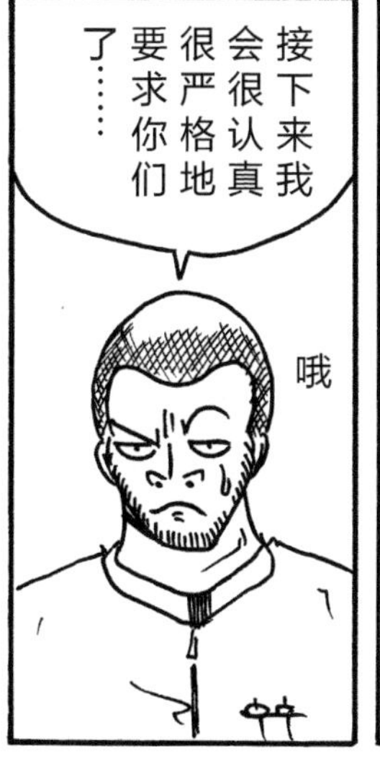

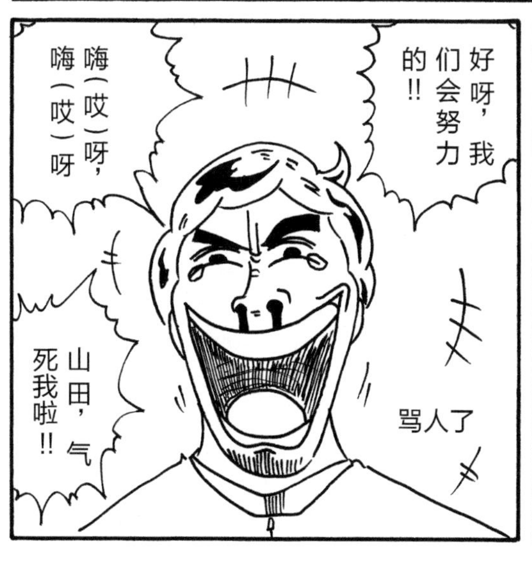

老师的小结

1. 我们知道超声对血流功能的量化是评价 VA 的一种手段，对于 VA 管理也是十分重要的指标。

2. 要知道，评价血流功能需要一定的知识和技术才能成功。在评价时，必须清楚地知道，血流功能的指标存在各种各样引起误差的因素，所以当发现患者血管病变部位前有分叉血管时，注意即使显示的数值并未恶化或出现异常，实际上却可能隐藏着异常情况。

3. 为了避免掉入这样的陷阱，我们一定要结合使用物理检查及超声检查仪，以便更正确地评价 VA 的血流功能，更好地管理 VA，这在 VA 管理的技术中很重要，所以一定要记住。

4. 评价血流功能是为了预测 VA 状态而施行的一种检查，我们要在完全理解其组成的基础上进行。所以，应根据各种不同设施或患者的治疗条件首先设定相适应的标准目标值才能进行评价。

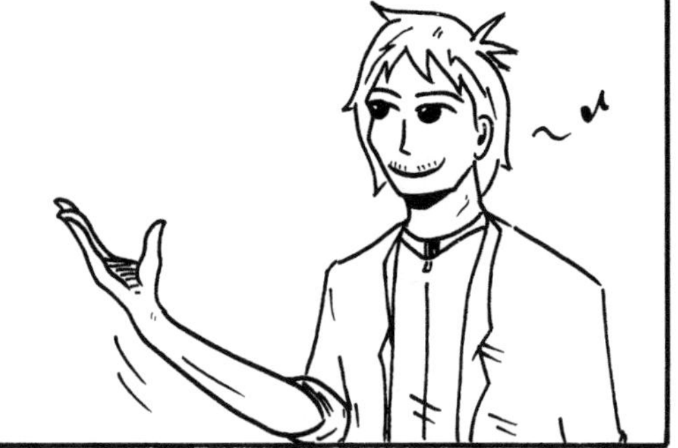

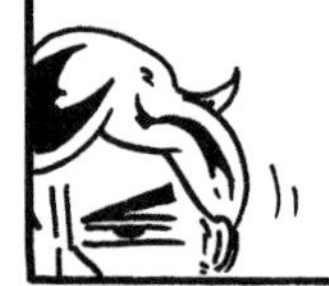

第5章

超声对 VA 形态的评价

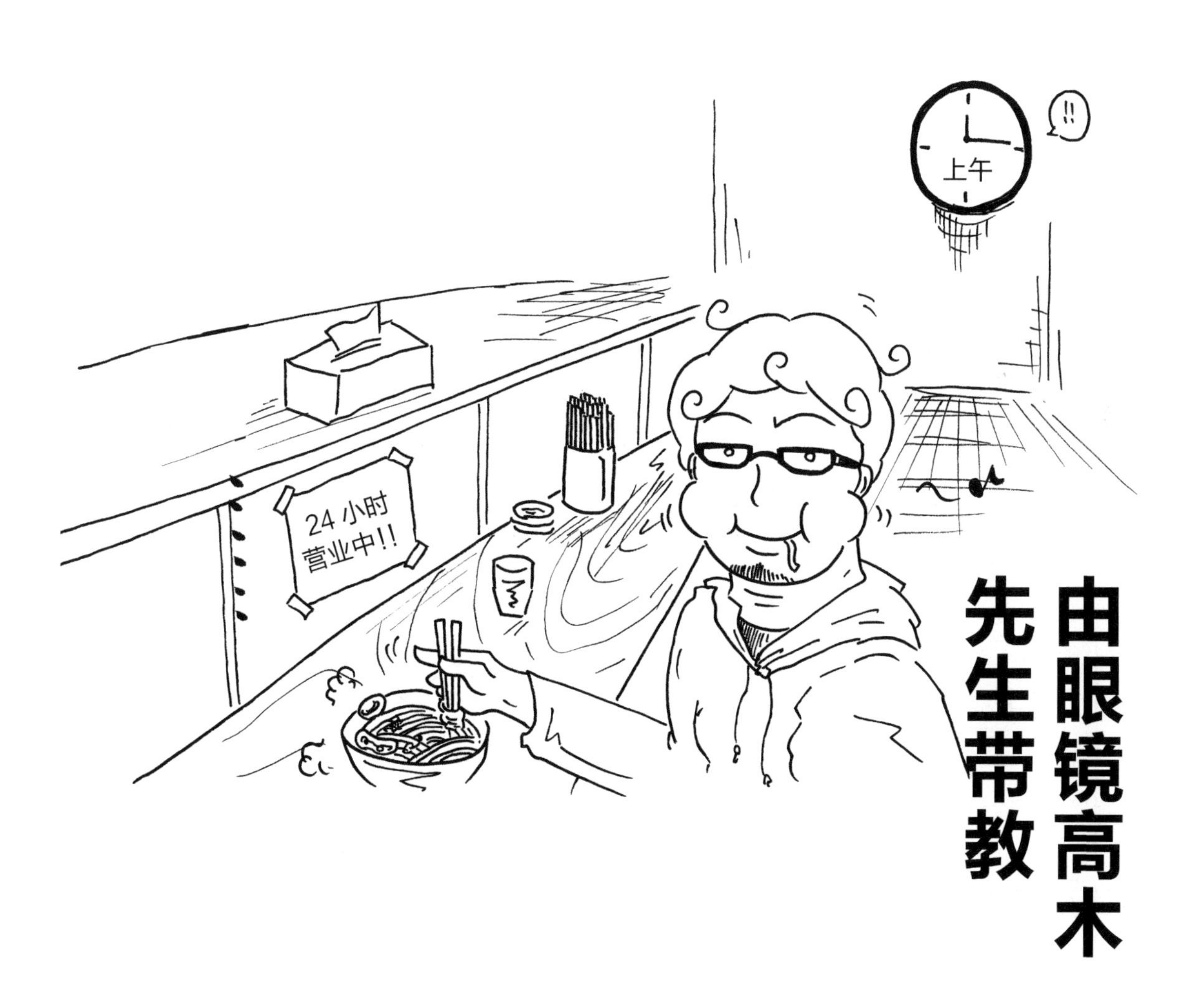

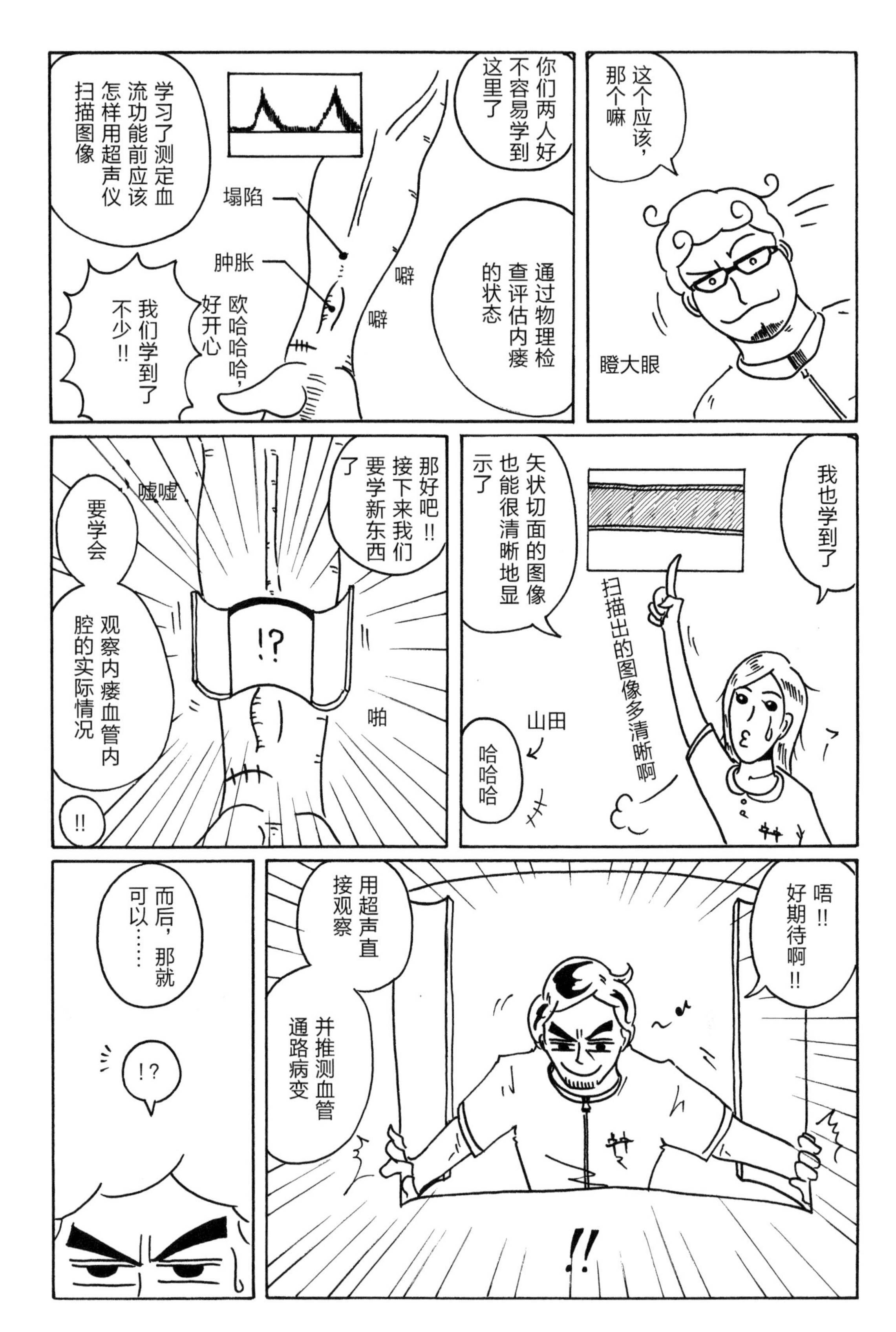

这个应该，那个嘛
瞪大眼
你们两人好不容易学到这里了
通过物理检查评估内瘘的状态
学习了测定血流功能前应该怎样用超声仪扫描图像
塌陷
肿胀
噼
噼
欧哈哈哈，好开心
我们学到了不少!!
我也学到了
扫描出的图像多清晰啊
矢状切面的图像也能很清晰地显示了
山田
哈哈哈
那好吧!!接下来我们要学新东西了
嘘嘘
要学会
观察内瘘血管内腔的实际情况
!?
啪
!!
唔!!好期待啊!!
用超声直接观察
并推测血管通路病变
!!
而后，那就可以……
!?

我们要综合所发现的实际形态来推测病变
!!
这就是判断是否存在问题前的最终检查!!

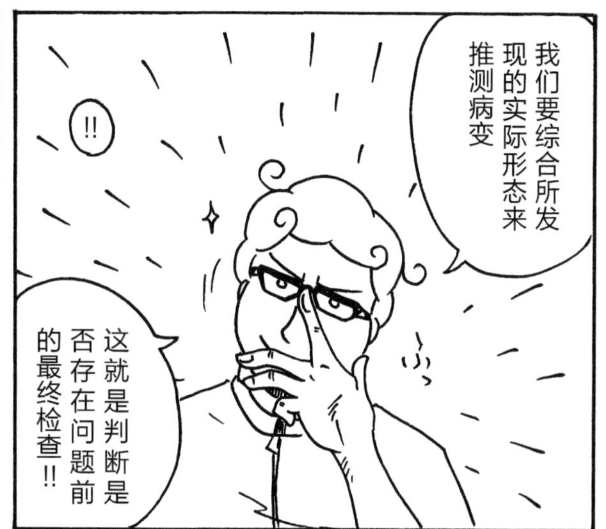

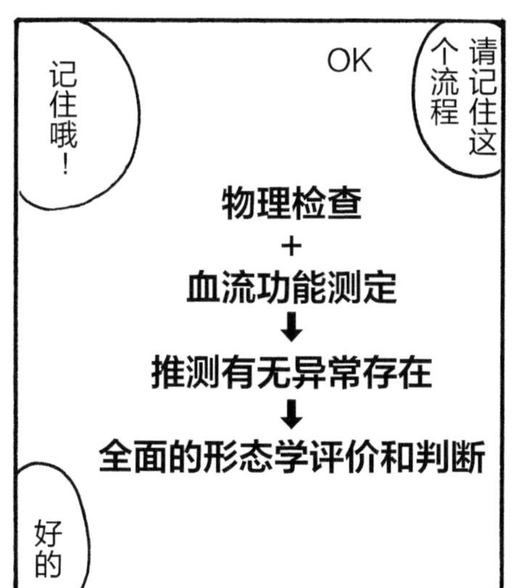

这以后
如掌握了形态评价的技巧的话
!
如果?

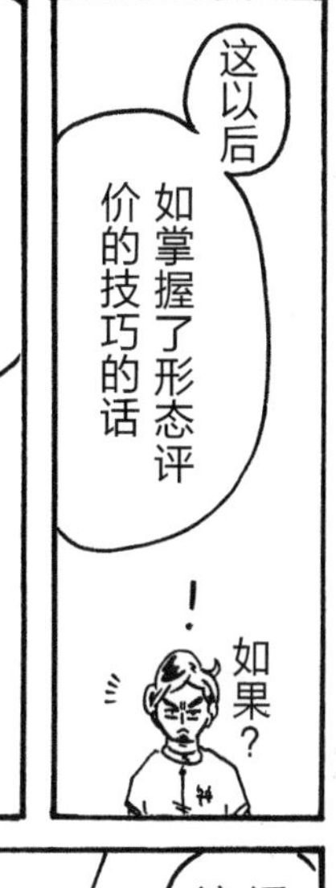

那也就弄懂了形态评价的用途

对VA做形态评价的用途:

(1)观察狭窄部位流经的血流;

(2)治疗中要应对什么问题;

(3)超声引导下的穿刺

哦,水平提高了嘛!!

!!

太棒了!!

话说到这里
你们今天
有点紧张了

终于也成为VA管理班的成员了
工作会更顺利起来!!
好激动啊……
哈哈哈哈
哈哈哈
加油!

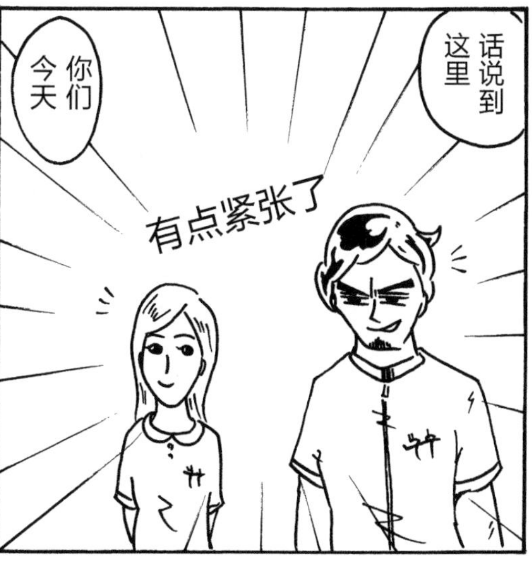

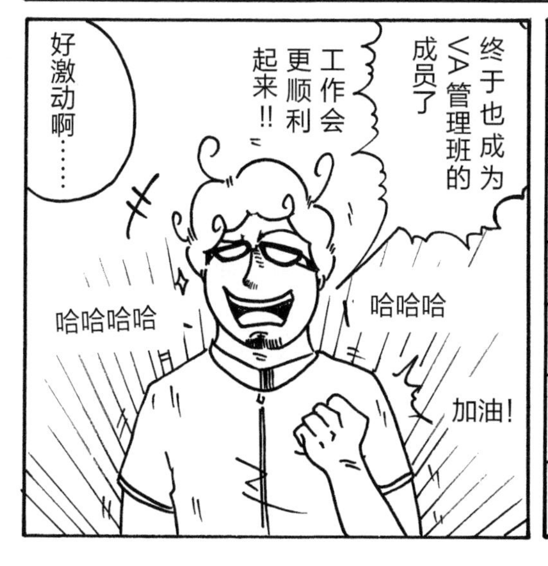

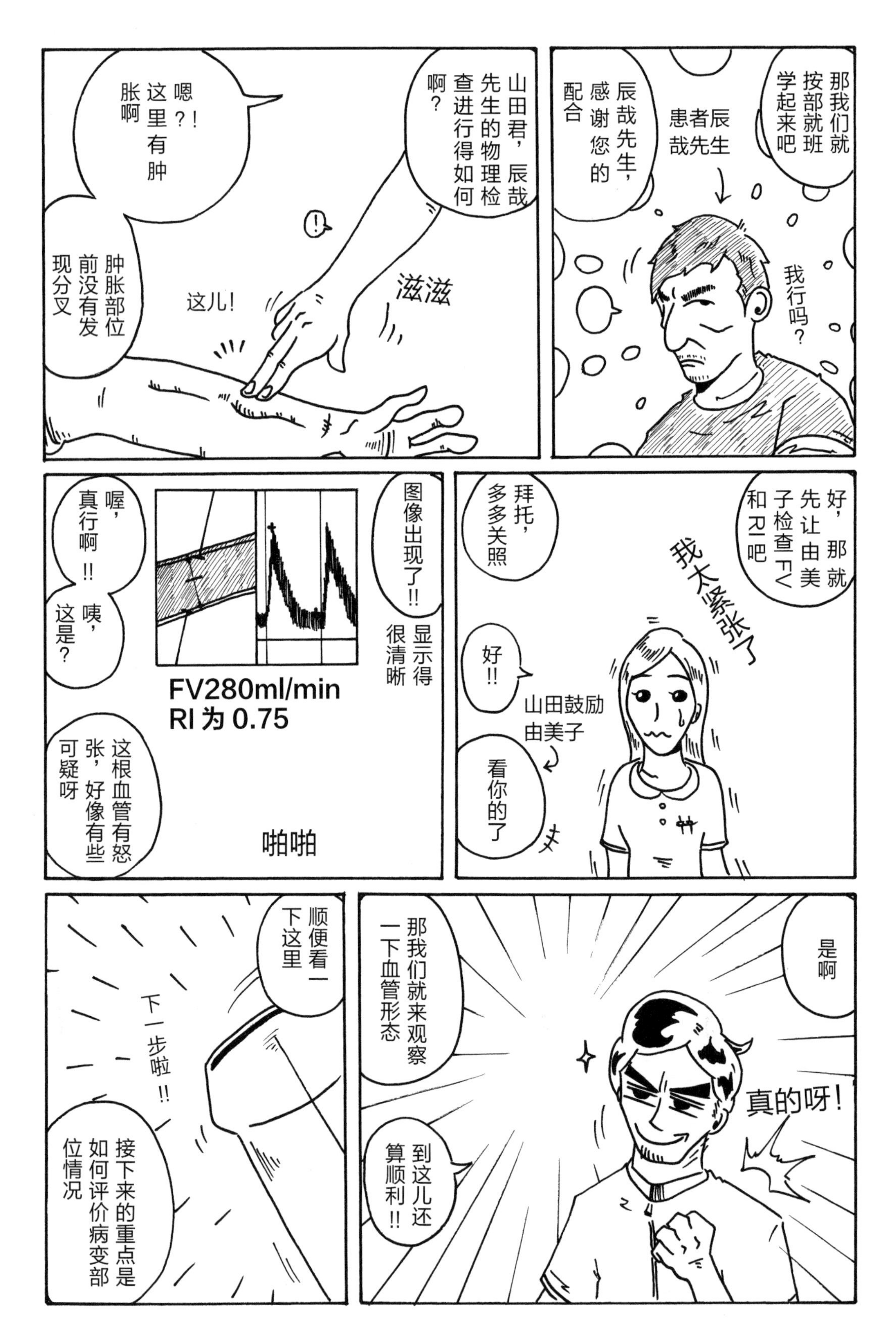
那我们就按部就班学起来吧
患者辰哉先生
辰哉先生，感谢您的配合
我行吗？
山田君，辰哉先生的物理检查进行得如何啊？
嗯？！这里有肿胀啊
滋滋
这儿！
肿胀部位前没有发现分叉
好，那就先让由美子检查FV和RI吧
拜托，多多关照
我太紧张了
好!!
山田鼓励由美子
看你的了
图像出现了!!
显示得很清晰
FV280ml/min
RI为0.75
喔，真行啊!!
咦，这是？
这根血管有怒张，好像有些可疑呀
啪啪
是啊
真的呀！
那我们就来观察一下血管形态
到这儿还算顺利!!
顺便看一下这里
下一步啦!!
接下来的重点是如何评价病变部位情况

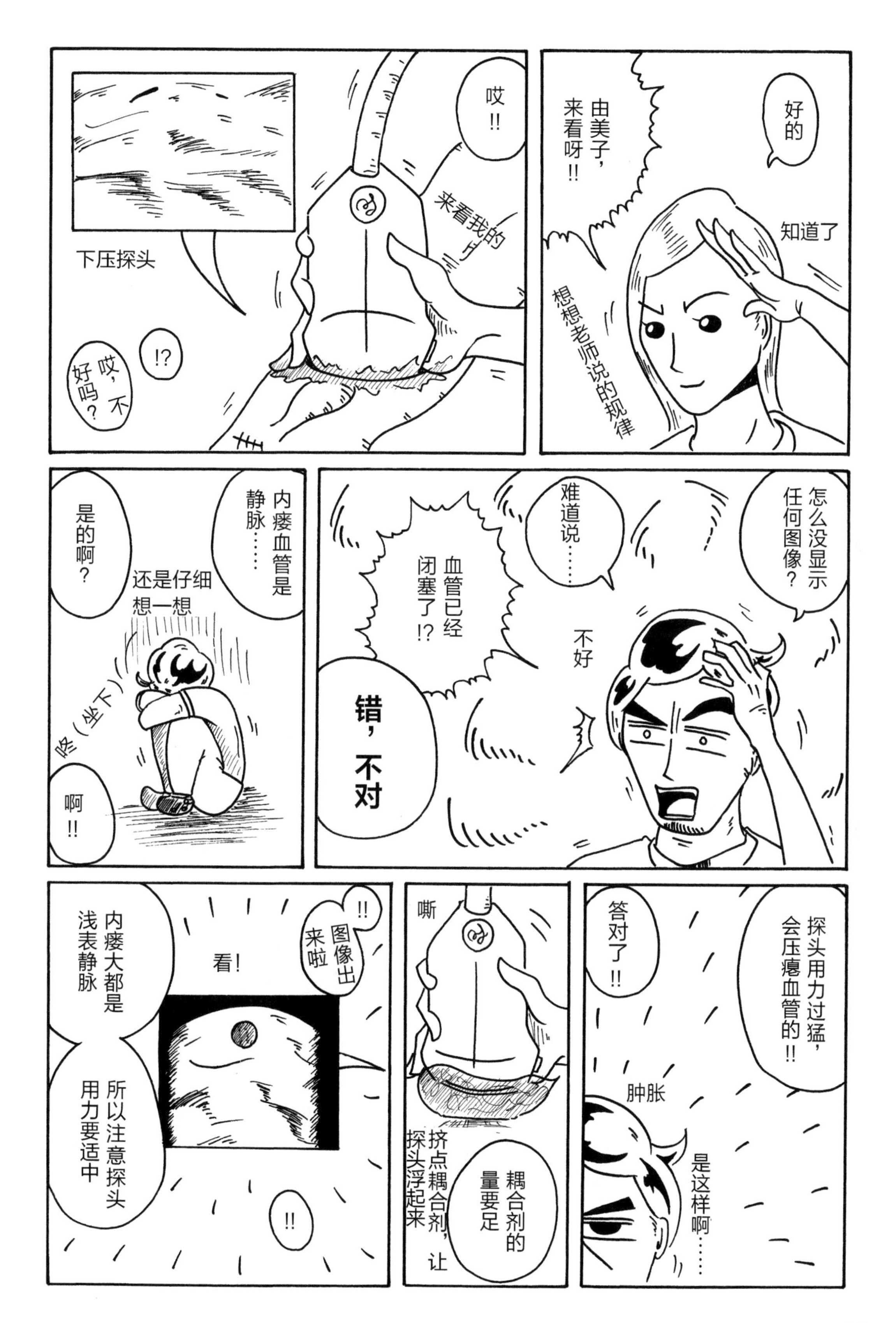
好的
由美子，来看呀!!
知道了
想想老师说的规律
哎!!
来看我的
下压探头
!?
哎，不好吗？
怎么没显示任何图像？
难道说……
血管已经闭塞了!?
不好
错，不对
内瘘血管是静脉……
是的啊？
还是仔细想一想
咚（坐下）
啊!!
探头用力过猛，会压瘪血管的!!
答对了!!
肿胀
是这样啊……
嘶
耦合剂的量要足
挤点耦合剂，让探头浮起来
!!
图像出来啦
看!
内瘘大都是浅表静脉
所以注意探头用力要适中
!!

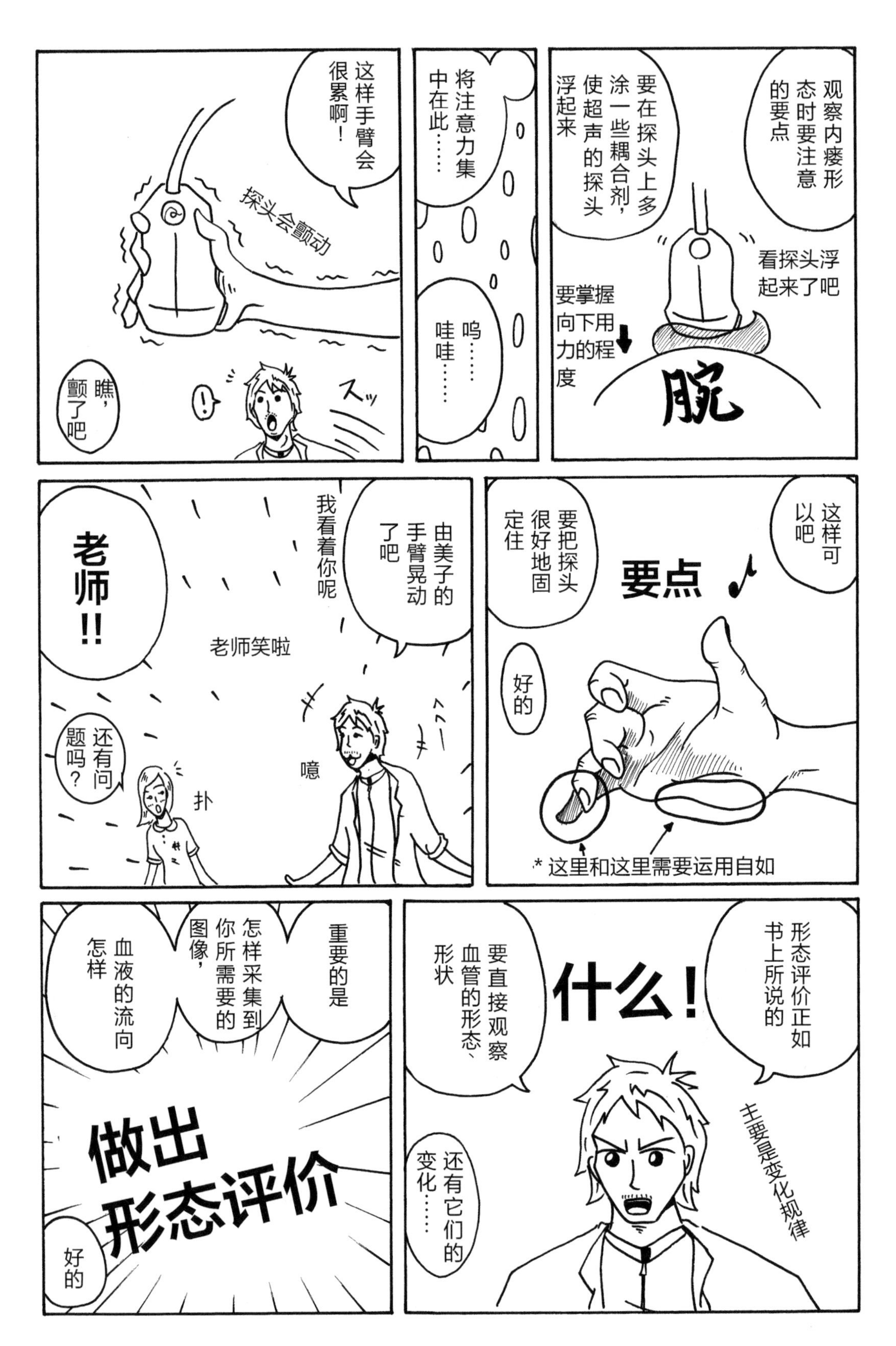

观察内瘘形态时要注意的要点
看探头浮起来了吧
要在探头上多涂一些耦合剂，使超声的探头浮起来
要掌握向下用力的程度
腕
将注意力集中在此……
呜……哇哇……
这样手臂会很累啊！
探头会颤动
スッ
！
瞧，颤了吧
这样可以吧
要点
要把探头很好地固定住
好的
* 这里和这里需要运用自如
由美子的手臂晃动了吧
我看着你呢
老师！！
老师笑啦
嘻
扑
还有问题吗？
形态评价正如书上所说的
什么！
要直接观察血管的形态、形状
主要是变化规律
还有它们的变化……
重要的是
怎样采集到你所需要的图像，
血液的流向怎样
做出形态评价
好的

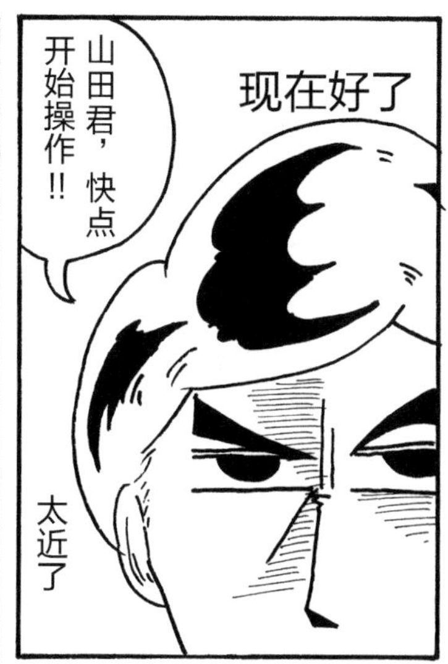

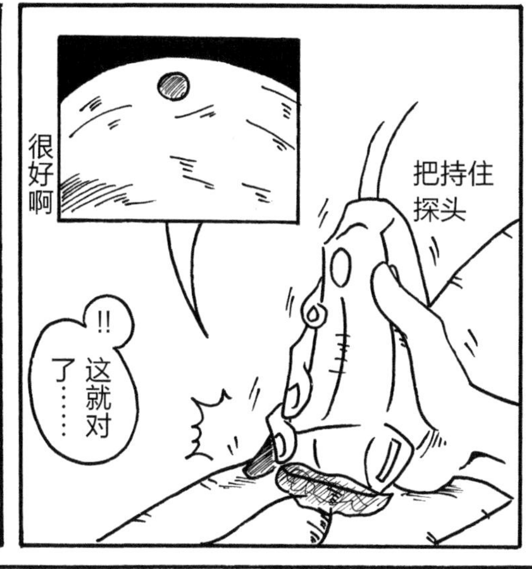

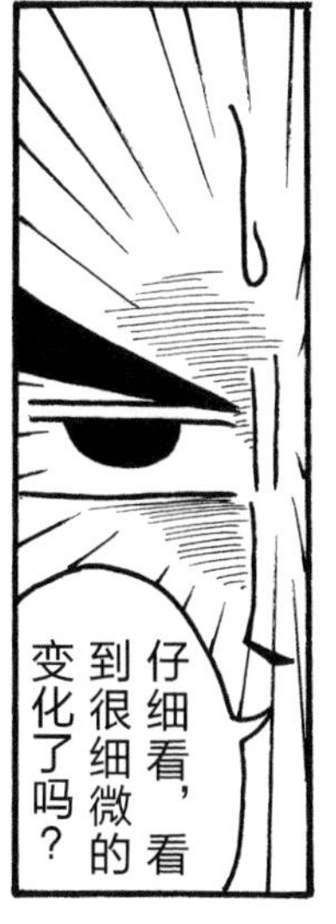

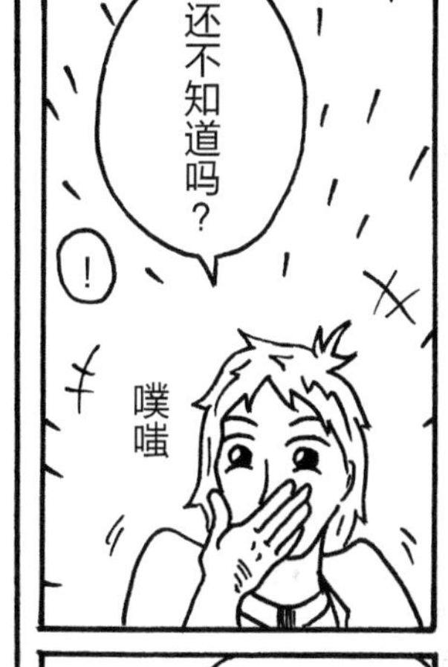

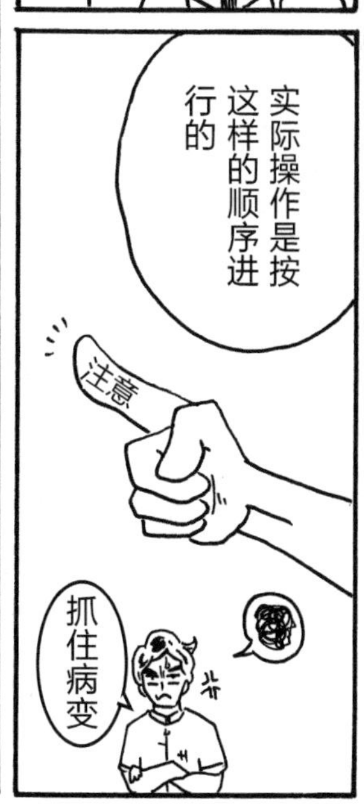

血管通路狭窄性病变评估方法

☆狭窄前后要打出冠状切面的图像予以检查

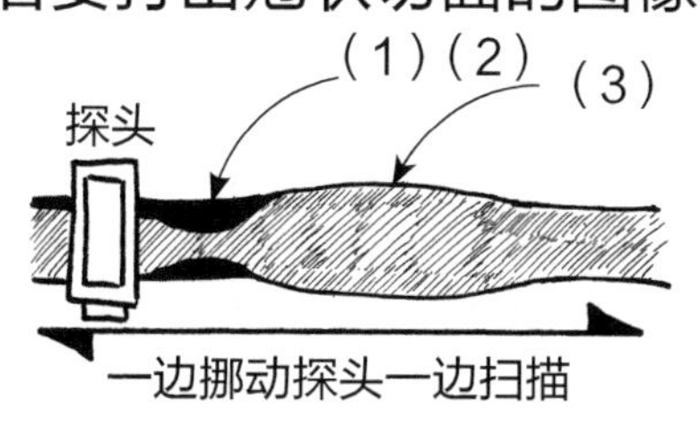

☆然后再予以测量：

（1）狭窄直径（最细的部位）；

（2）狭窄长度；

（3）正常部位（狭窄率）

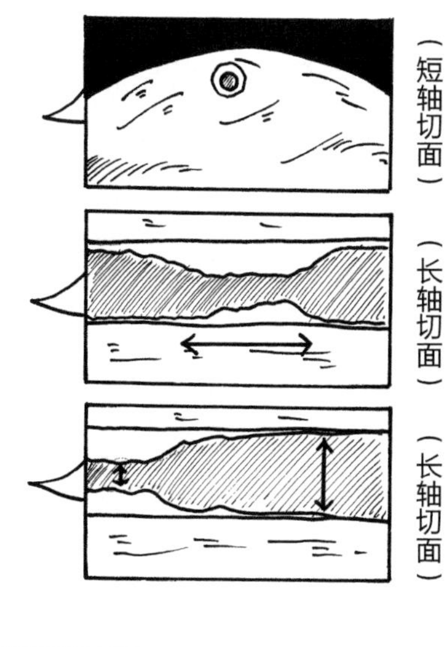

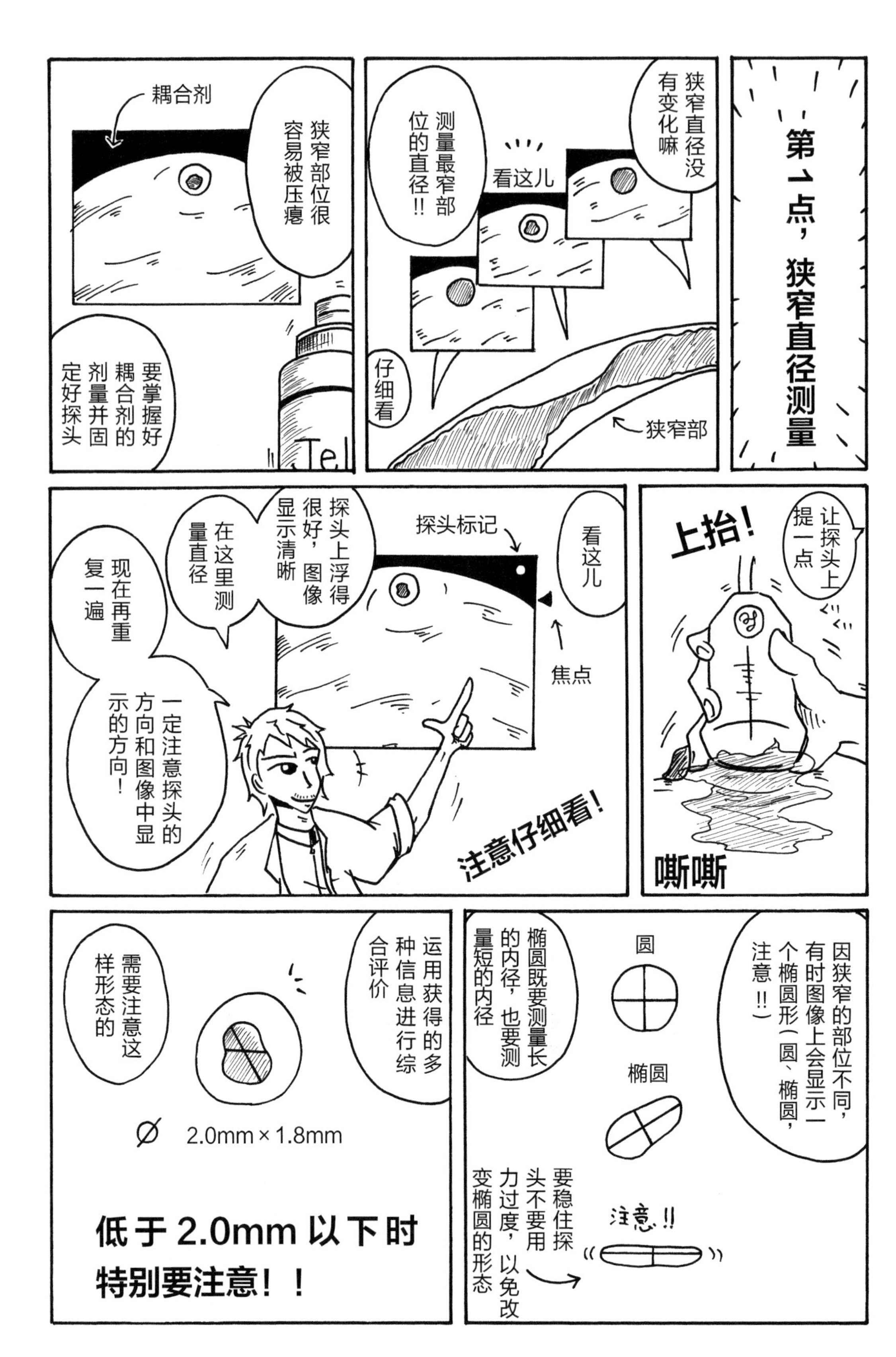
第1点，狭窄直径测量
狭窄直径没有变化嘛
测量最窄部位的直径!!
看这儿
仔细看
狭窄部
耦合剂
狭窄部位很容易被压瘪
要掌握好耦合剂的剂量并固定好探头
让探头上提一点
上抬！
嘶嘶
看这儿
探头标记
焦点
探头上浮得很好，图像显示清晰
在这里测量直径
现在再重复一遍
一定注意探头的方向和图像中显示的方向！
注意仔细看！
因狭窄的部位不同，有时图像上会显示一个椭圆形（圆、椭圆，注意!!）
圆
椭圆
椭圆既要测量长的内径，也要测量短的内径
要稳住探头不要用力过度，以免改变椭圆的形态
注意!!
运用获得的多种信息进行综合评价
需要注意这样形态的
∅ 2.0mm × 1.8mm
低于2.0mm以下时特别要注意！！

第2点，狭窄长度测量

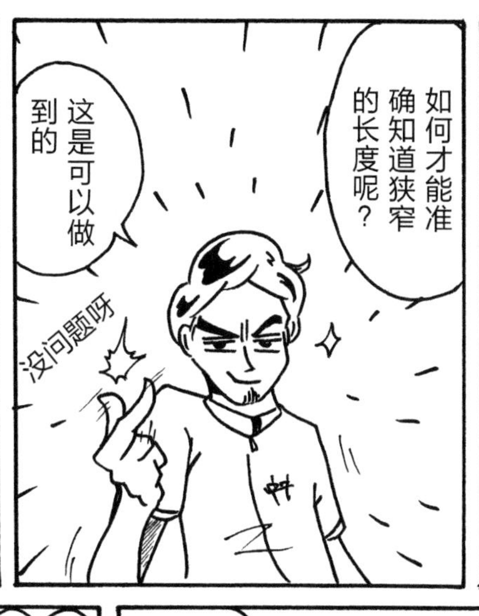
如何才能准确知道狭窄的长度呢？
这是可以做到的
没问题呀

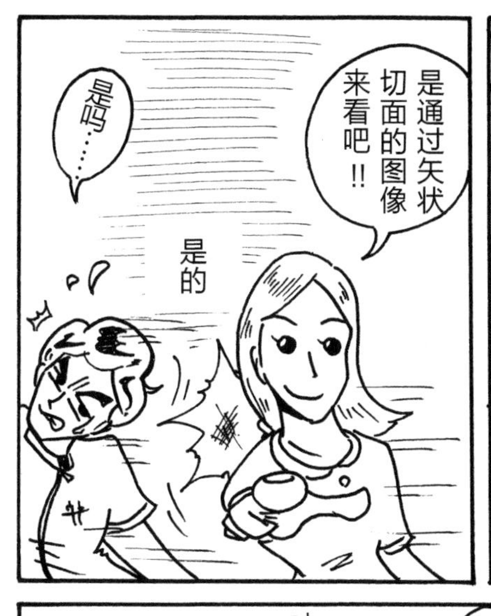
是通过矢状切面的图像来看吧!!
是的
是吗……

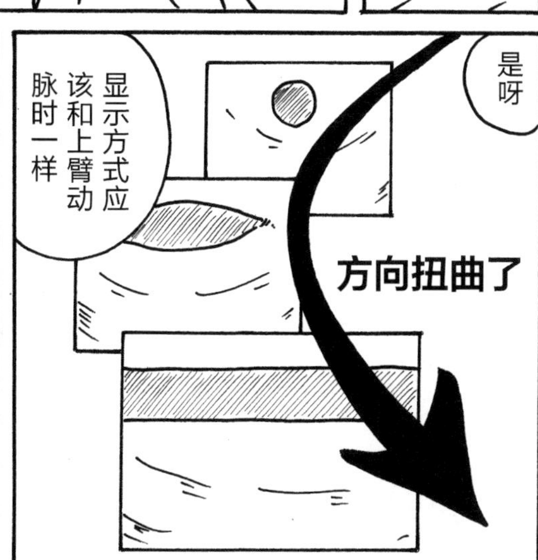
是呀
显示方式应该和上臂动脉时一样
方向扭曲了

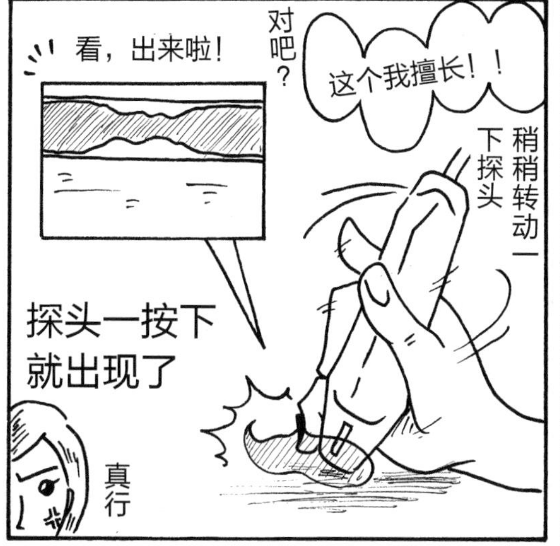
这个我擅长！！
对吧？
看，出来啦!
稍稍转动一下探头
探头一按下就出现了
真行

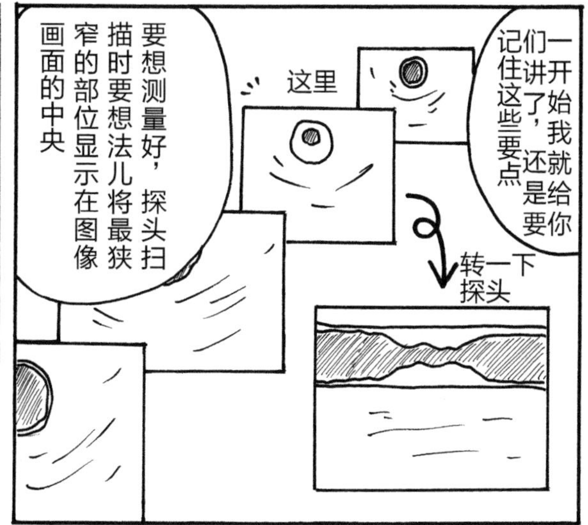
一开始我就给你们讲了，还是要记住这些要点
要想测量好，探头扫描时要想法儿将最狭窄的部位显示在图像画面的中央
这里
转一下探头

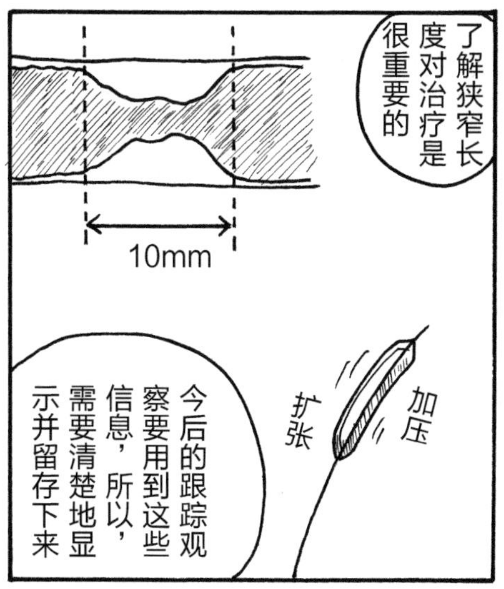
了解狭窄长度对治疗是很重要的
10mm
加压
扩张
今后的跟踪观察要用到这些信息，所以，需要清楚地显示并留存下来

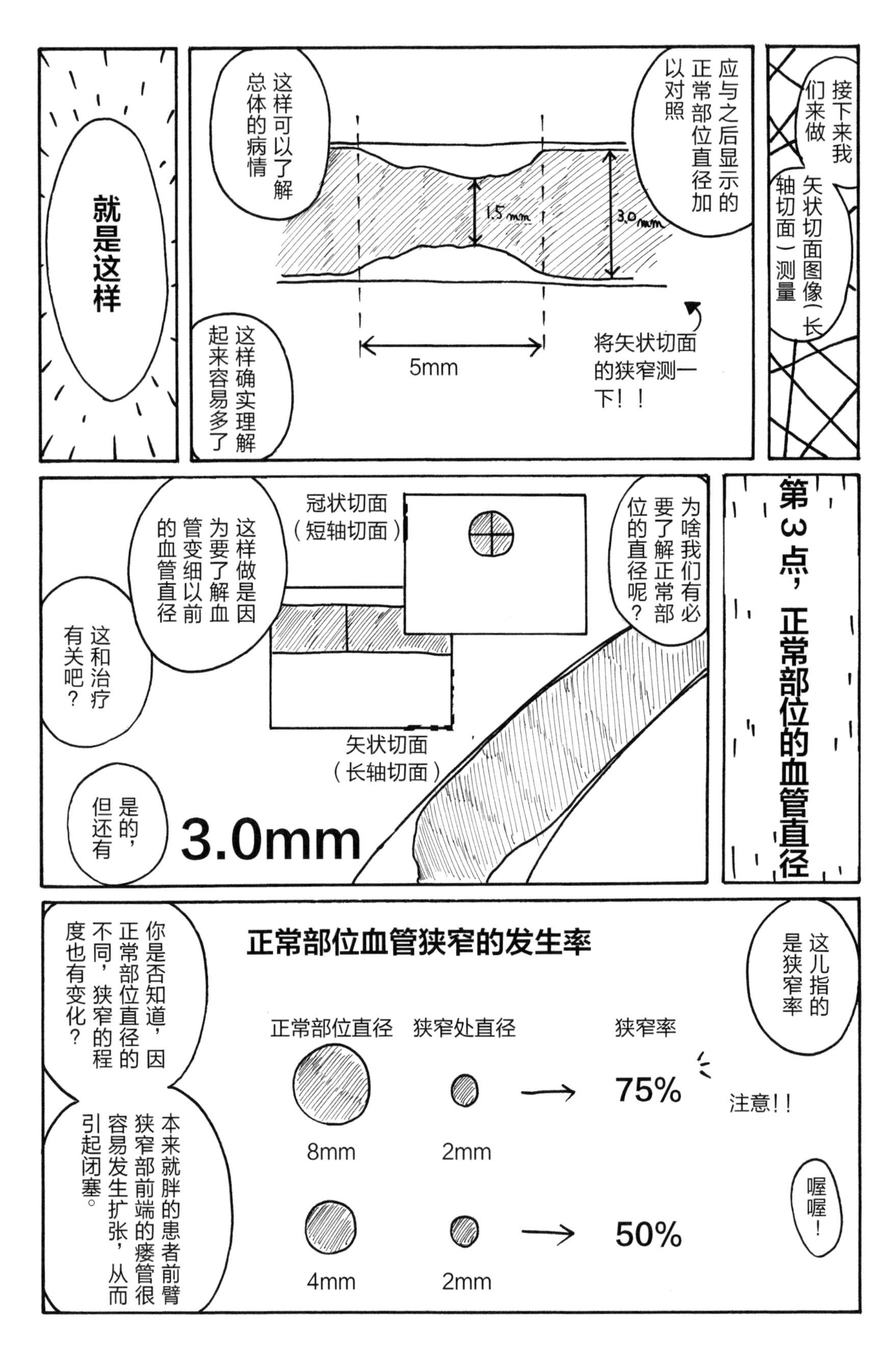

接下来我们来做矢状切面图像（长轴切面）测量
应与之后显示的正常部位直径加以对照
这样可以了解总体的病情
1.5mm
3.0mm
5mm
将矢状切面的狭窄测一下！！
这样确实理解起来容易多了
就是这样
第3点，正常部位的血管直径
为啥我们有必要了解正常部位的直径呢？
冠状切面（短轴切面）
矢状切面（长轴切面）
这样做是因为要了解血管变细以前的血管直径
这和治疗有关吧？
3.0mm
是的，但还有
这儿指的是狭窄率
正常部位血管狭窄的发生率
正常部位直径
狭窄处直径
狭窄率
8mm
2mm
75%
注意！！
4mm
2mm
50%
你是否知道，因正常部位直径的不同，狭窄的程度也有变化？
喔喔！
本来就胖的患者前臂狭窄部前端的瘘管很容易发生扩张，从而引起闭塞。

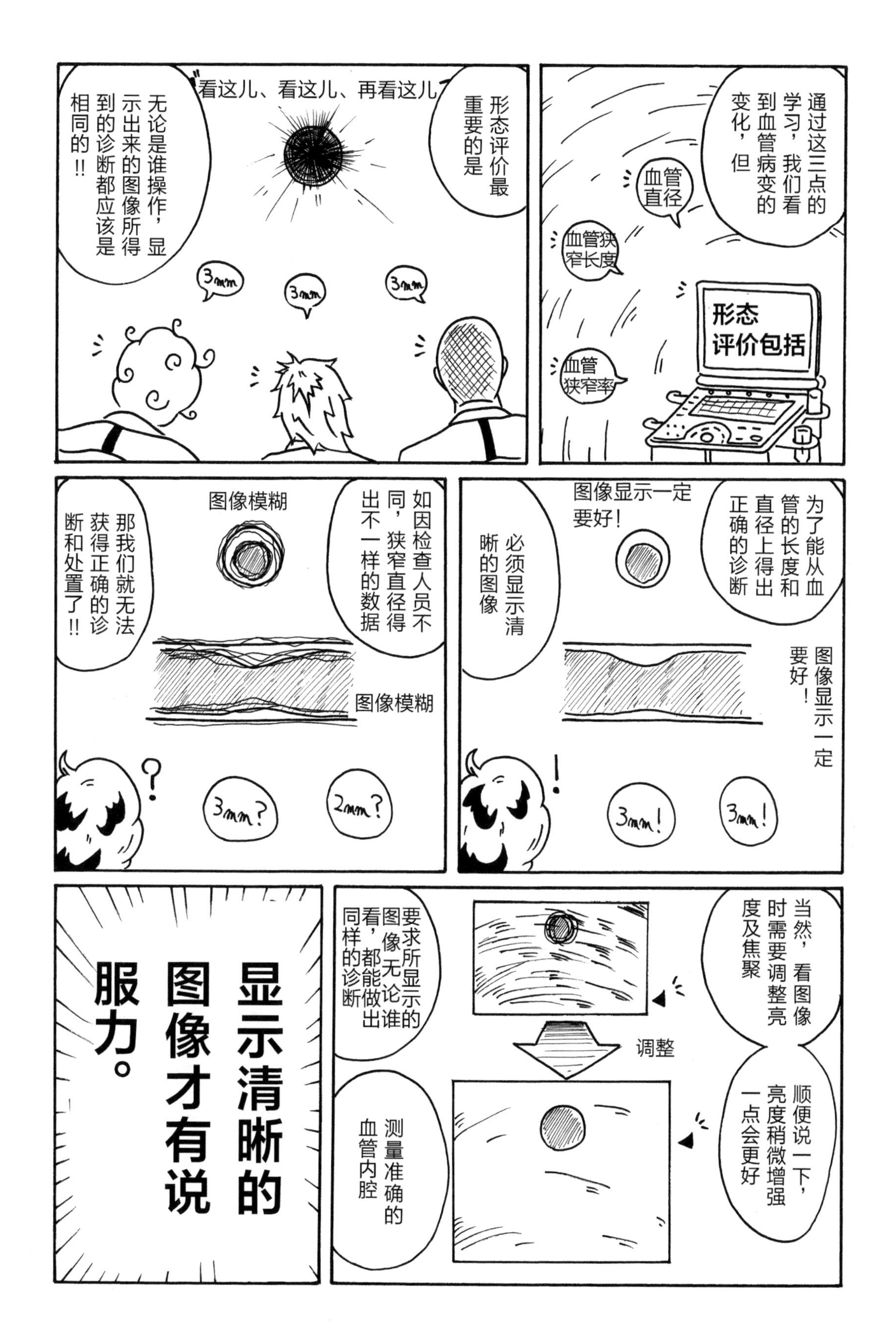

通过这三点的学习，我们看到血管病变的变化，但
血管直径
血管狭窄长度
形态评价包括
血管狭窄率
形态评价最重要的是
看这儿、看这儿、再看这儿
无论是谁操作，显示出来的图像所得到的诊断都应该是相同的!!
3mm
3mm
3mm
为了能从血管的长度和直径上得出正确的诊断
图像显示一定要好!
必须显示清晰的图像
图像显示一定要好!
3mm!
3mm!
如因检查人员不同，狭窄直径得出不一样的数据
图像模糊
那我们就无法获得正确的诊断和处置了!!
图像模糊
3mm?
2mm?
当然，看图像时需要调整亮度及焦聚
要求所显示的图像无论谁看，都能做出同样的诊断
调整
顺便说一下，亮度稍微增强一点会更好
测量准确的血管内腔
显示清晰的图像才有说服力。

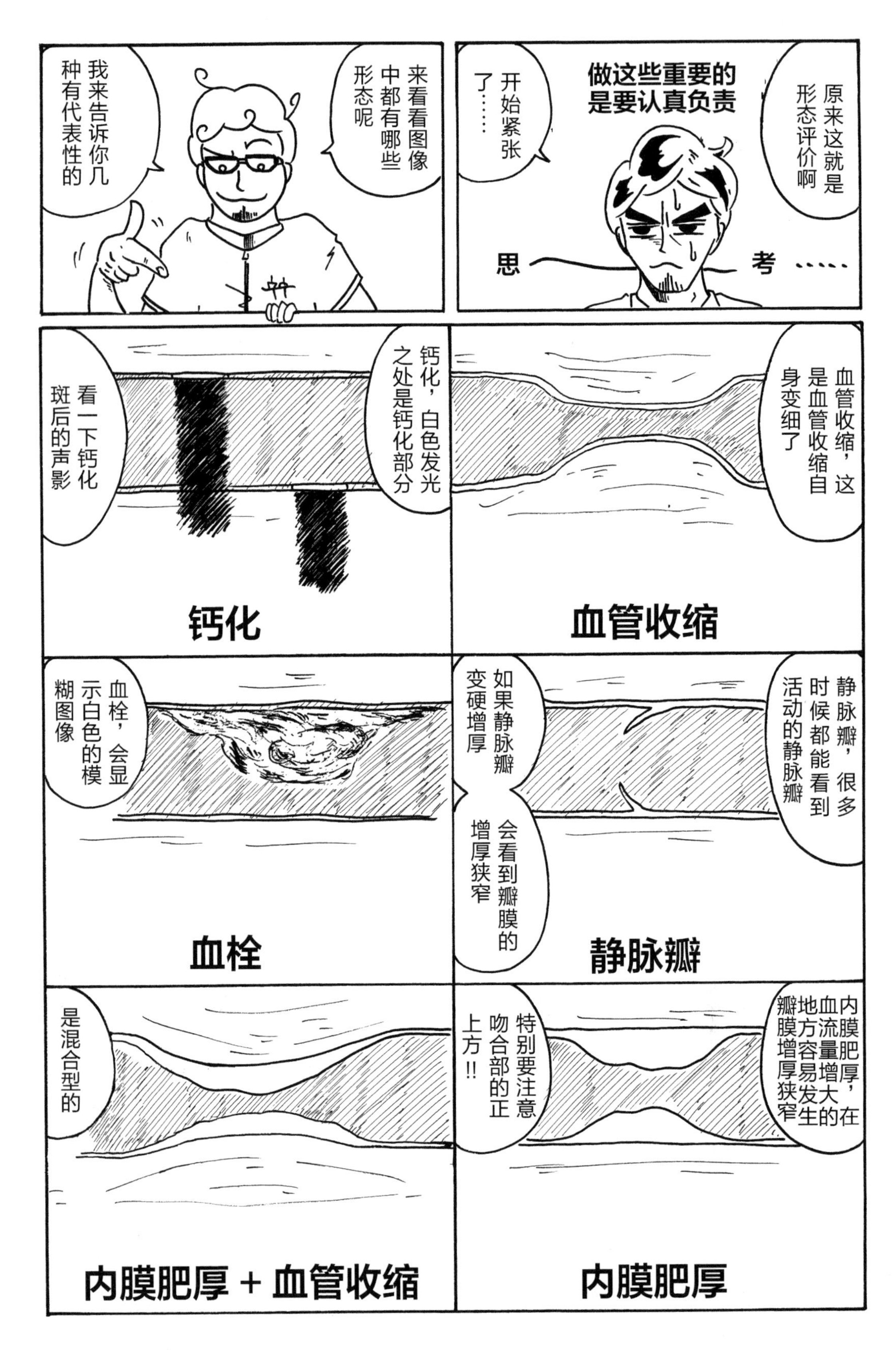

原来这就是形态评价啊
做这些重要的是要认真负责
开始紧张了……
思——考……
来看看图像中都有哪些形态呢
我来告诉你几种有代表性的
血管收缩，这是血管收缩自身变细了
血管收缩
钙化，白色发光之处是钙化部分
看一下钙化斑后的声影
钙化
静脉瓣，很多时候都能看到活动的静脉瓣
如果静脉瓣变硬增厚
会看到瓣膜的增厚狭窄
静脉瓣
血栓，会显示白色的模糊图像
血栓
内膜肥厚，在血流量增大的地方容易发生瓣膜增厚狭窄
特别要注意吻合部的正上方!!
内膜肥厚
是混合型的
内膜肥厚 + 血管收缩

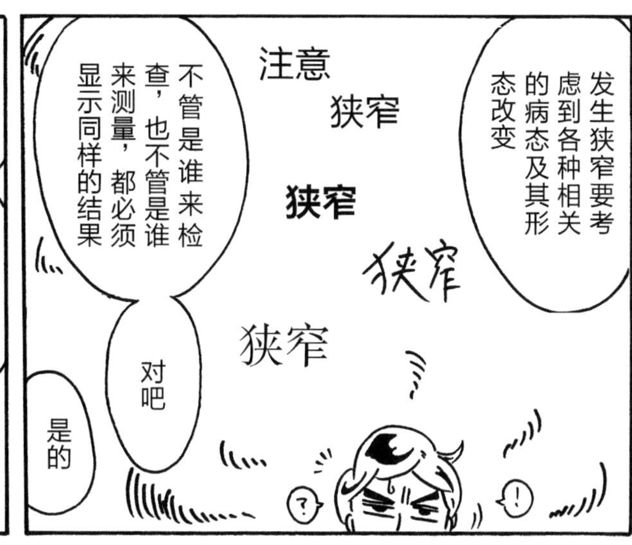

接下来为了更好地检查有无狭窄
我们来看还有什么其他方法可用
!!
彩色显示
彩色
看
彩色多普勒检查啊!?

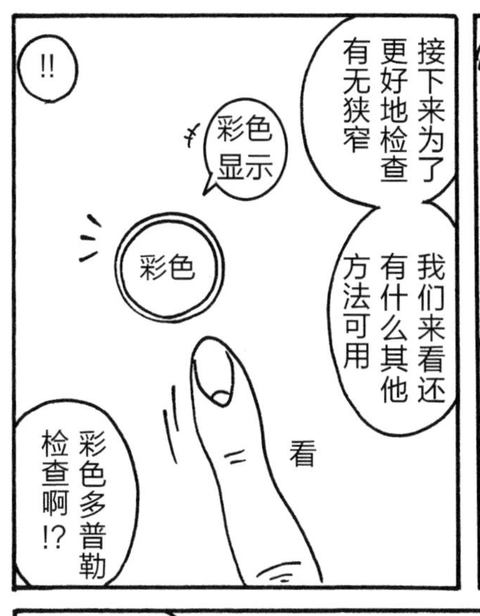

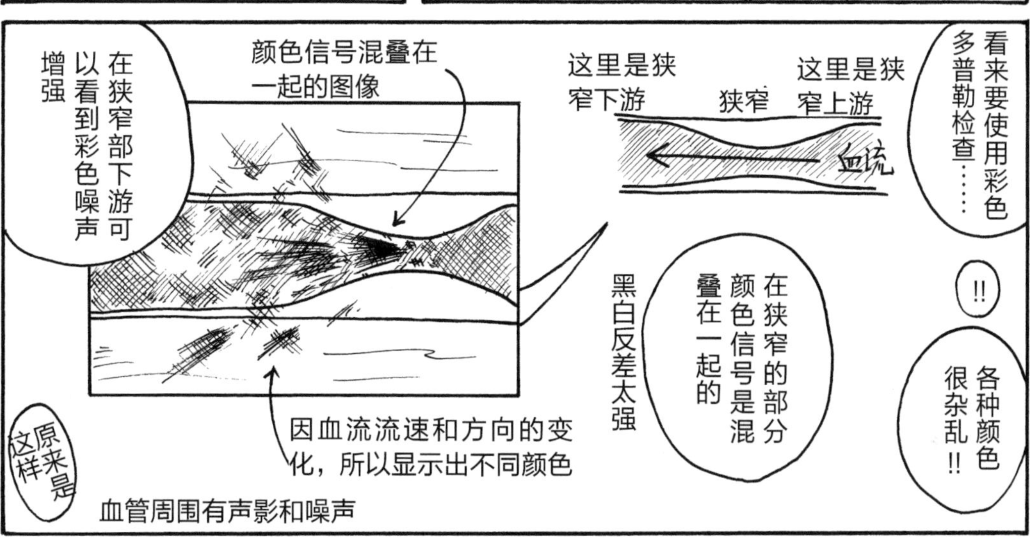

除了彩色多普勒以外

还有用于其他不同用途的多普勒仪器

哦，好便利啊!!

CDI（彩色多普勒超声显像）：
确认血流方向

PDI（能量多普勒血流显像）：
确认有无血流

ADF（高级动态血流成像）：
监测实际血流存在部位及确认血管直径

还可以根据颜色深浅判断狭窄的程度
真是很实用有效的确认方法啊

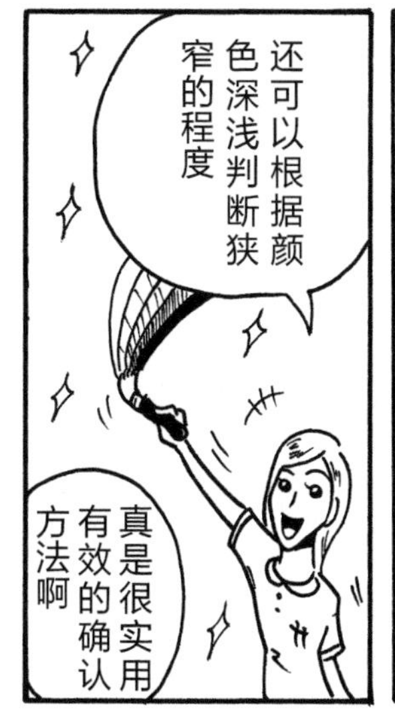

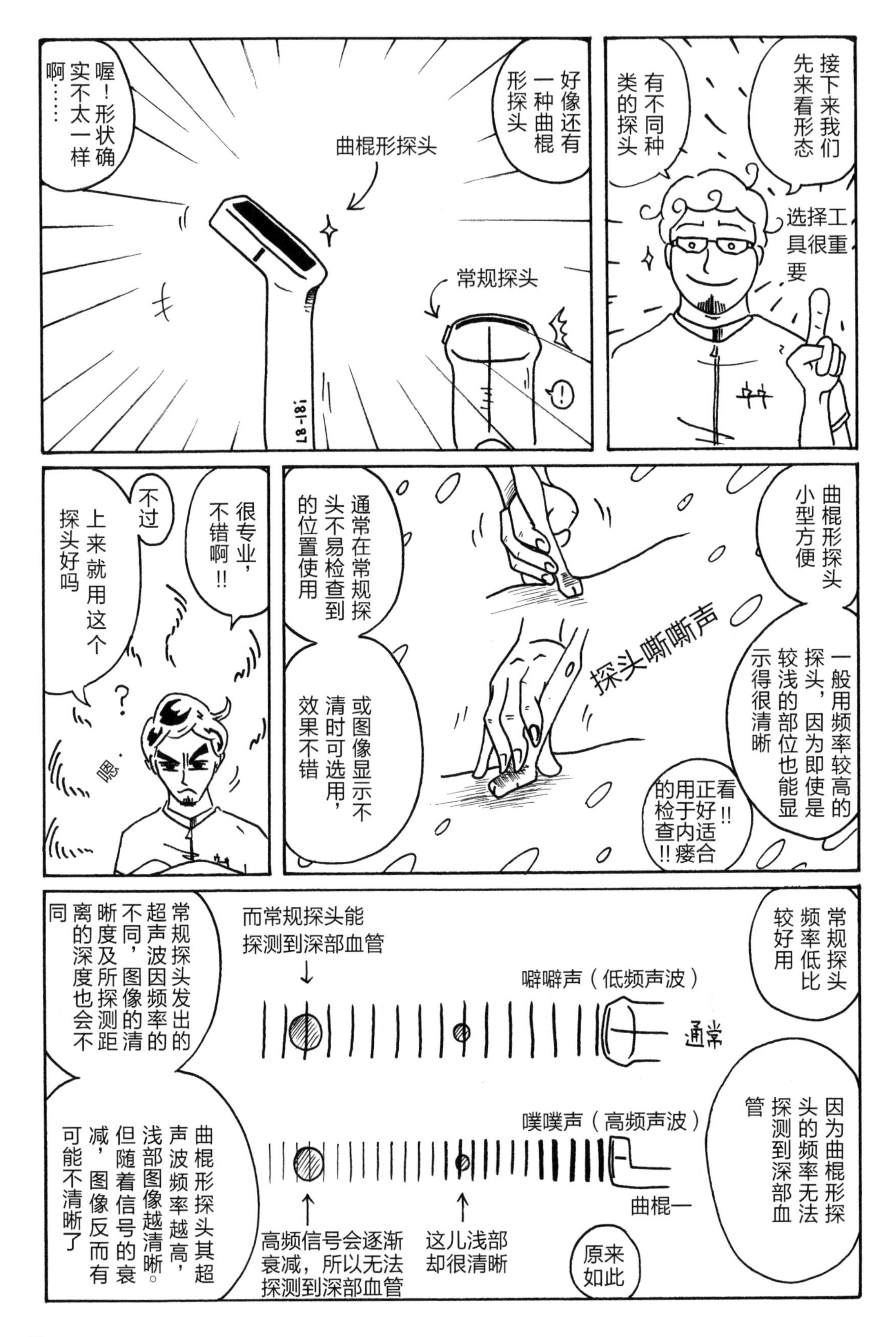

接下来我们先来看形态
有不同种类的探头
选择工具很重要
好像还有一种曲棍形探头
曲棍形探头
常规探头
喔！形状确实不太一样啊……
曲棍形探头小型方便
一般用频率较高的探头，因为即使是较浅的部位也能显示得很清晰
看好!!正适用于内瘘合的检查!!
探头嘶嘶声
通常在常规探头不易检查到的位置使用
或图像显示不清时可选用，效果不错
很专业，不错啊!!
不过
上来就用这个探头好吗
嗯.
常规探头频率低比较好用
因为曲棍形探头的频率无法探测到深部血管
而常规探头能探测到深部血管
噼噼声（低频声波）
通常
噗噗声（高频声波）
曲棍
这儿浅部却很清晰
高频信号会逐渐衰减，所以无法探测到深部血管
原来如此
常规探头发出的超声波因频率的不同，图像的清晰度及所探测距离的深度也会不同
曲棍形探头其超声波频率越高，浅部图像越清晰。但随着信号的衰减，图像反而有可能不清晰了

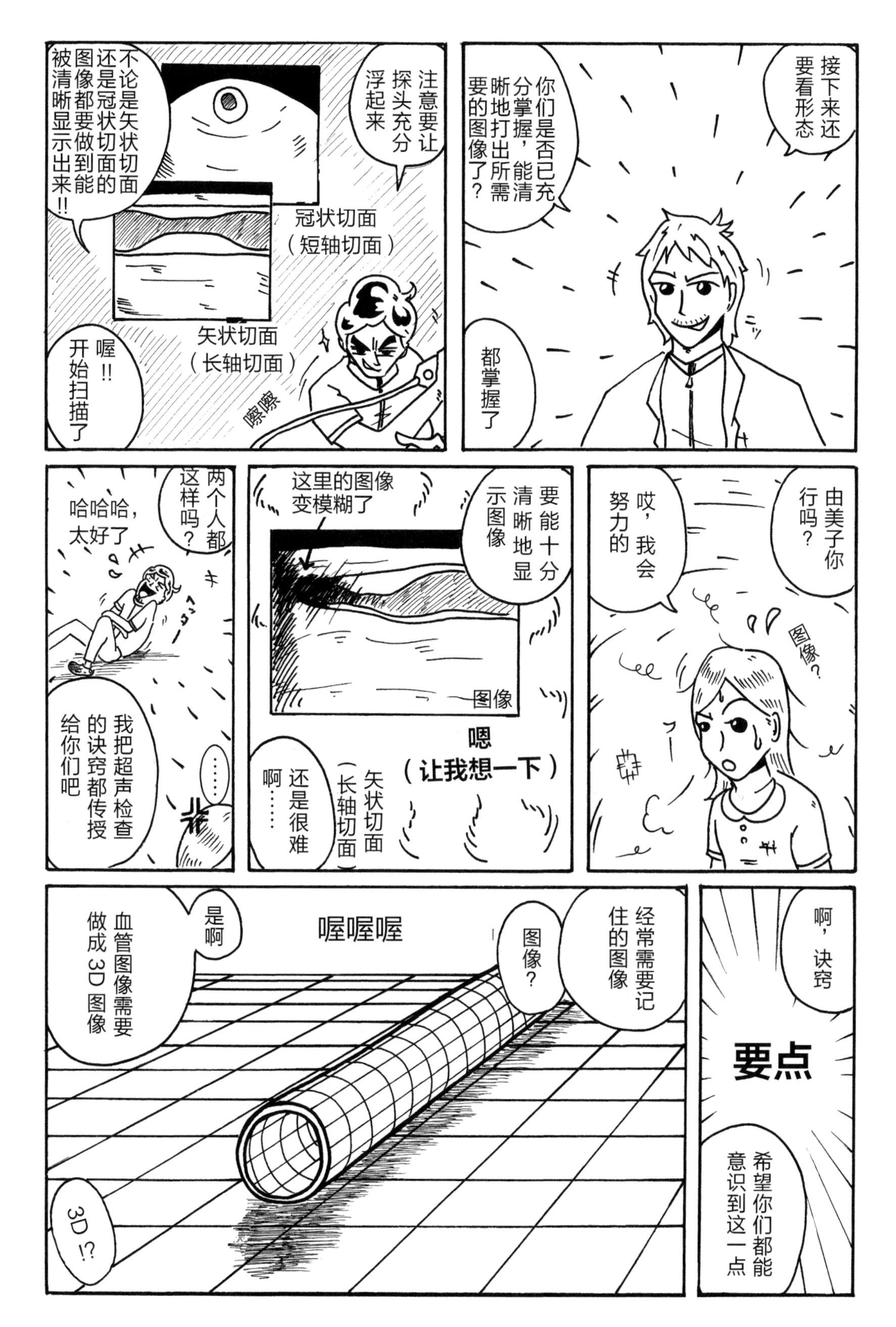

接下来还要看形态
你们是否已充分掌握，能清晰地打出所需要的图像了？
都掌握了
注意要让探头充分浮起来
不论是矢状切面还是冠状切面的图像都要做到能被清晰显示出来!!
冠状切面（短轴切面）
矢状切面（长轴切面）
嚓嚓
喔!!开始扫描了
由美子你行吗？
哎，我会努力的
图像？
要能十分清晰地显示图像
这里的图像变模糊了
图像
嗯（让我想一下）
矢状切面（长轴切面）
还是很难
啊……
两个人都这样吗？
哈哈哈，太好了
……
我把超声检查的诀窍都传授给你们吧
啊，诀窍
要点
希望你们都能意识到这一点
经常需要记住的图像
图像？
喔喔喔
是啊
血管图像需要做成3D图像
3D!?

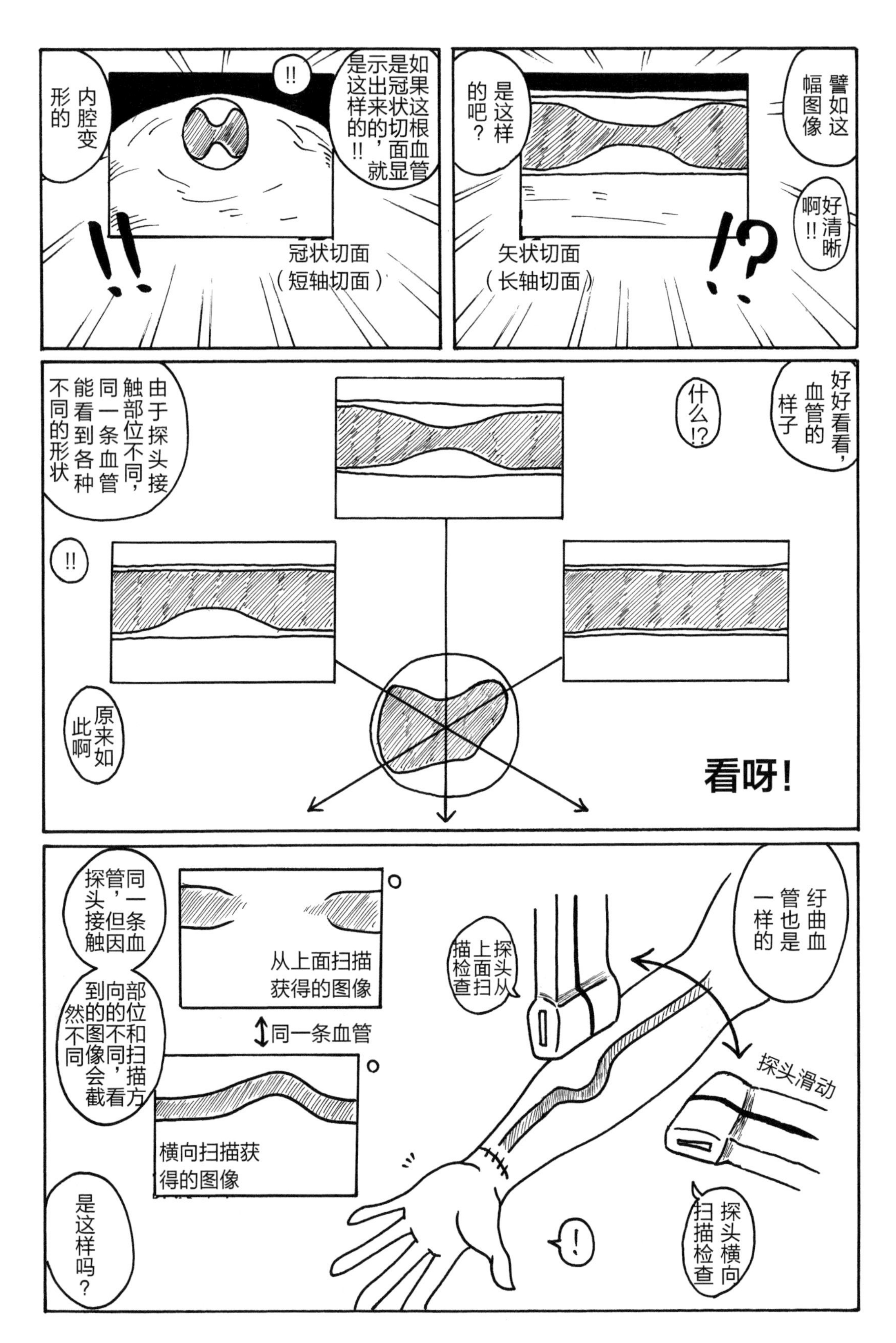
譬如这幅图像
好清晰啊!!
是这样的吧？
矢状切面（长轴切面）
!?
如果这根血管是冠状切面，显示出来的就是这样的!!
!!
内腔变形的
冠状切面（短轴切面）
!!
好好看看，血管的样子
什么!?
由于探头接触部位不同，同一条血管，能看到各种不同的形状
!!
原来如此啊
看呀!
纡曲血管也是一样的
探头从上面扫描检查
探头滑动
探头横向扫描检查
!
同一条血管，但因探头接触
部位和扫描方向的不同，会看到截然不同的图像
从上面扫描获得的图像
同一条血管
横向扫描获得的图像
是这样吗？

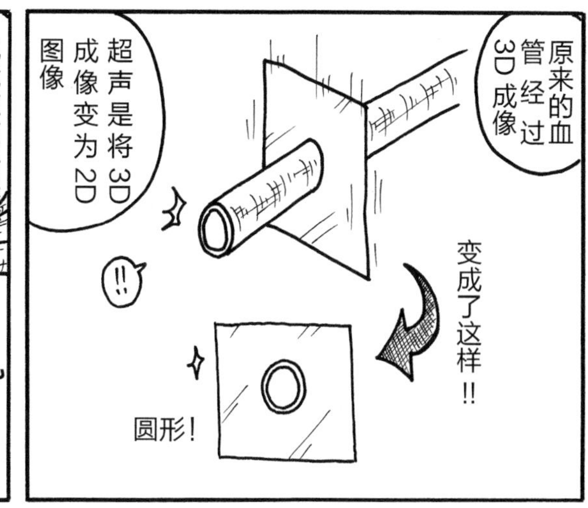

原来的血管经过3D成像
超声是将3D成像变为2D图像
!!
变成了这样!!
圆形!

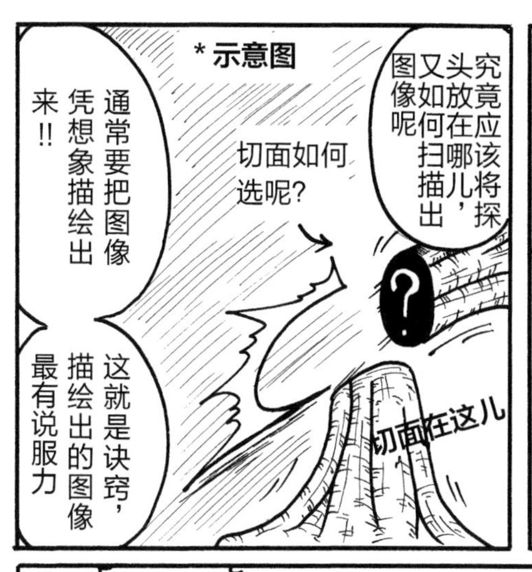

究竟应该将探头放在哪儿，又如何扫描出图像呢
*示意图
切面如何选呢?
切面在这儿
通常要把图像凭想象描绘出来!!
这就是诀窍，描绘出的图像最有说服力

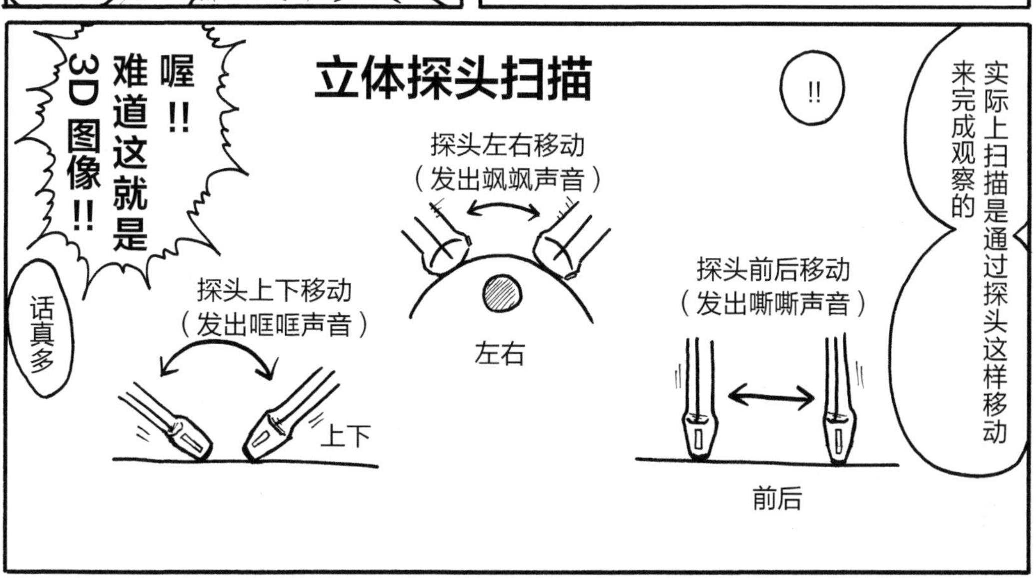

实际上扫描是通过探头这样移动来完成观察的
!!
立体探头扫描
探头左右移动
（发出飒飒声音）
左右
探头前后移动
（发出嘶嘶声音）
前后
探头上下移动
（发出哐哐声音）
上下
喔!!难道这就是3D图像!!
话真多

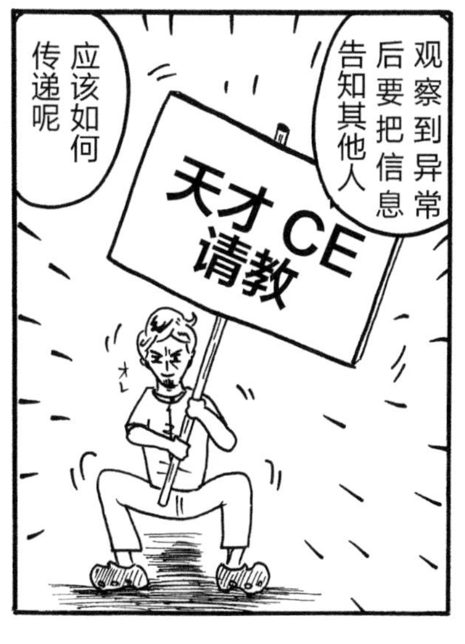

观察到异常后要把信息告知其他人
应该如何传递呢
天才CE请教

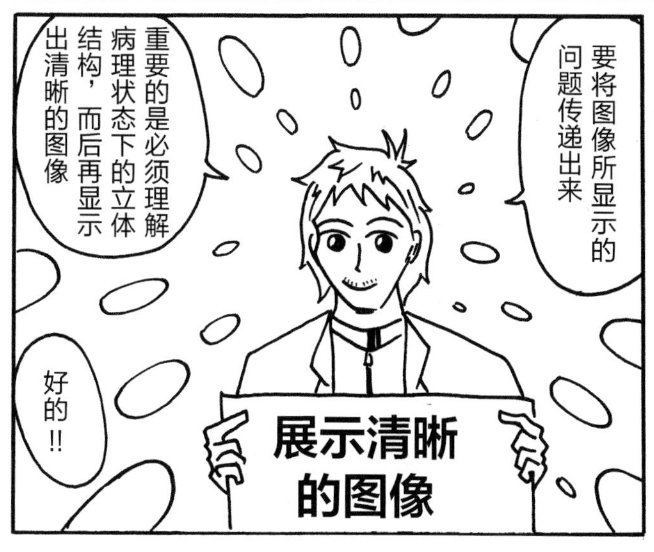

要将图像所显示的问题传递出来
重要的是必须理解病理状态下的立体结构，而后再显示出清晰的图像
好的!!
展示清晰的图像

（1）通过物理检查，根据血流功能推测病变情况；

（2）测量描写出冠状切面图像中狭窄部位的直径，正常直径值；

（3）测量描写出矢状切面图像中的狭窄长度，狭窄率

要点：

（1）设定适当的图像质量控制；

（2）不要压迫静脉（探头适当上浮）；

（3）熟练使用多普勒探测功能

那下面，我们就来复习一下学习到的形态评价吧
OK

接下来讲一下形态评价的关键
要有说服力哦
好的
喔喔喔
高质量图像!!
喔!!要记住啊

而后呢
接下来的就是加强练习了!!
加油、加油

好不容易教学走到这一步了啊
加油、加油！
看你们的了
加强练习吧
是啊

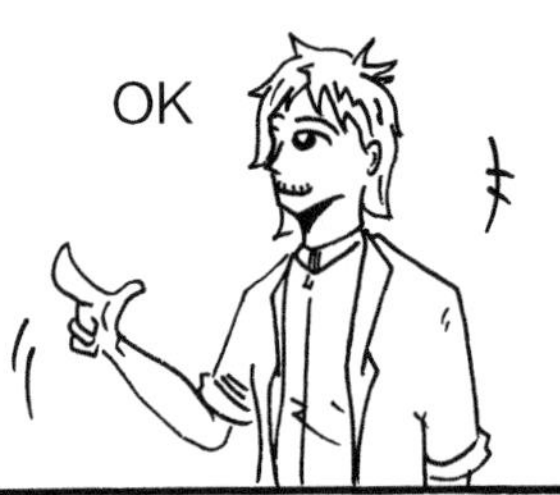

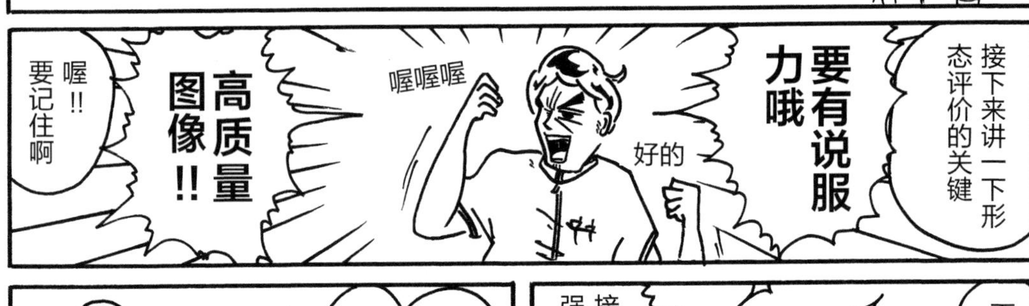

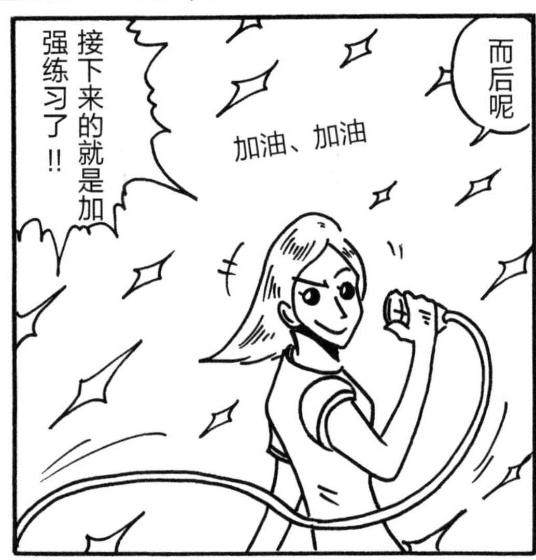

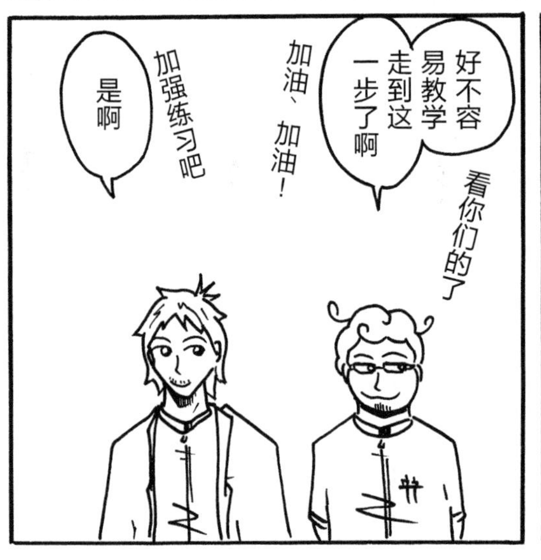

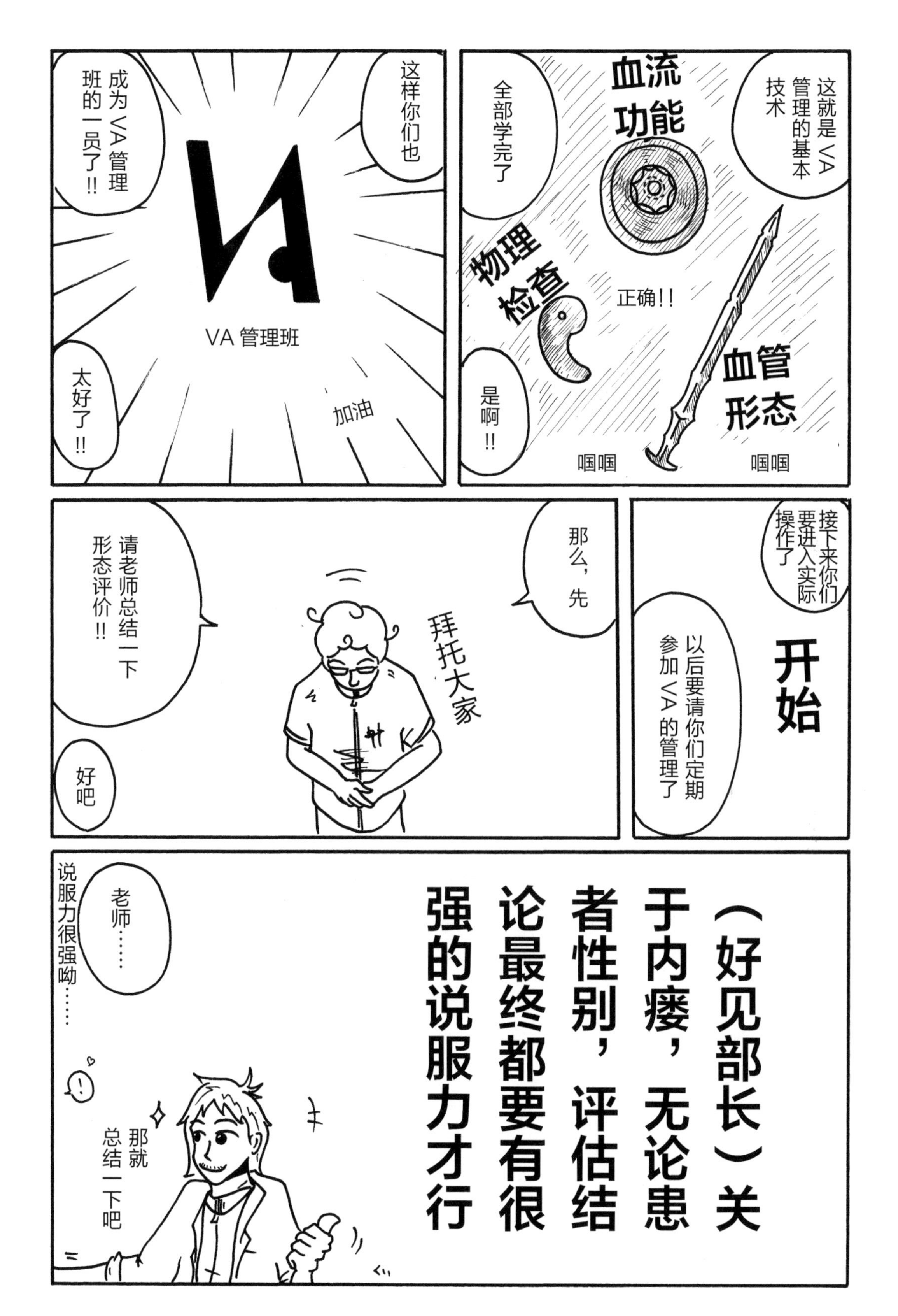

这就是VA管理的基本技术
血流功能
全部学完了
物理检查
正确!!
血管形态
是啊!!
咽咽
咽咽
这样你们也
成为VA管理班的一员了!!
VA管理班
太好了!!
加油
接下来你们要进入实际操作了
开始
以后要请你们定期参加VA的管理了
那么，先
拜托大家
请老师总结一下形态评价!!
好吧
（好见部长）关于内瘘，无论患者性别，评估结论最终都要有很强的说服力才行
老师……
说服力很强呦……
那就总结一下吧

老师的小结

1. 在这一章中，我们再次理解了什么是 VA 管理的流程，是指通过物理检查和血流功能评价预测血管通路病变情况，并通过形态评价来确定病变。

2. 特别是要跟踪狭窄部和并发症的变化过程，可通过可视性的 VA 内部超声检查来评价血管形态。

3. 在形态评估上需要注意的是，探查扫描的方法和调整合适的图像质量。

4. 进行形态评价时，请使用在本章中说到的各种技巧，仔细测定血管的狭窄处直径、狭窄长度、正常血管直径这三项。最重要的是检查时要随时在 3D 状态下，边扫描边观察血管图像。

5. 在了解了 VA 管理的流程后，只要掌握了本章中讲到的技巧，就可以说你已成为 VA 管理团队中出色的一员了！

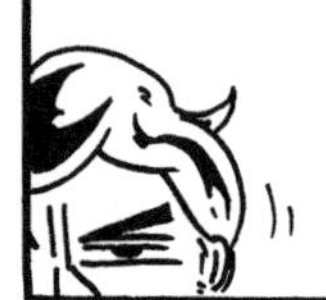

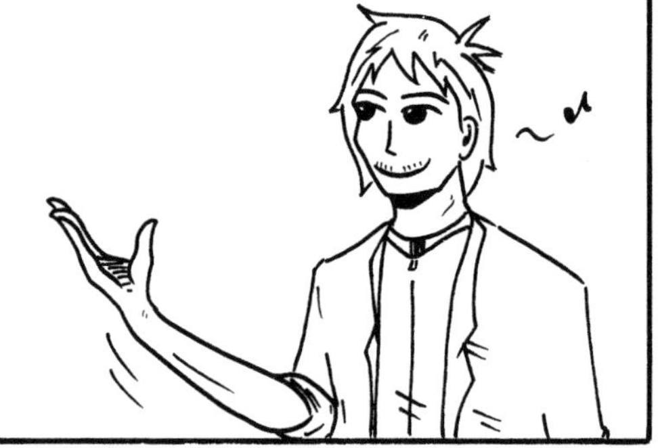

第6章

透析室中的VA管理

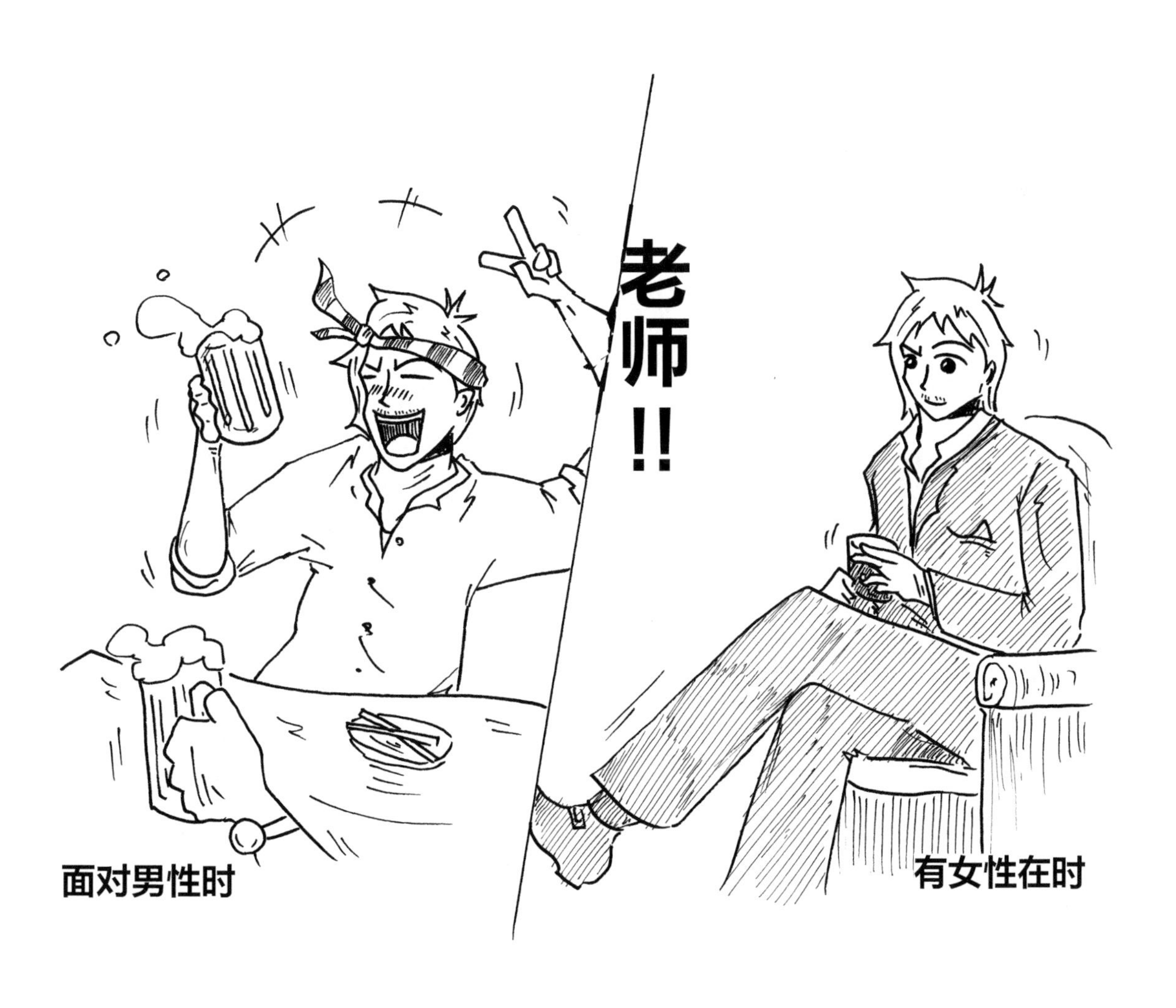

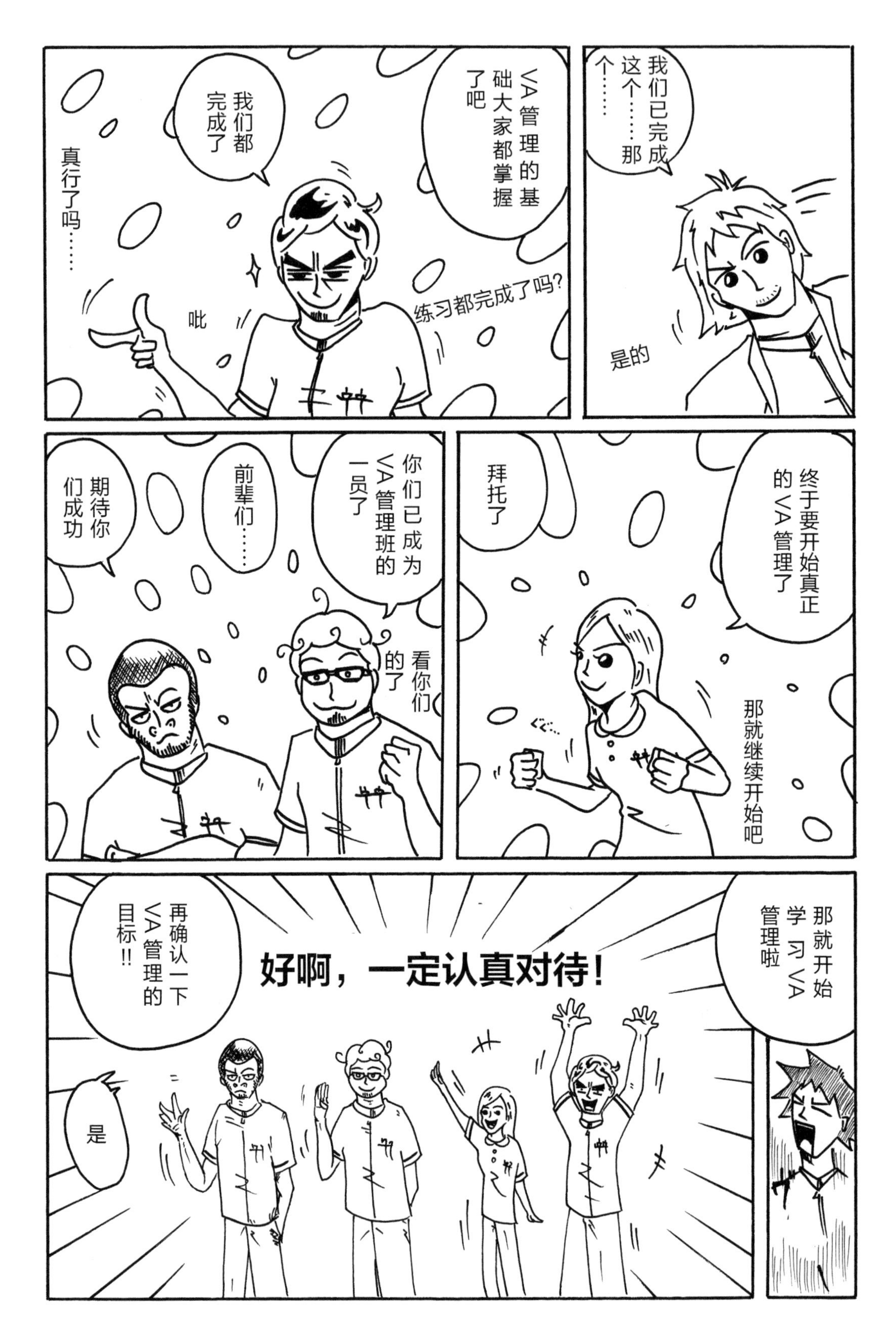
我们已完成这个……那个……
是的
VA管理的基础大家都掌握了吧
我们都完成了
练习都完成了吗?
真行了吗……
呲
终于要开始真正的VA管理了
拜托了
那就继续开始吧
你们已成为VA管理班的一员了
前辈们……
期待你们成功
看你们的了
那就开始学习VA管理啦
再确认一下VA管理的目标!!
好啊，一定认真对待!
是

VA 管理的目标　　请看！

（1）长期保持 VA 畅通；

（2）判断 VA 状态能否满足作为治疗通道的要求；

（3）决定介入治疗的最佳时间；

（4）医疗团队间信息共享

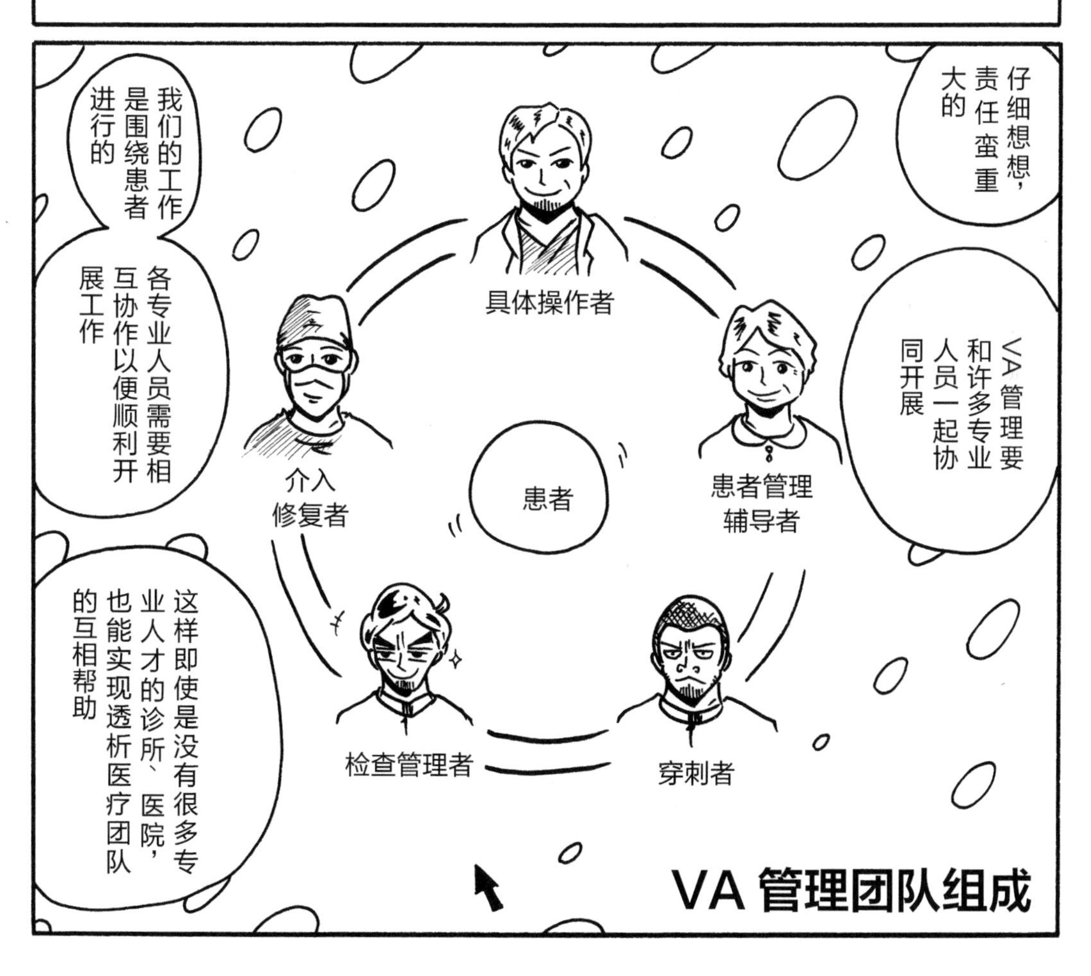

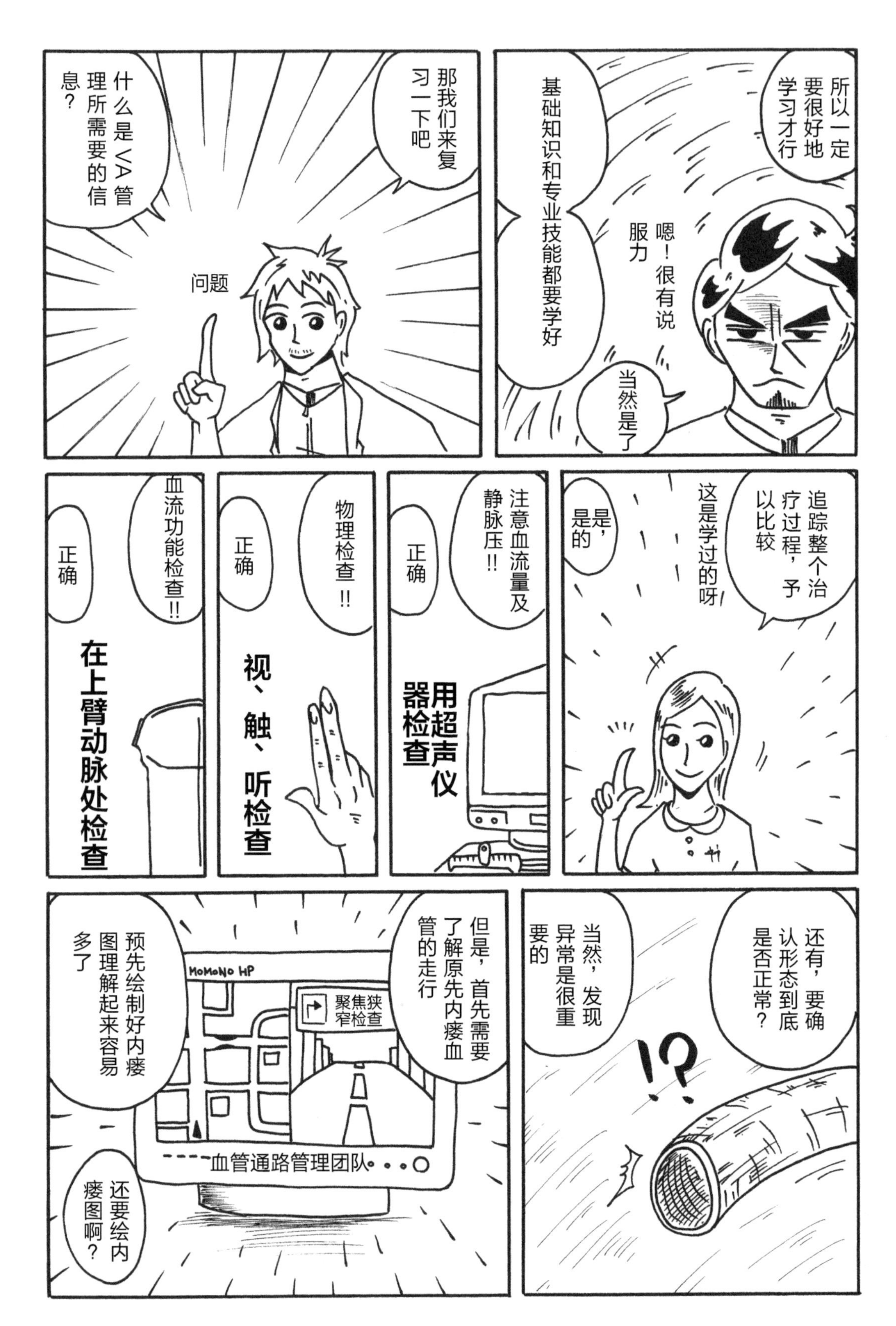
所以一定要很好地学习才行
基础知识和专业技能都要学好
嗯！很有说服力
当然是了
那我们来复习一下吧
什么是VA管理所需要的信息？
问题
追踪整个治疗过程，予以比较
这是学过的呀
是，是的
注意血流量及静脉压!!
正确
用超声仪器检查
物理检查!!
正确
视、触、听检查
血流功能检查!!
正确
在上臂动脉处检查
还有，要确认形态到底是否正常？
当然，发现异常是很重要的
!?
但是，首先需要了解原先内瘘血管的走行
预先绘制好内瘘图理解起来容易多了
MOMONO HP
聚焦狭窄检查
血管通路管理团队
还要绘内瘘图啊？

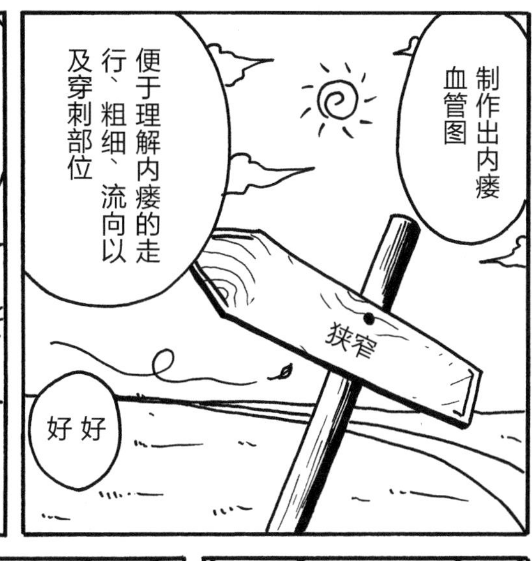

有不同时间的内瘘血管图，穿刺检查时便于比较、确认
比较
这次
上次
是这样的

接下来
再总结一下观察内瘘的诀窍及注意点
流畅、流畅
流畅、流畅
好的

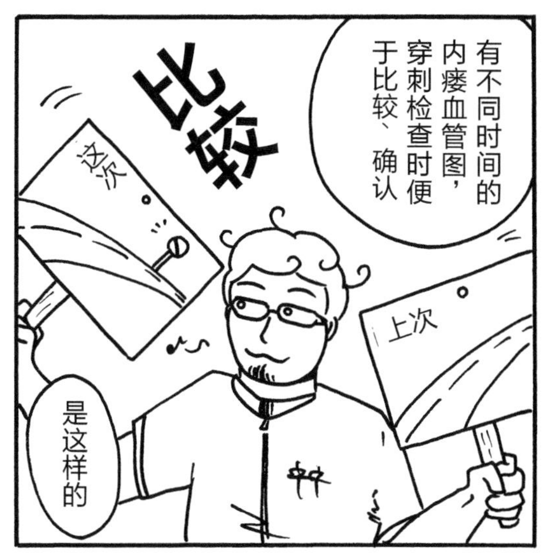

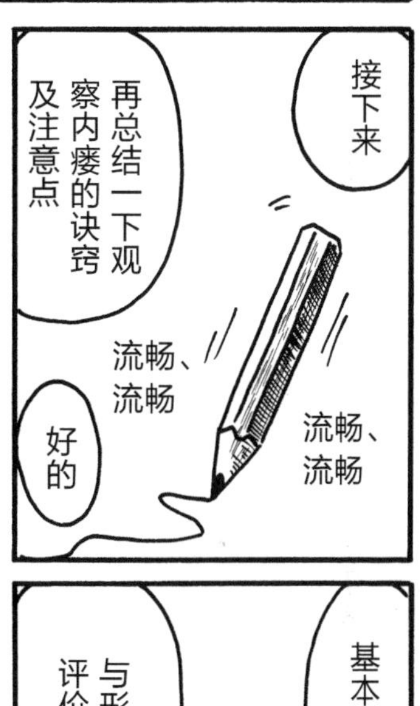

基本原则

与形态学的评价一样

- 冠状切面（短轴）扫描
- 注意不要压扁血管（扫描时多给一点耦合剂）

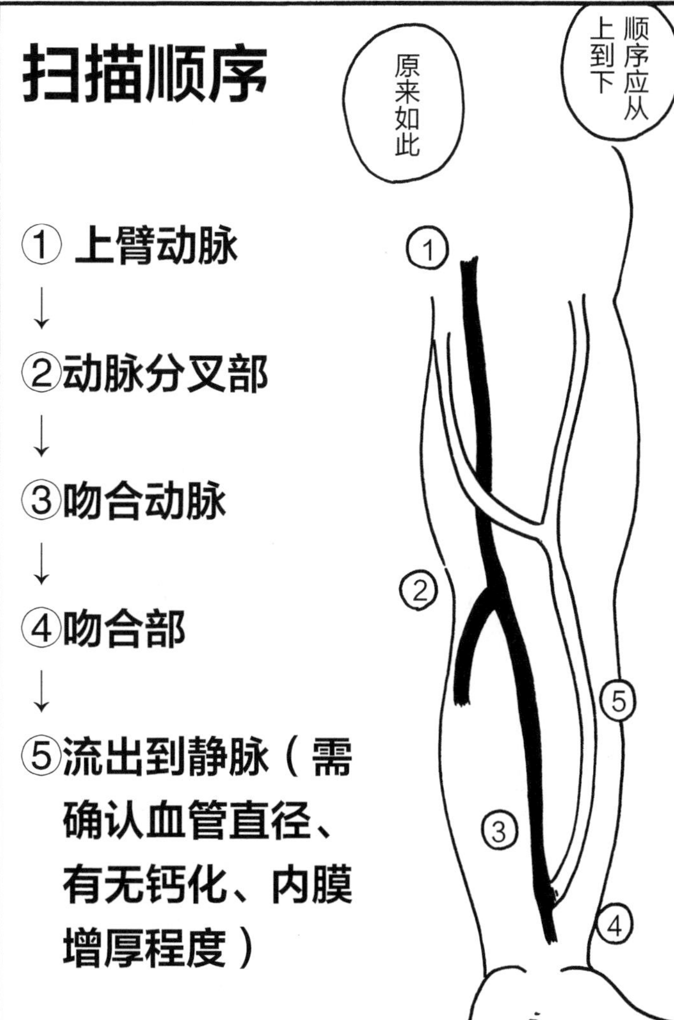

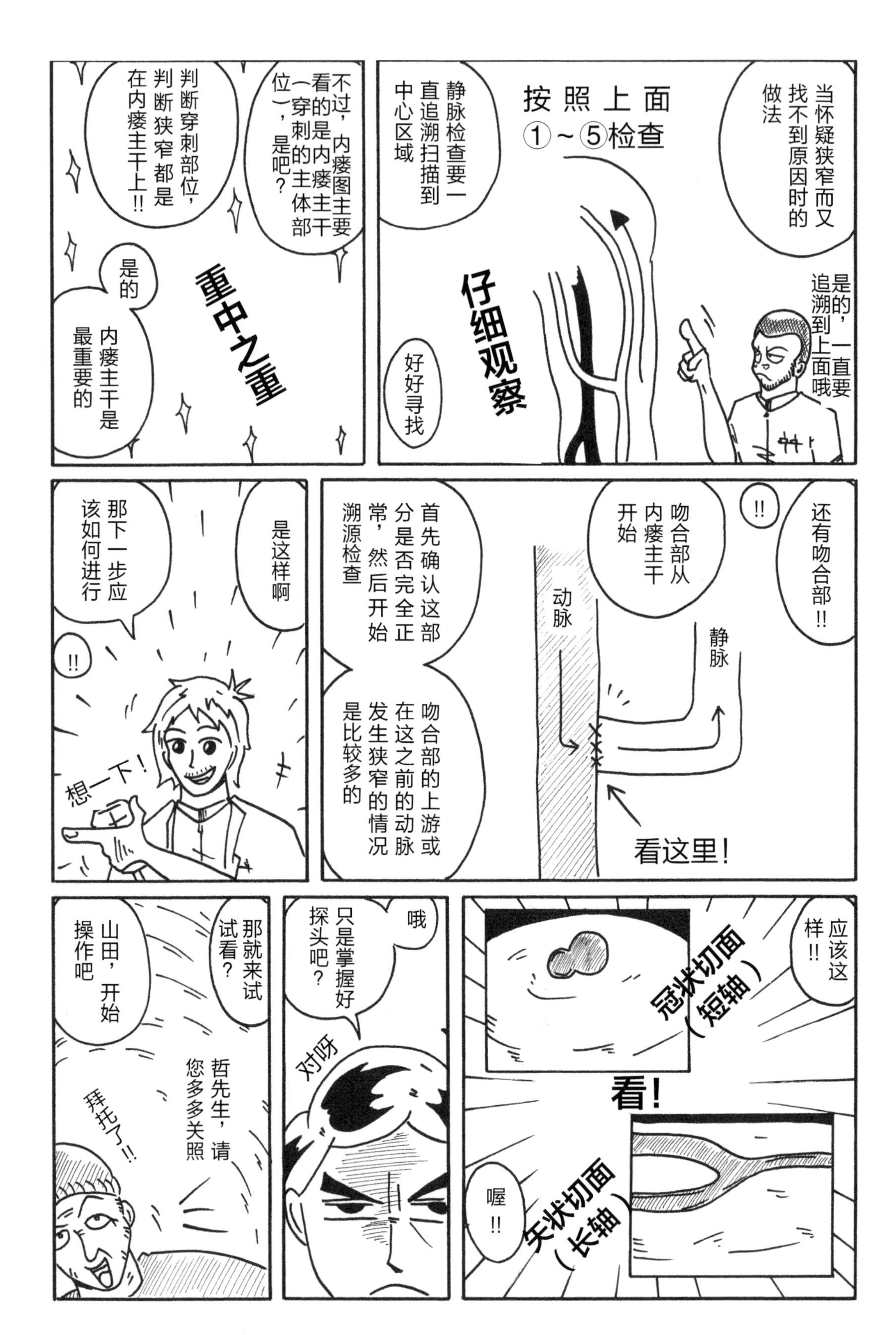

当怀疑狭窄而又找不到原因时的做法
是的，一直要追溯到上面哦
按照上面①~⑤检查
静脉检查要一直追溯扫描到中心区域
仔细观察
好好寻找
不过，内瘘图主要看的是内瘘主干（穿刺的主体部位），是吧？
判断穿刺部位，判断狭窄都是在内瘘主干上!!
重中之重
是的
内瘘主干是最重要的
还有吻合部!!
!!
吻合部从内瘘主干开始
动脉
静脉
看这里!
首先确认这部分是否完全正常，然后开始溯源检查
吻合部的上游或在这之前的动脉发生狭窄的情况是比较多的
是这样啊
那下一步应该如何进行
!!
想一下!
应该这样!!
冠状切面（短轴）
看!
矢状切面（长轴）
喔!!
哦
只是掌握好探头吧？
对呀
那就来试试看？
山田，开始操作吧
哲先生，请您多多关照
拜托了!!

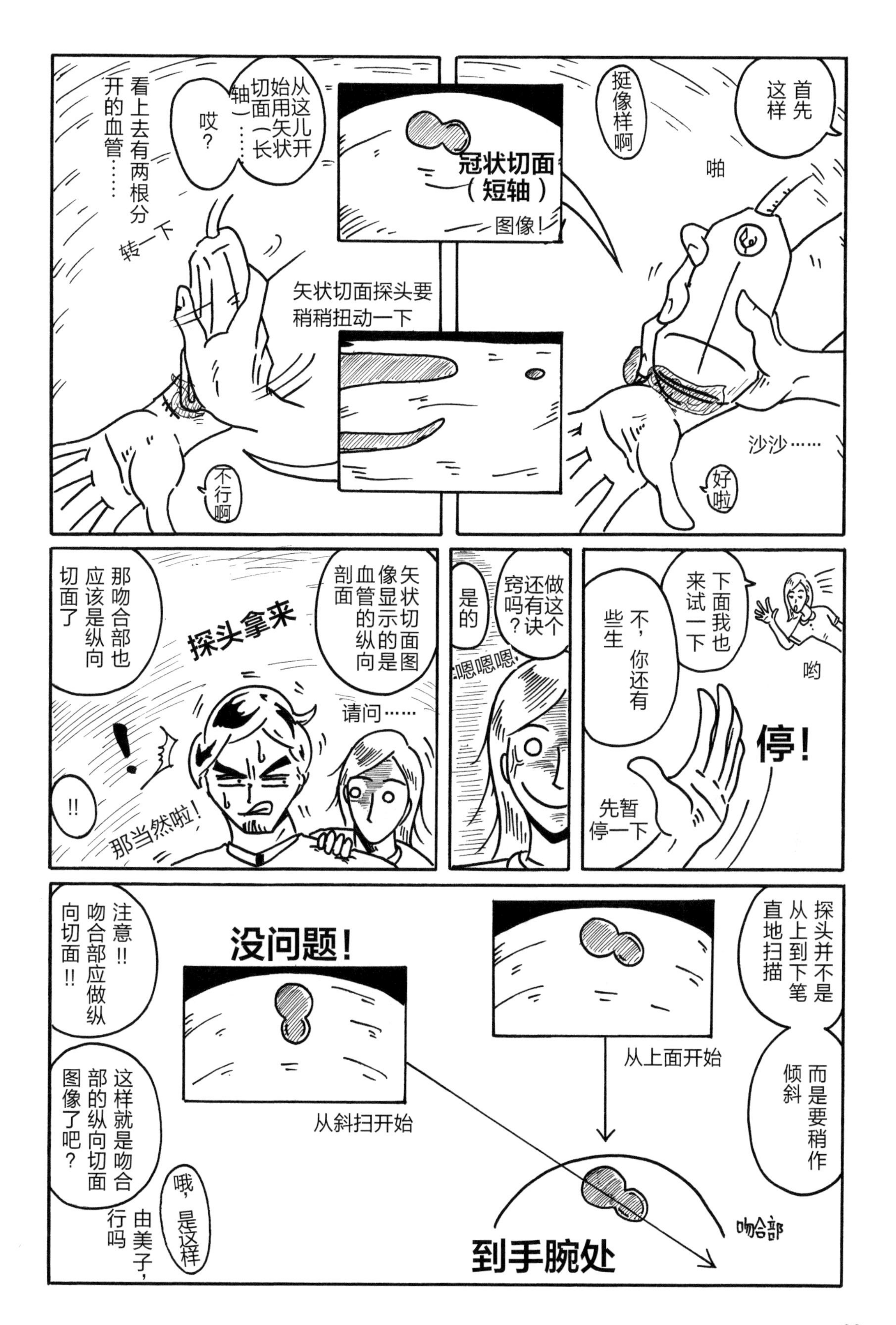

首先这样
挺像样啊
啪
沙沙……
好啦
冠状切面（短轴）
图像！
矢状切面探头要稍稍扭动一下
从这儿开始用矢状切面（长轴）……
哎？
看上去有两根分开的血管……
转一下
不行啊
下面我也来试一下
哟
不，你还有些生
停！
先暂停一下
做这个还有诀窍吗？
是的
嗯嗯嗯
矢状切面图像显示的血管是纵向剖面
请问……
那吻合部也应该是纵向切面了
探头拿来
!!
那当然啦！
探头并不是从上到下笔直地扫描
而是要稍作倾斜
从上面开始
吻合部
到手腕处
没问题！
从斜扫开始
注意!! 吻合部应做纵向切面!!
这样就是吻合部的纵向切面图像了吧？
哦，是这样
由美子，行吗

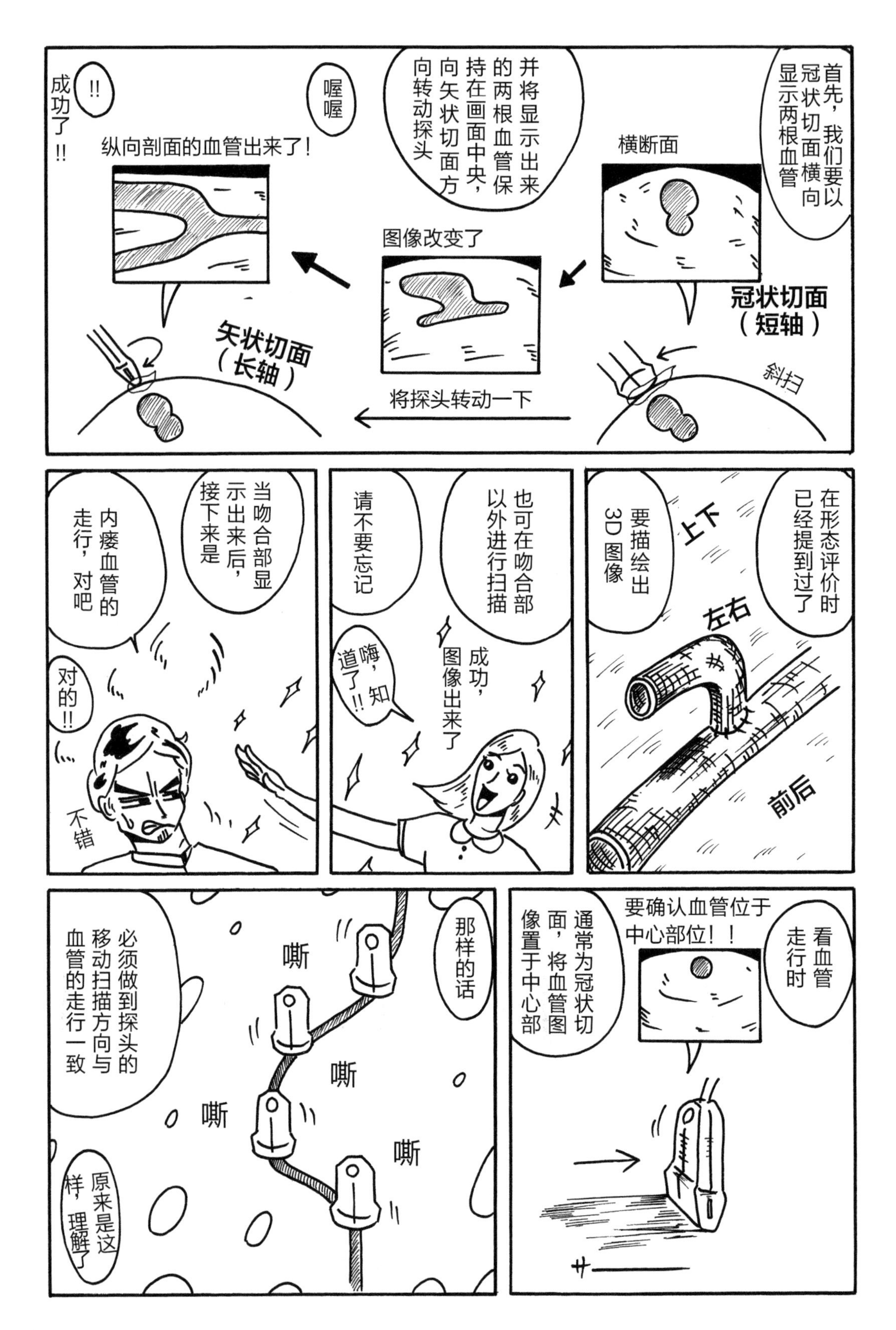

首先，我们要以冠状切面横向显示两根血管
横断面
冠状切面（短轴）
斜扫
并将显示出来的两根血管保持在画面中央，向矢状切面方向转动探头
图像改变了
将探头转动一下
喔喔
!!
成功了!!
纵向剖面的血管出来了！
矢状切面（长轴）
在形态评价时已经提到过了
要描绘出3D 图像
上下
左右
前后
也可在吻合部以外进行扫描
请不要忘记
成功，图像出来了
嗨，知道了!!
当吻合部显示出来后，接下来是
内瘘血管的走行，对吧
对的!!
不错
看血管走行时
要确认血管位于中心部位！！
通常为冠状切面，将血管图像置于中心部
那样的话
必须做到探头的移动扫描方向与血管的走行一致
嘶
嘶
嘶
嘶
原来是这样，理解了

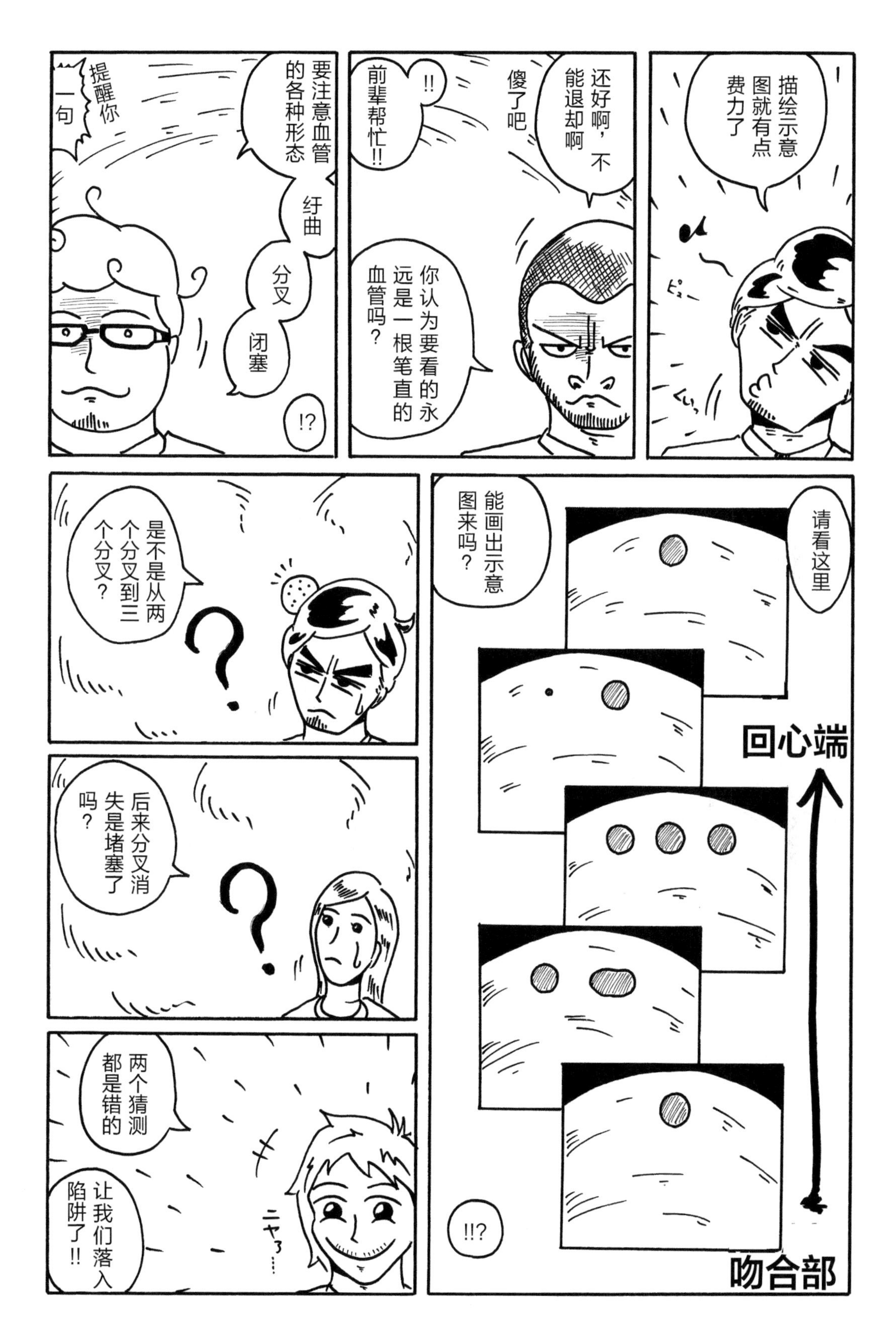
描绘示意图就有点费力了
还好啊，不能退却啊
傻了吧
!!
前辈帮忙!!
你认为要看的永远是一根笔直的血管吗？
要注意血管的各种形态
纡曲
分叉
闭塞
!?
提醒你一句
请看这里
能画出示意图来吗？
回心端
吻合部
!!?
是不是从两个分叉到三个分叉？
后来分叉消失是堵塞了吗？
两个猜测都是错的
让我们落入陷阱了!!

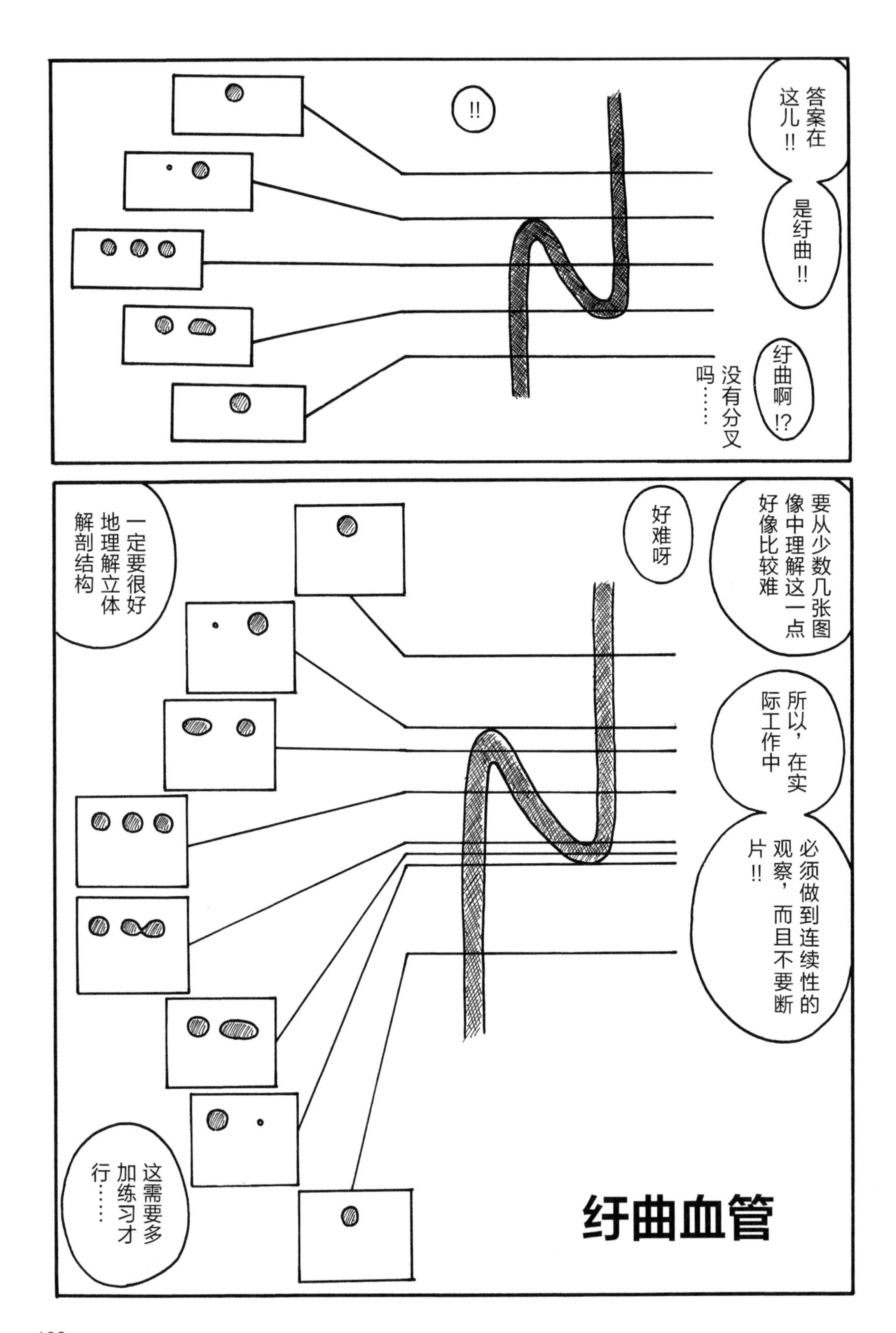

答案在这儿!!
是纡曲!!
!!
纡曲啊!?
没有分叉吗……
要从少数几张图像中理解这一点好像比较难
好难呀
一定要很好地理解立体解剖结构
所以，在实际工作中
必须做到连续性的观察，而且不要断片!!
这需要多加练习才行……
纡曲血管

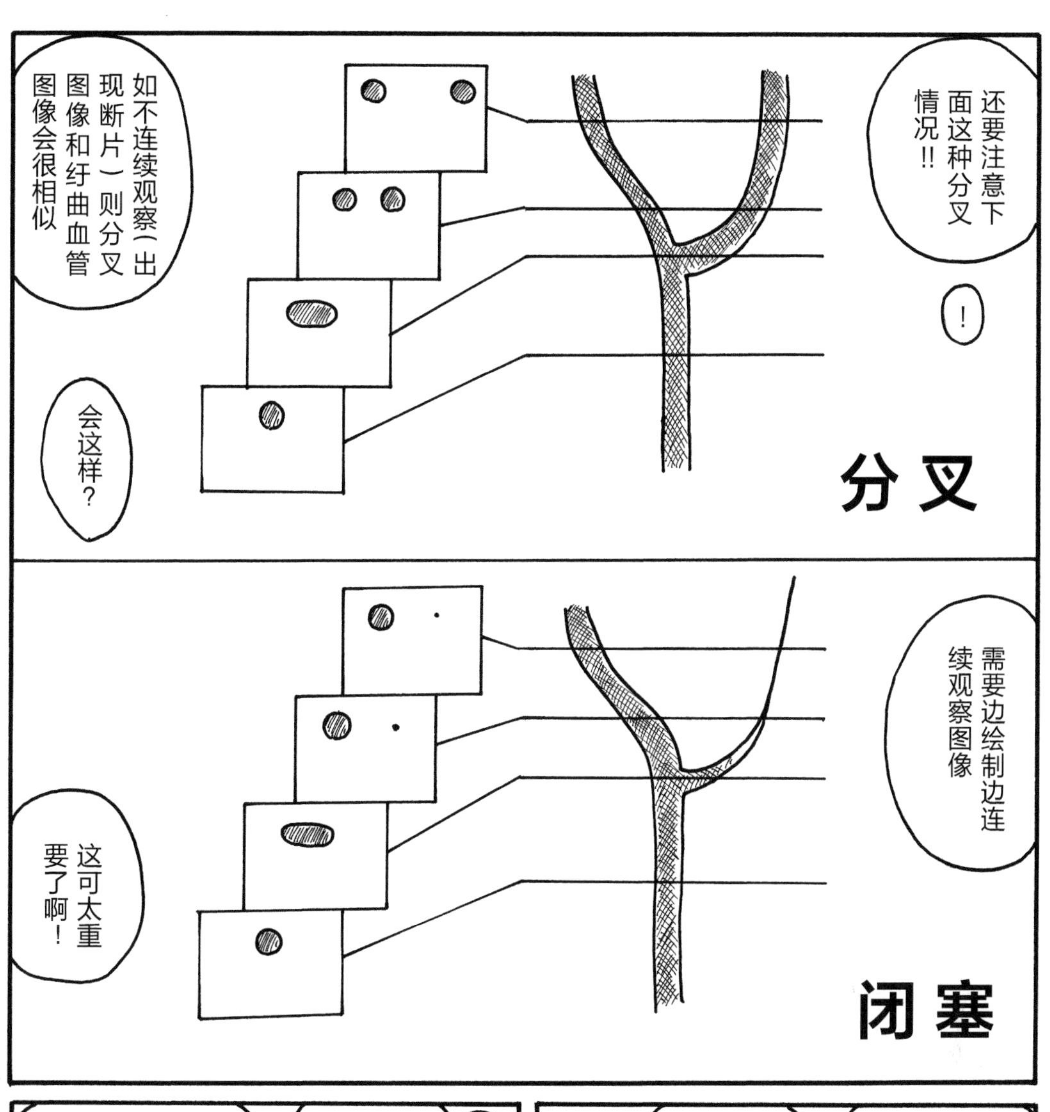
还要注意下面这种分叉情况!!
!
如不连续观察(出现断片)则分叉图像和纡曲血管图像会很相似
会这样?
分叉
需要边绘制边连续观察图像
这可太重要了啊!
闭塞

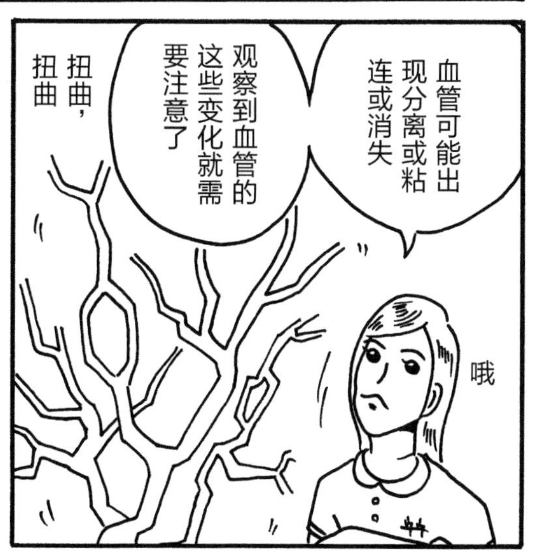
血管可能出现分离或粘连或消失
观察到血管的这些变化就需要注意了
扭曲,扭曲
哦

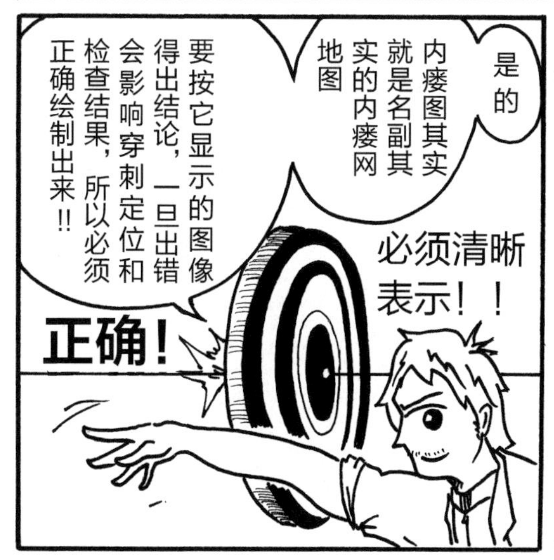
是的
内瘘图其实就是名副其实的内瘘网地图
要按它显示的图像得出结论,一旦出错会影响穿刺定位和检查结果,所以必须正确绘制出来!!
必须清晰表示!!
正确!

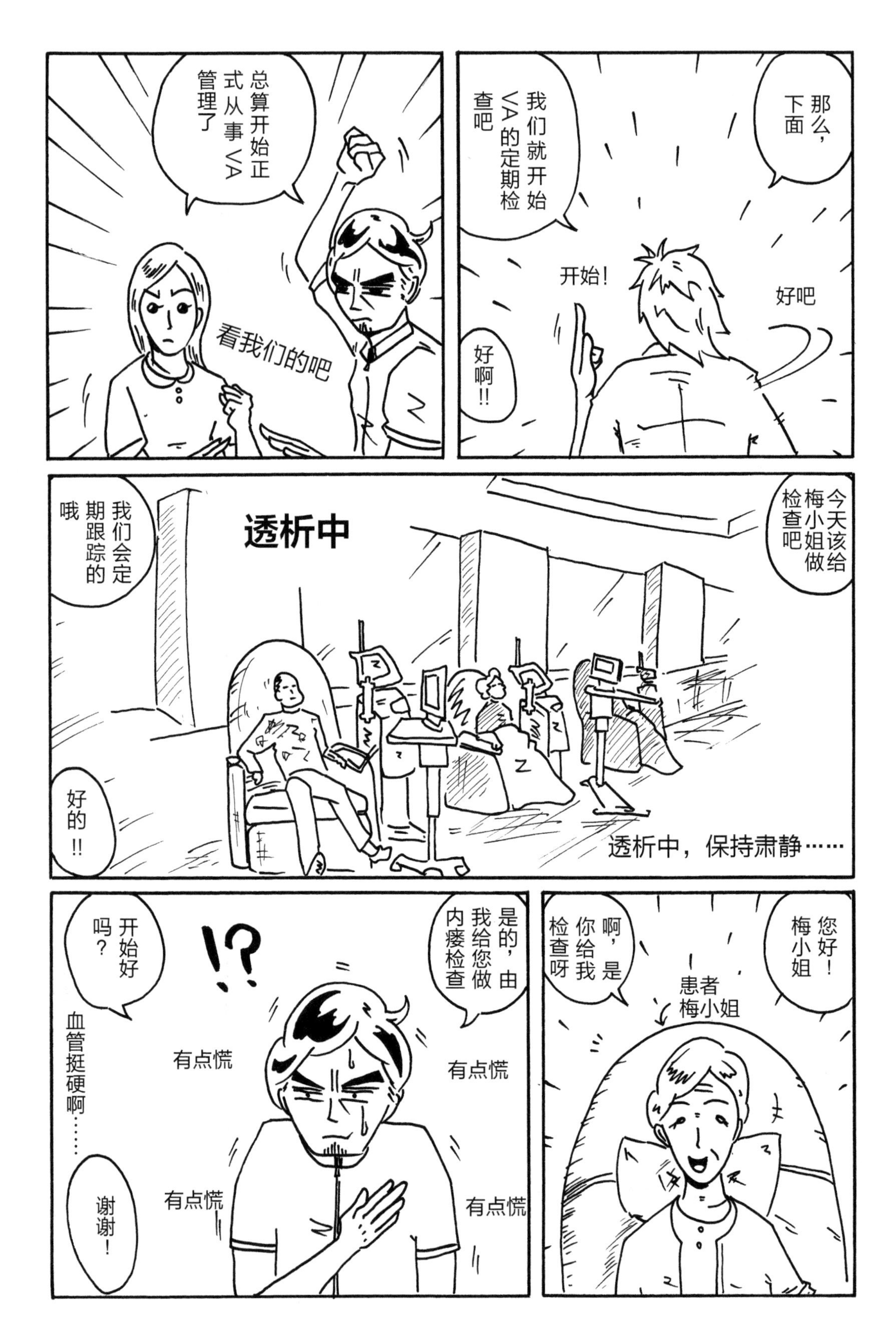
那么，下面
我们就开始VA的定期检查吧
好吧
开始！
好啊!!
总算开始正式从事VA管理了
看我们的吧
透析中
今天该给梅小姐做检查吧
我们会定期跟踪的哦
好的!!
透析中，保持肃静……
您好！梅小姐
患者梅小姐
啊，是你给我检查呀
是的，由我给您做内瘘检查
开始好吗？
!?
有点慌
有点慌
有点慌
有点慌
血管挺硬啊……
谢谢！

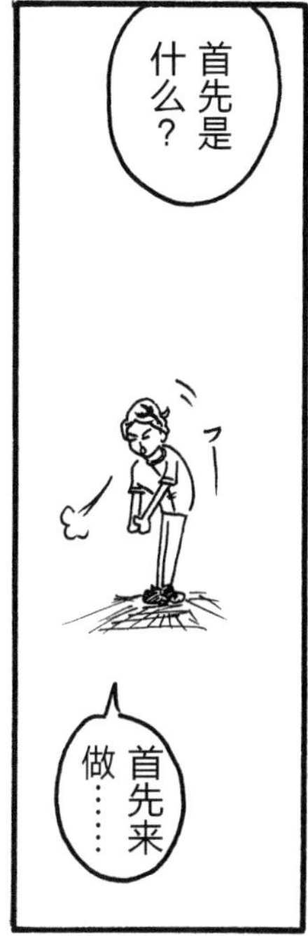
首先是什么？
首先来做……

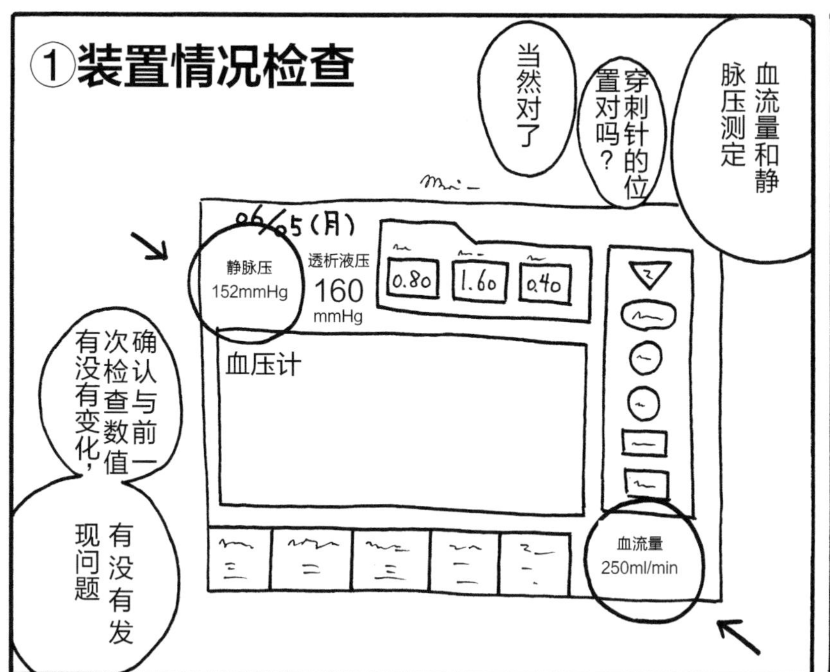
①装置情况检查
血流量和静脉压测定
穿刺针的位置对吗？
当然对了
06/05(月)
静脉压
152mmHg
透析液压
160
mmHg
0.80
1.60
0.40
血压计
血流量
250ml/min
确认与前一次检查数值有没有变化，
有没有发现问题

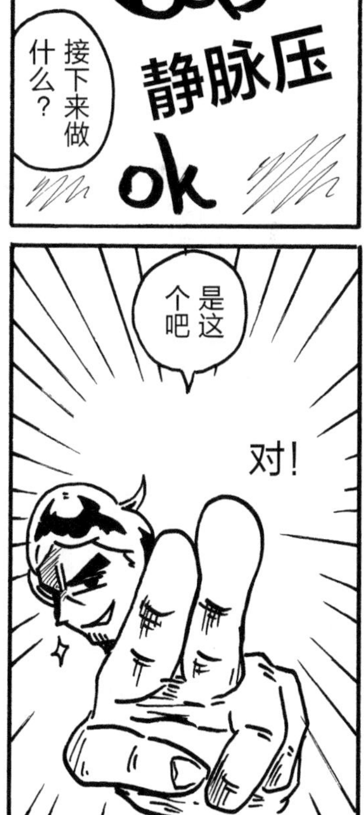
嗯
QB
静脉压
ok
接下来做什么？
是这个吧
对！

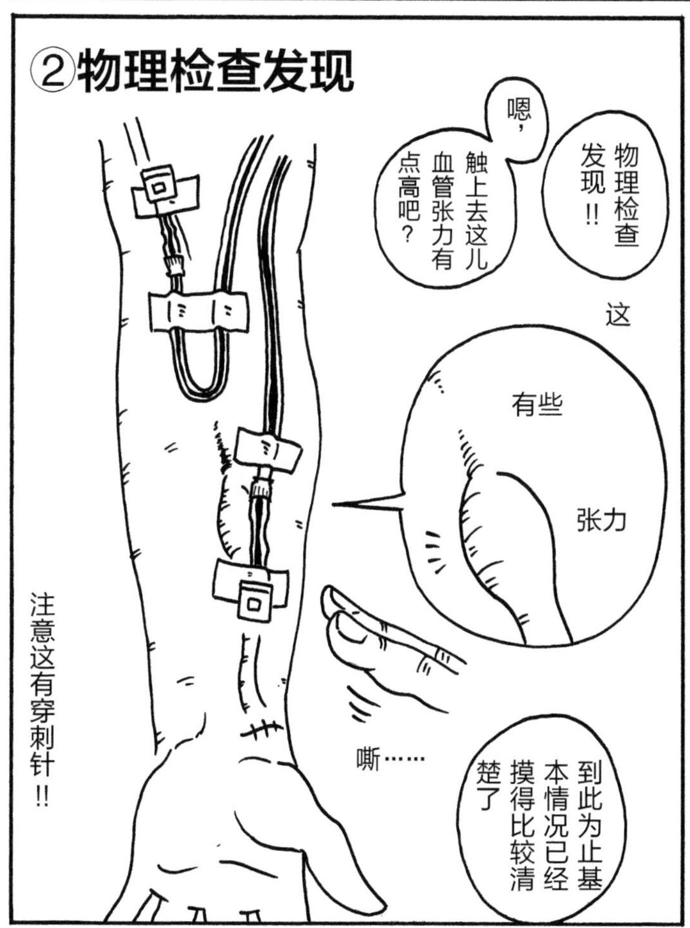
②物理检查发现
物理检查发现!!
嗯，触上去这儿血管张力有点高吧？
这
有些
张力
注意这有穿刺针!!
嘶……
到此为止基本情况已经摸得比较清楚了

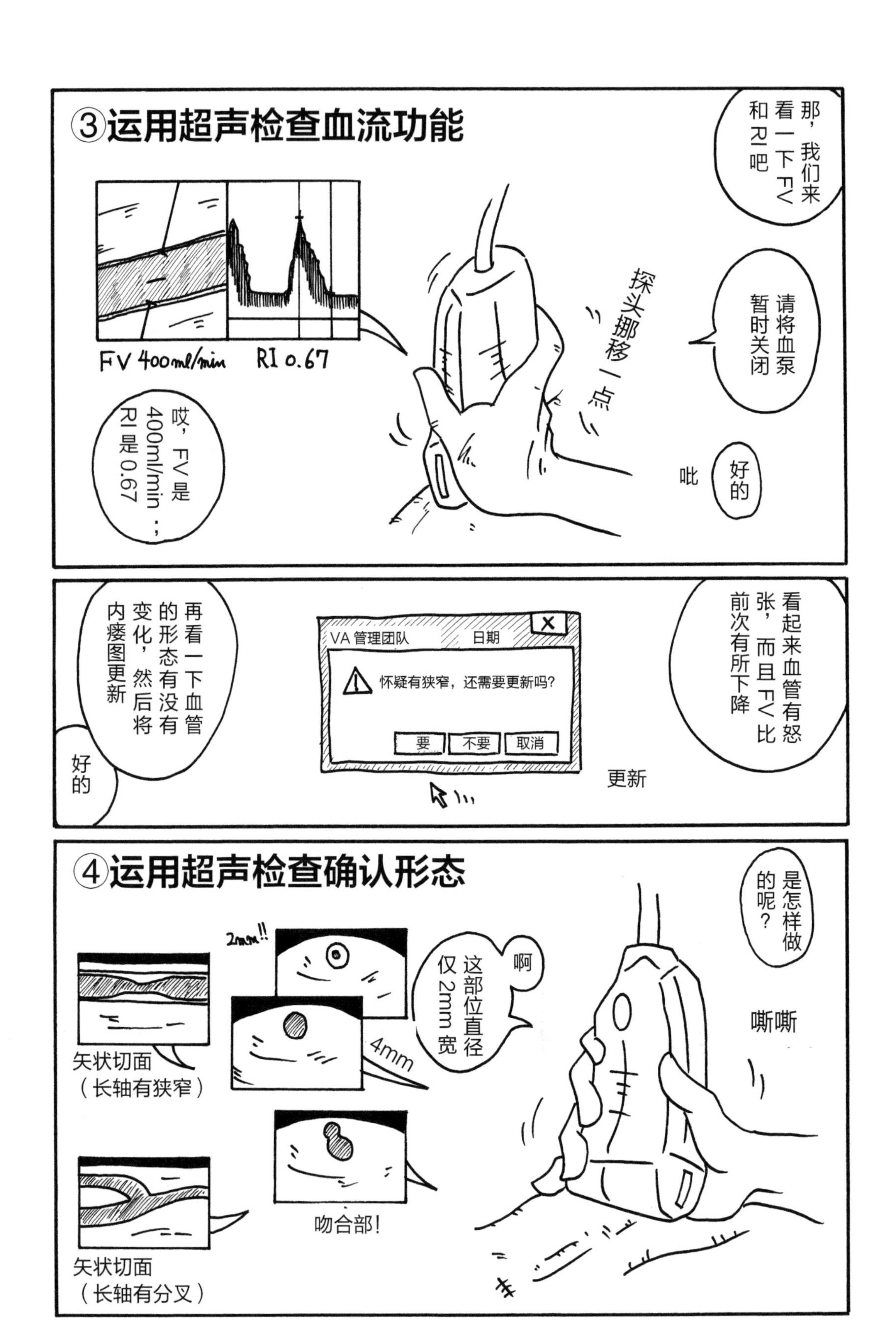
③运用超声检查血流功能
那，我们来看一下FV和RI吧
FV 400ml/min
RI 0.67
请将血泵暂时关闭
探头挪移一点
好的
吡
哎，FV是400ml/min；RI是0.67
看起来血管有怒张，而且FV比前次有所下降
VA管理团队
日期
怀疑有狭窄，还需要更新吗？
要
不要
取消
更新
再看一下血管的形态有没有变化，然后将内瘘图更新
好的
④运用超声检查确认形态
是怎样做的呢？
嘶嘶
啊
这部位直径仅2mm宽
2mm!!
4mm
矢状切面
（长轴有狭窄）
吻合部！
矢状切面
（长轴有分叉）

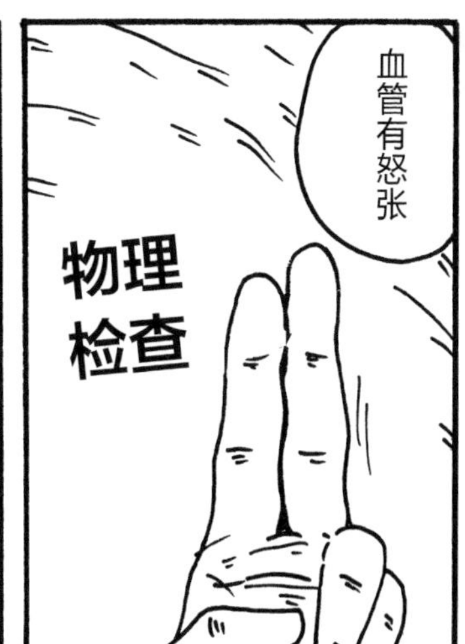

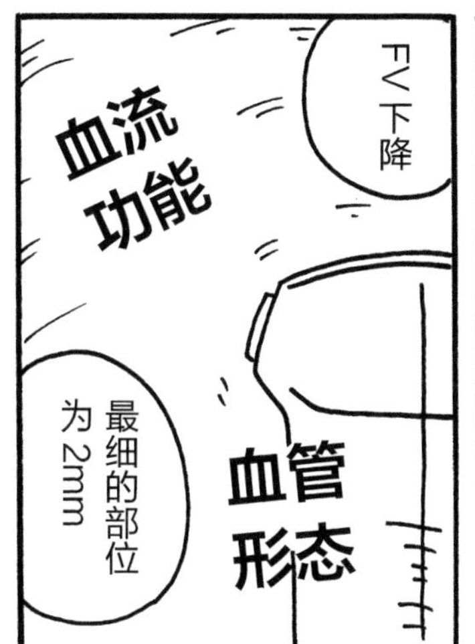

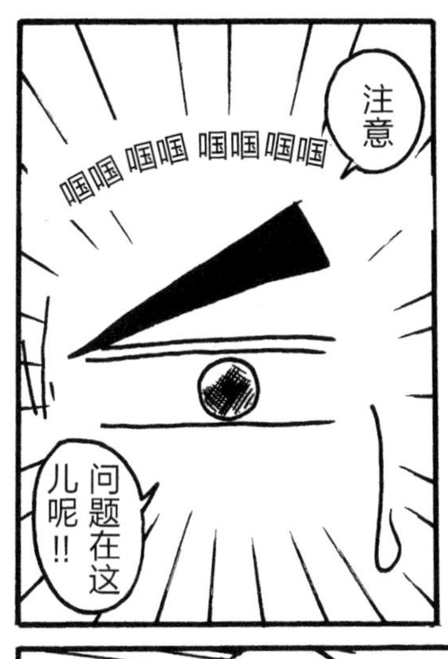

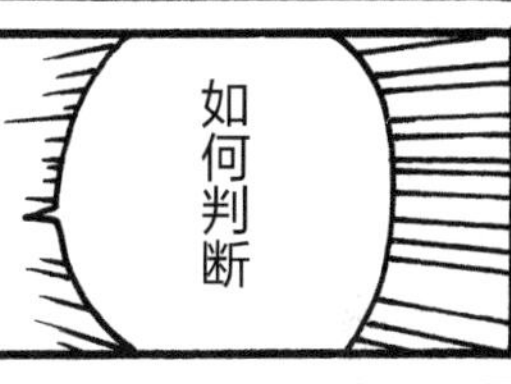

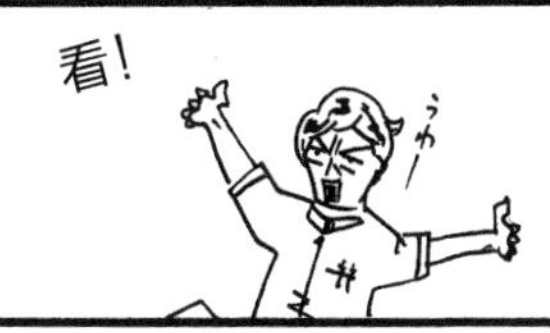

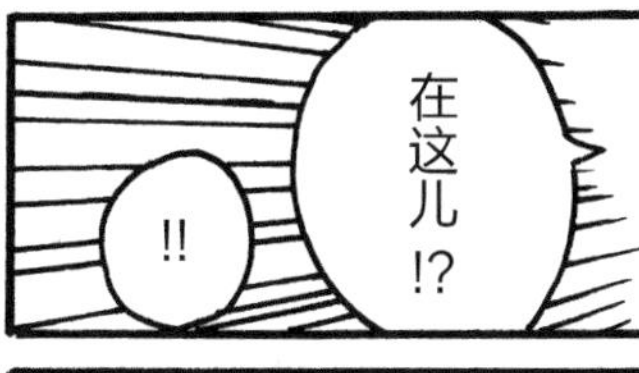

患者之前检查一直没有问题

这是我院介入治疗的判断标准

本院采用 AVF 介入治疗的判断标准

AVF 介入治疗	绝对适应证	相对适应证			观察
评价	0	1 个月后	3 个月后		6 个月后
对应	尽早 PTA	1 个月后复查	3 个月后复查		6 个月后复查
FV（ml/min）	低于 350	低于 500	低于 500	500 以上	500 以上
RI	0.65 以上	0.65 以上	0.65 以上	0.65 以下	0.65 以下
狭窄直径（mm）	1.9 以下	2.0 ~ 2.3	2.3 ~ 2.5	2.6 以上	2.6 以上
狭窄率	—	—	—	50% 以上	50% 以下

当然还需结合物理检查和临床所见进行综合评估

欧哈，是这样啊

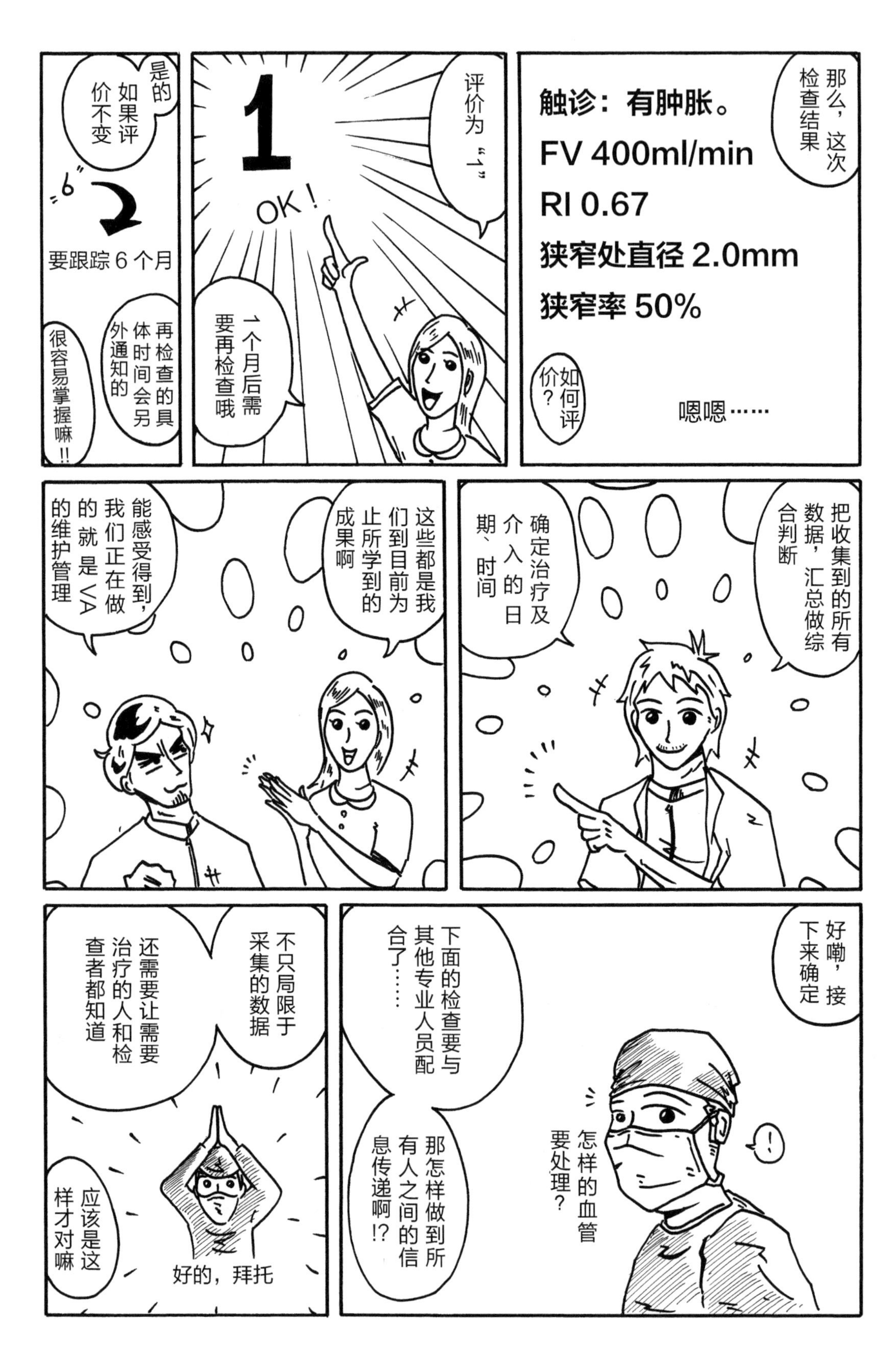

那么，这次检查结果
触诊：有肿胀。
FV 400ml/min
RI 0.67
狭窄处直径 2.0mm
狭窄率 50%
如何评价？
嗯嗯……
评价为“1”
1
OK！
1个月后需要再检查哦
是的 如果评价不变
6
要跟踪 6 个月
再检查的具体时间会另外通知的
很容易掌握嘛!!
把收集到的所有数据，汇总做综合判断
确定治疗介入的日期、时间
这些都是我们到目前为止所学到的成果啊
能感受得到，我们正在做的就是VA的维护管理
好嘞，接下来确定
怎样的血管要处理？
下面的检查要与其他专业人员配合了……
那怎样做到所有人之间的信息传递啊!?
不只局限于采集的数据
还需要让需要治疗的人和检查者都知道
应该是这样才对嘛
好的，拜托

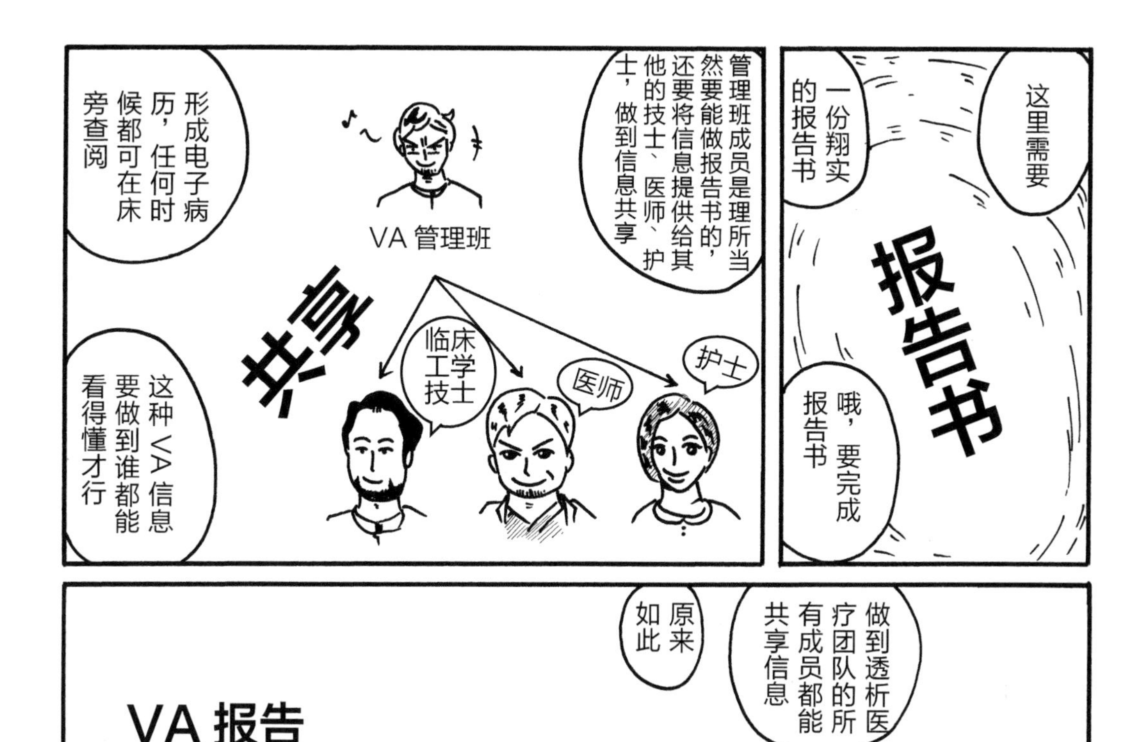

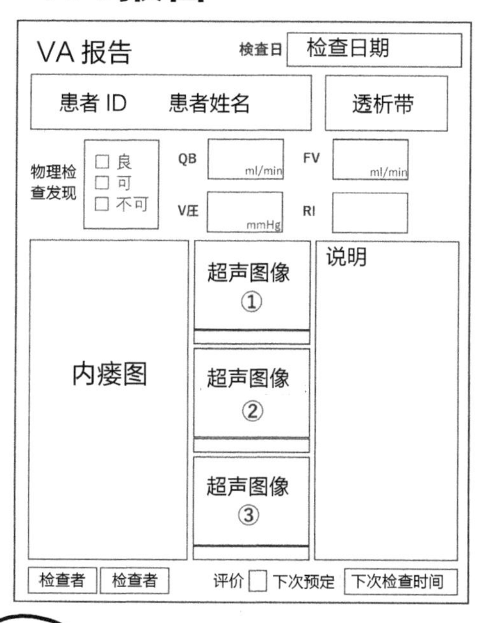
VA 报告　検査日　检查日期

患者 ID　患者姓名　透析带

物理检查发现　□良　□可　□不可

QB　ml/min　FV　ml/min

V压　mmHg　RI

内瘘图

超声图像①

超声图像②

超声图像③

说明

检查者　检查者　评价　下次预定　下次检查时间

VA 报告　检查日期　2018/06/01

01234567　松山真　月A-50

物理检查　□良　□可　☑不可

QB 200 ml/min　FV 314 ml/min

V压 60 mmHg　RI 0.71

FV RI

#1 狭窄部 長/短

#1 狭窄部 カラー

说明
透析中引血不良，临时施行超声检查吻合部附近张力很强，确认高度狭窄
#1 内膜肥厚型狭窄
狭窄直径：Φ1.3mm*1.5mm
狭窄长度：5.0mm
狭窄率：67%
未见再循环
Dr報告
近日PTA予定

好见　远堂　评价 0　下回预定　2018/07/01

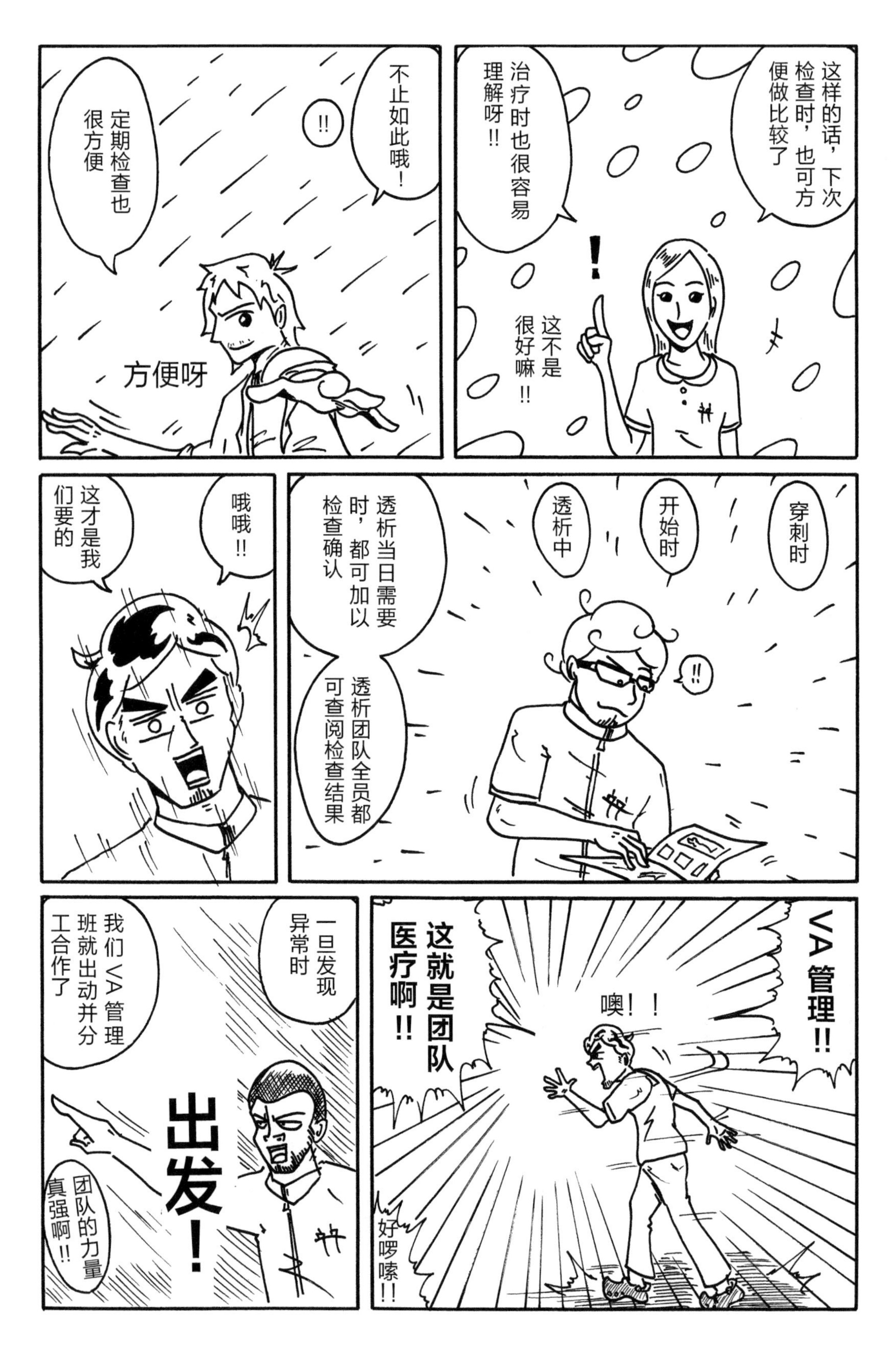
这样的话，下次检查时，也可方便做比较了
治疗时也很容易理解呀!!
!
这不是很好嘛!!
不止如此哦!
!!
定期检查也很方便
方便呀
穿刺时
开始时
透析中
透析当日需要时，都可加以检查确认
透析团队全员都可查阅检查结果
!!
哦哦!!
这才是我们要的
VA管理!!
这就是团队医疗啊!!
噢!!
好啰嗦!!
一旦发现异常时
我们VA管理班就出动并分工合作了
出发!
团队的力量真强啊!!

VA的管理从日常的透析开始
哦哦哦
开展定期检查等要做的事有好多好多呢
万能
是这样啊
那VA管理的流程又是怎样的呢？
哦哦
可以汇总成流程图
怎么啦，这家伙……
嗨!!

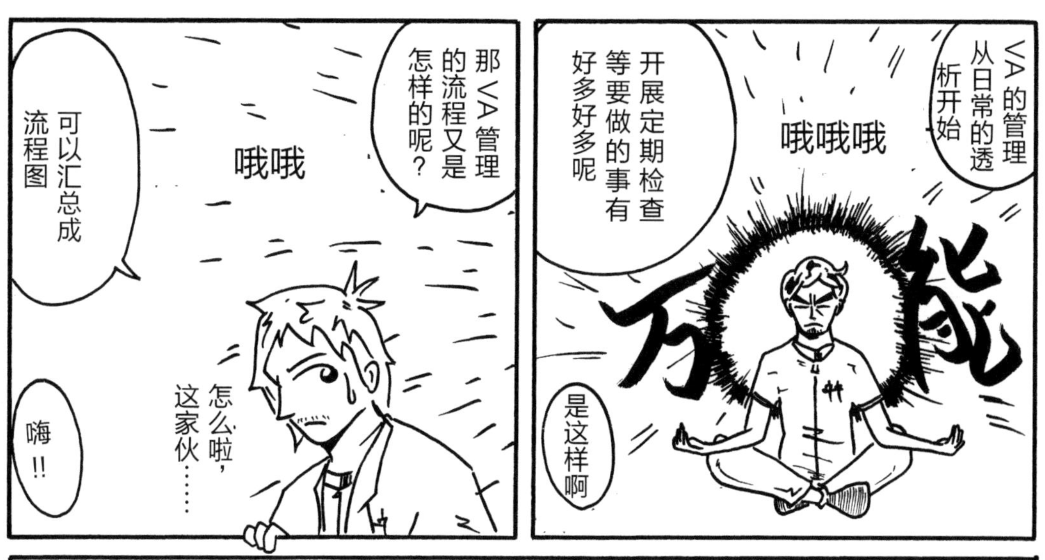

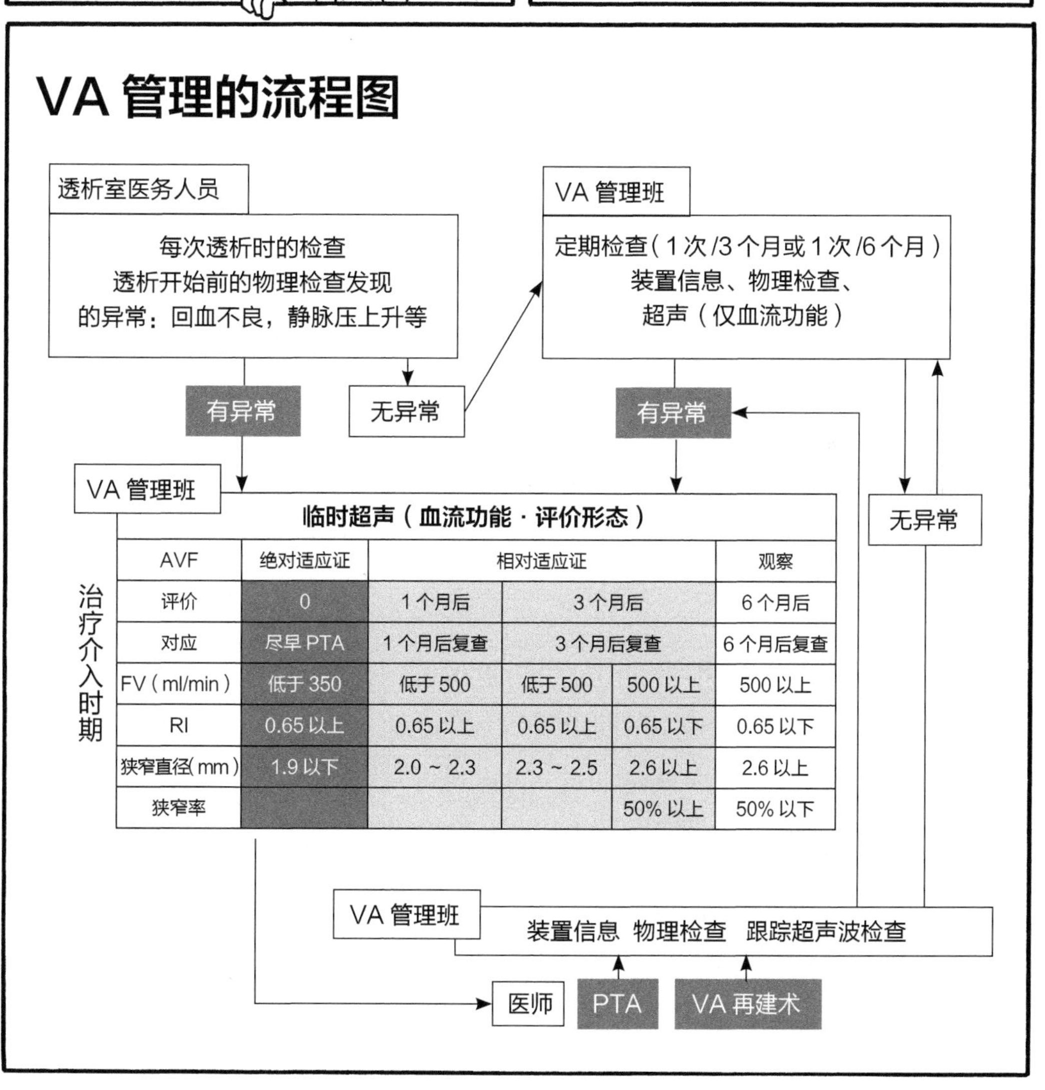

临时超声（血流功能·评价形态）

AVF	绝对适应证	相对适应证			观察
评价	0	1个月后	3个月后		6个月后
对应	尽早PTA	1个月后复查	3个月后复查		6个月后复查
FV（ml/min）	低于350	低于500	低于500	500以上	500以上
RI	0.65以上	0.65以上	0.65以上	0.65以下	0.65以下
狭窄直径（mm）	1.9以下	2.0～2.3	2.3～2.5	2.6以上	2.6以上
狭窄率				50%以上	50%以下

那样的话，我想
有什么疑问吗？
嗯，有疑问
疑问

AVG……就是人工移植血管患者的管理
是同样的评价方法吗？
我也有同样的问题!!
是呀!!
!?
!!

注意到关键点了
是吗!?
ぐっ

移植血管内瘘（AVG）和自体动静脉内瘘（AVF）还是有些不同的
果然聪明!!
这家伙

对AVG来说重要的是——
血流量和静脉压
还有FV
QB
静脉压
FV
嗯，对吧

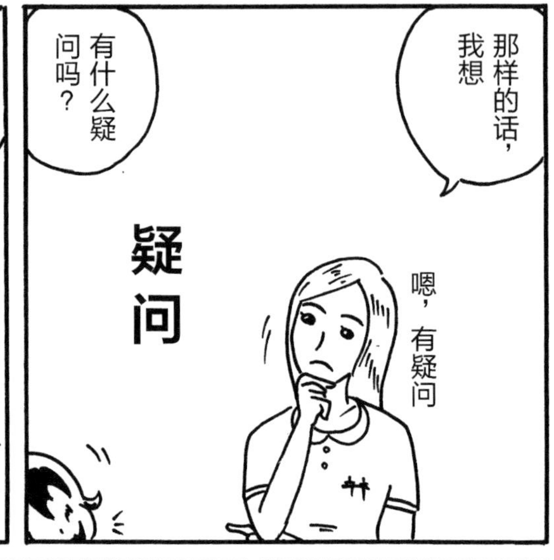

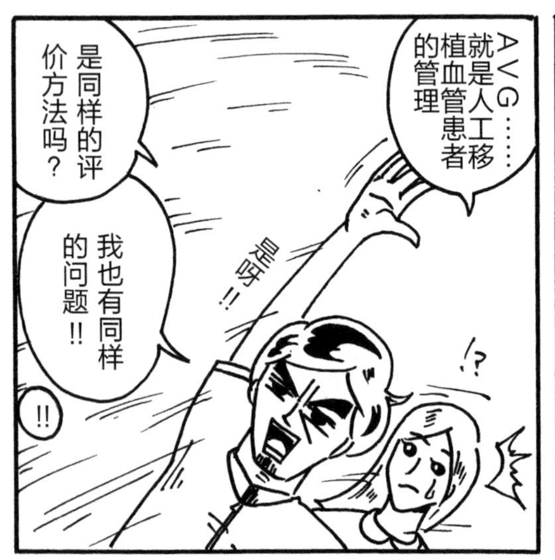

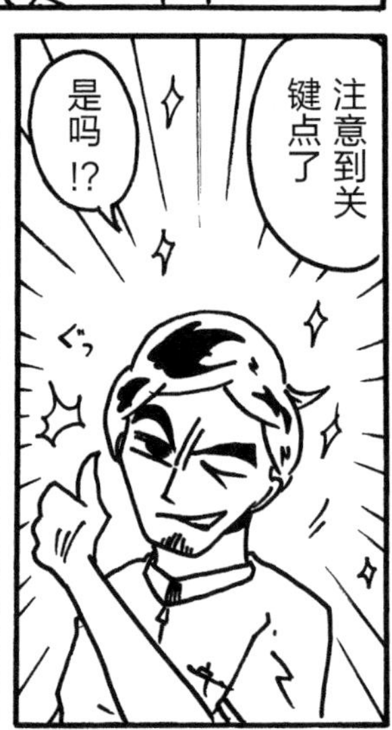

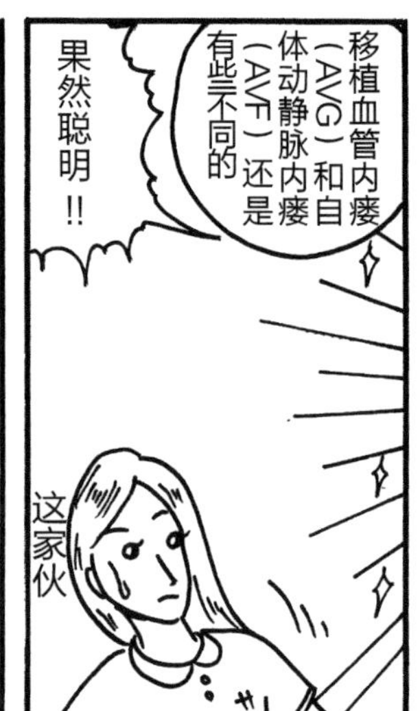

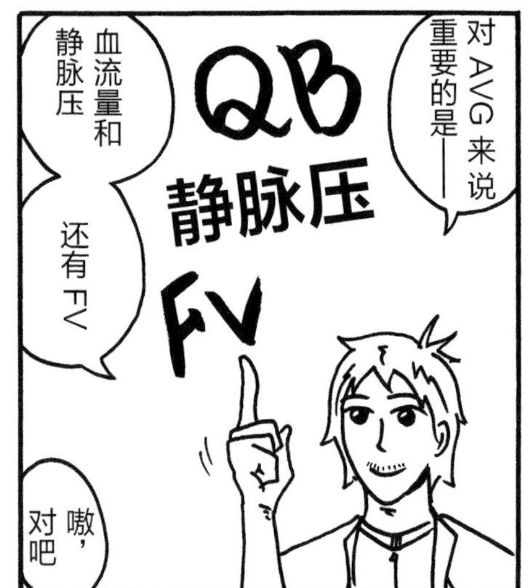

作者医院 AVG 介入治疗的目标

AVG	绝对适应证	相对适应证	观察
评价	0	1个月后	6个月后
对应	尽早治疗	1个月后复查	6个月后复查
FV（ml/min）	400以下	400～600	600以上
	与状态好时相比在30%以下	与状态好时相比在30%～50%	与状态好时相比在50%以上
静脉压（QB200换算）	180mmHg以上	160mmHg以上	160mmHg以下
	与状态好时相比提高50%以上	与状态好时相比提高30%～50%以上	与状态好时相比下降30%以下

确实有些不一样啊
不看形态了吗？

人工血管常使用的材料

人工血管用料举例：
ePTFE（聚氟乙烯）、
聚氨酯、PEP

人工血管超声波不易通过

虽然有的材料可以通过

*ePTFE 超声波能通过

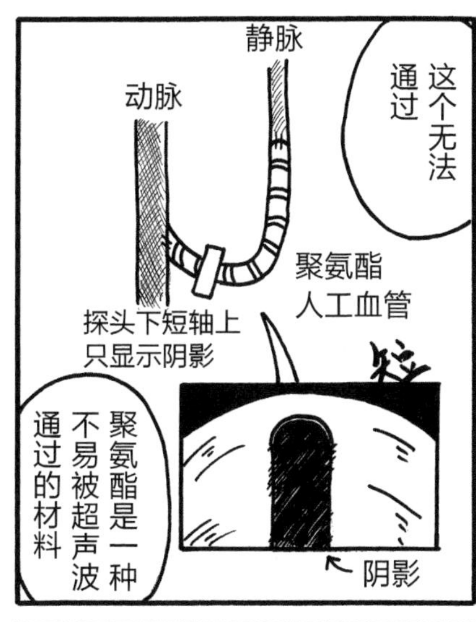

对超声波不易通过的材料制造的人工移植血管
病例
可在流入、流出部的吻合部观察
效果较好
吻合部
组织
静脉
矢状切面
（长轴切面）

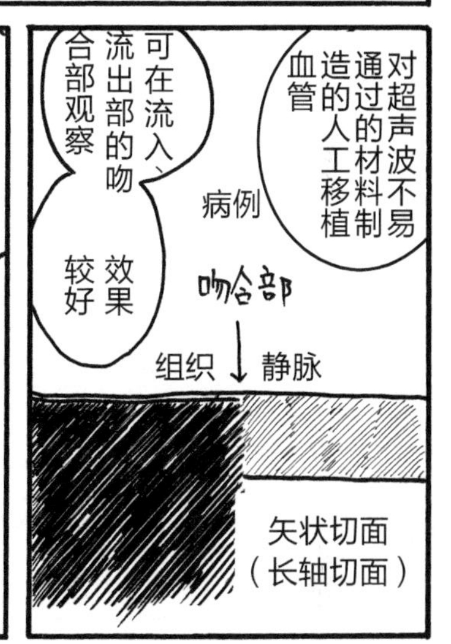

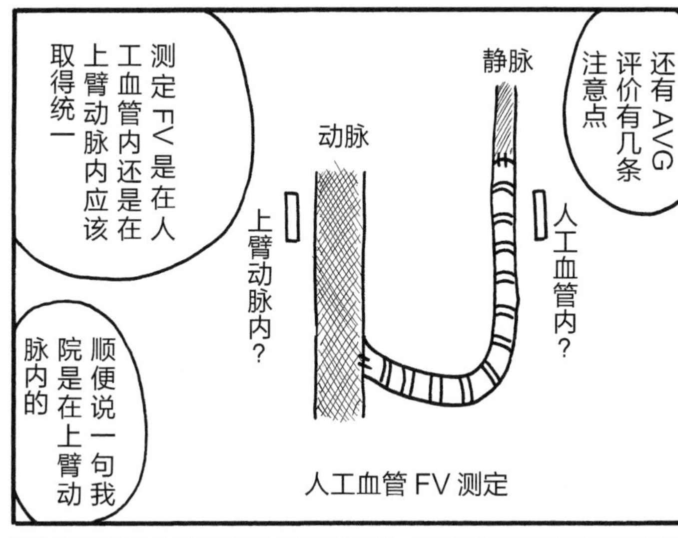

人工血管 FV 测定

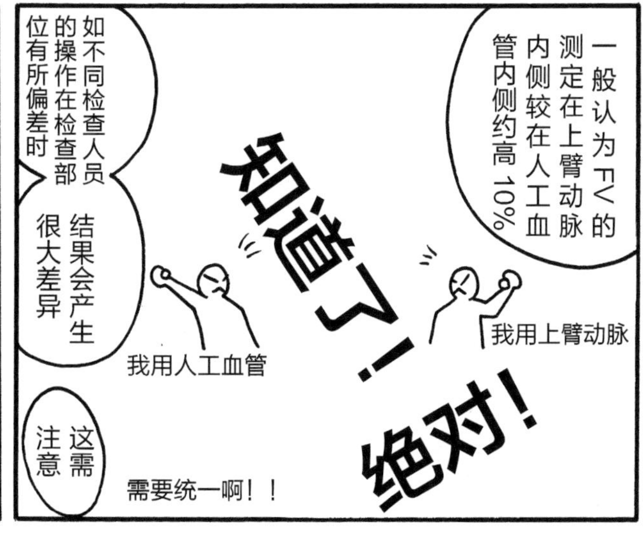

有关VA管理的流程图是一样的
这下AVG的管理就清楚了吧!!
有了!

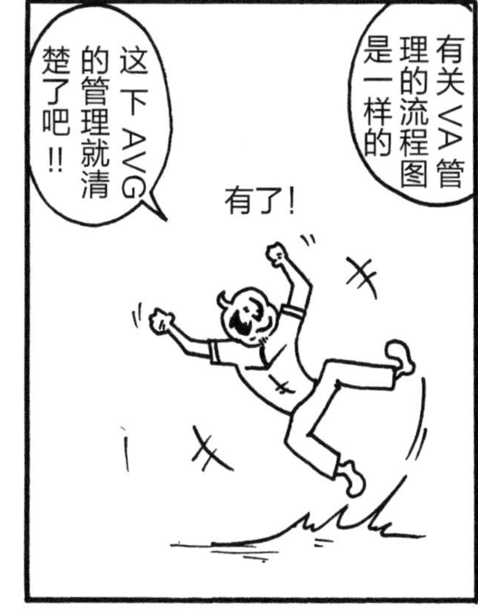

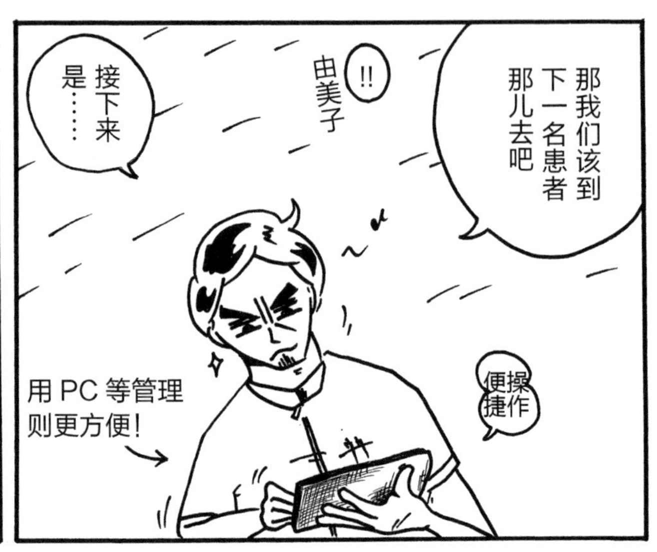
那我们该到下一名患者那儿去吧
由美子
!!
接下来是……
操作便捷
用 PC 等管理则更方便!

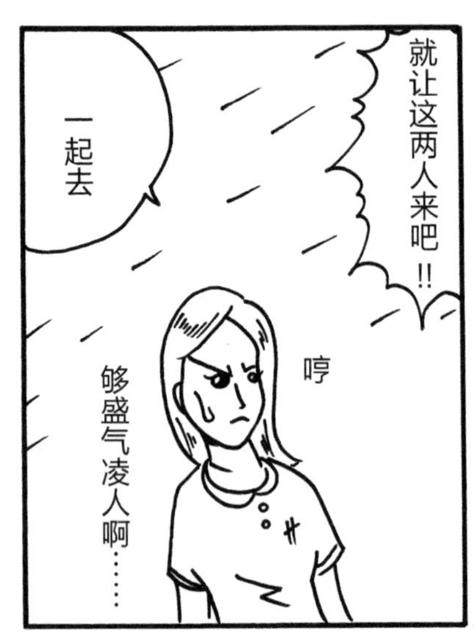
就让这两人来吧!!
一起去
哼
够盛气凌人啊……

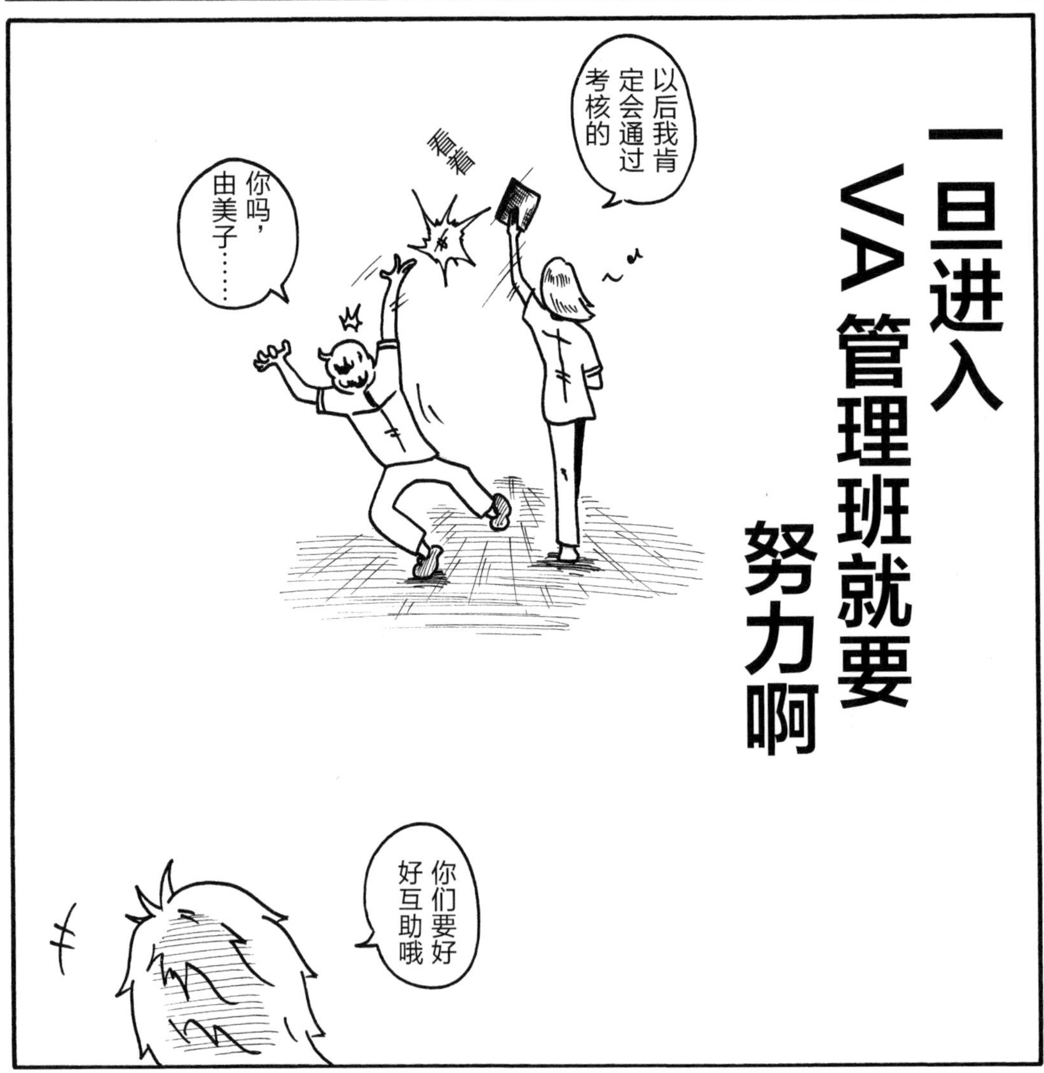
一旦进入 VA 管理班就要努力啊
以后我肯定会通过考核的
看着
你吗，由美子……
你们要好好互助哦

老师的小结

1. 到此为止，想必无论从总体上还是从各个层面上大家都能够理解在透析现场该如何使用超声来实现 VA 管理的大体流程了。

2. 通过使用超声仪扫描，可以确定 VA 是否保持长期畅通，确定介入治疗的时间，还可以有效实现 VA 管理的最终目标。

3.VA 管理的治疗适应证标准和定期管理流程，虽在不同型号的设备可以制订自己独有的操作要点，但也可直接采用本章中所介绍的方法，都是没有问题的。

4. 还有最后一章学习就要结束了！让我们再次整理一下透析室使用超声管理 VA 的方法，通过实践不断进步！

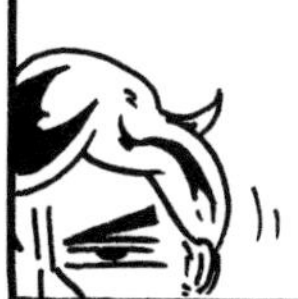

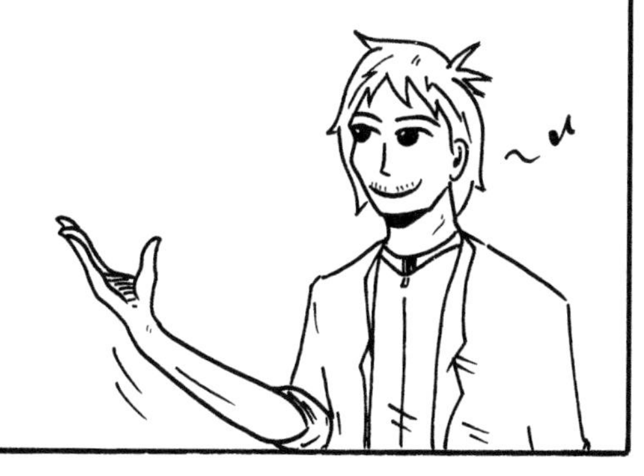

第7章

VA 管理的将来

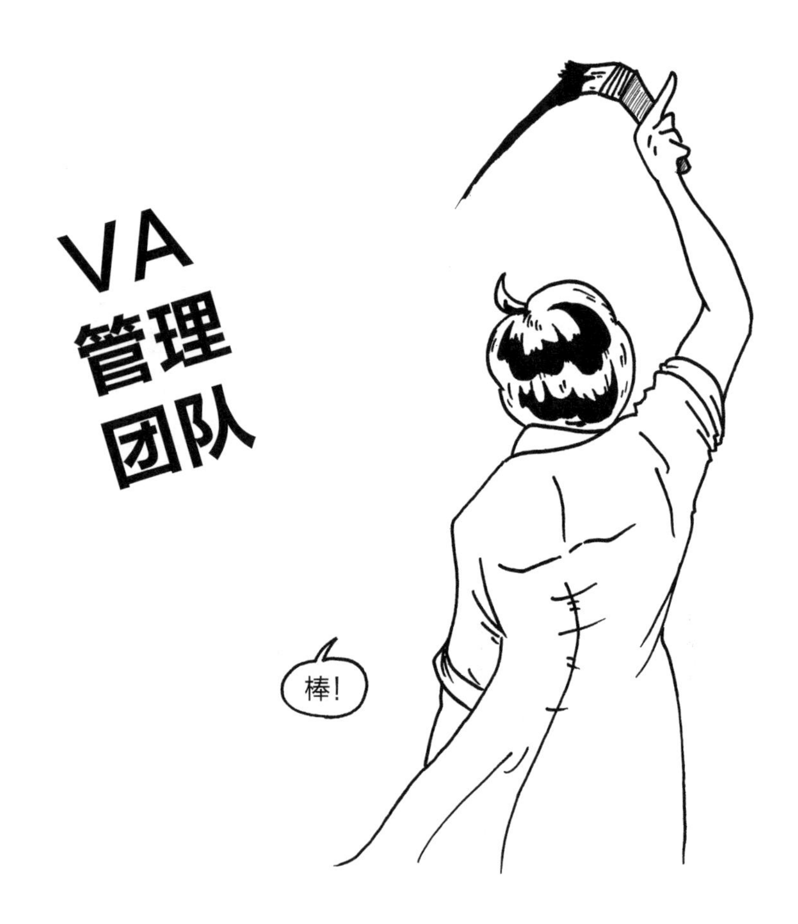

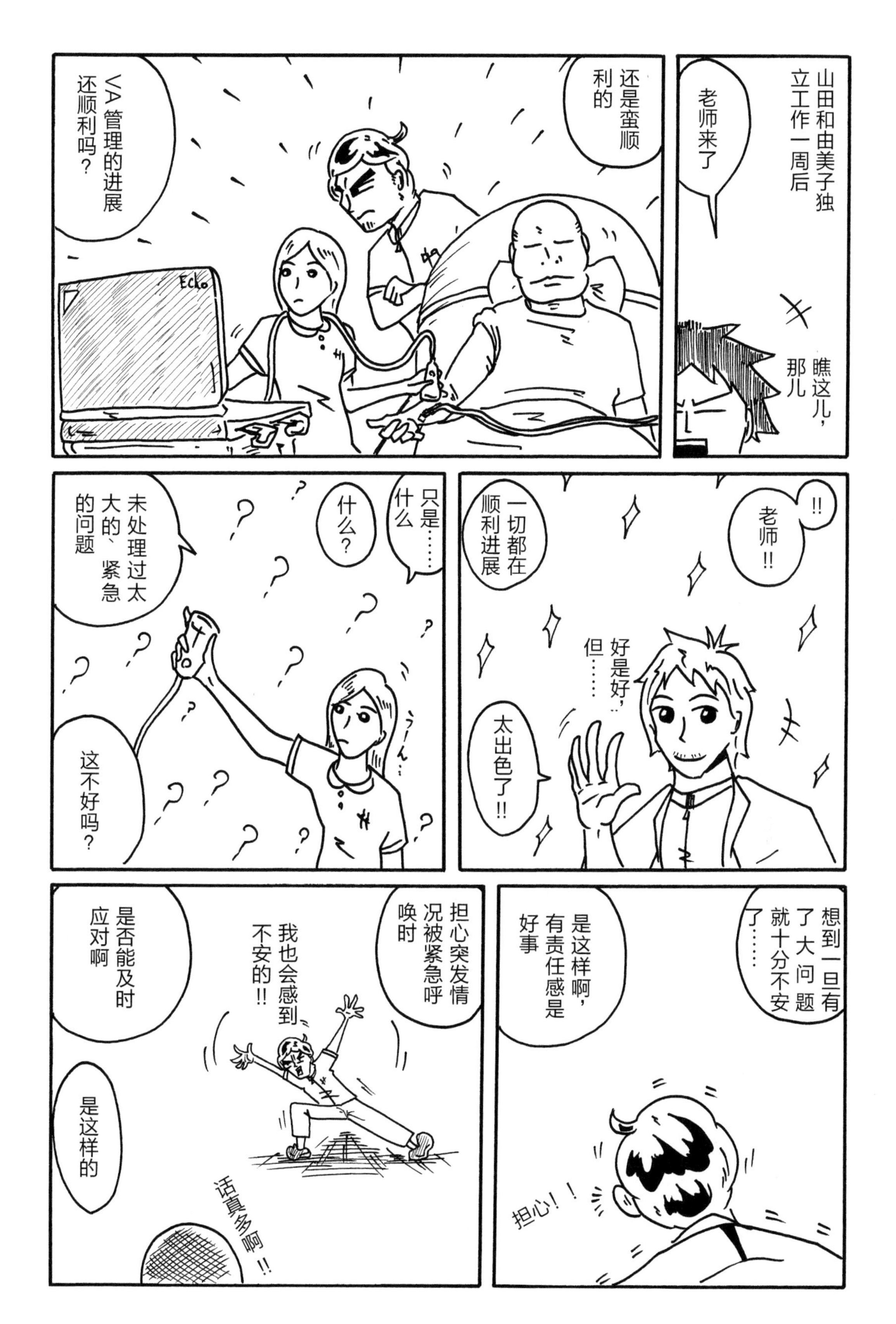
山田和由美子独立工作一周后
老师来了
瞧这儿，那儿
还是蛮顺利的
VA管理的进展还顺利吗？
!!
老师!!
一切都在顺利进展
好是好，但……
太出色了!!
只是……什么
什么？
未处理过太大的、紧急的问题
这不好吗？
想到一旦有了大问题就十分不安了……
是这样啊，有责任感是好事
担心！！
担心突发情况被紧急呼唤时
我也会感到不安的!!
是否能及时应对啊
是这样的
话真多啊!!

那怎么办
先简单思考一下可能发生的问题
呜哇
哇噻

分析一下透析中容易发生的问题
VA的管理主要有两个大问题
!!

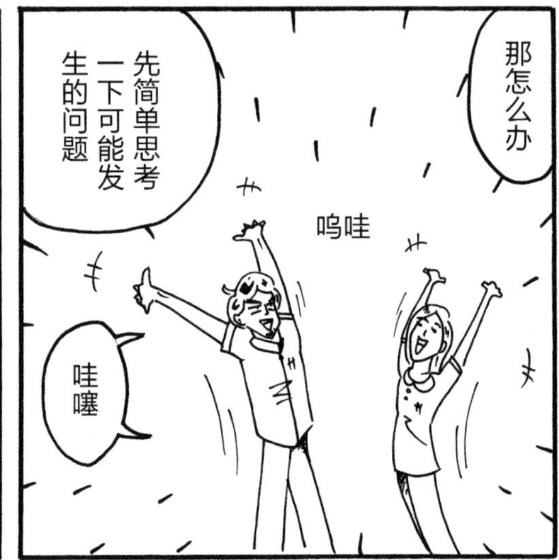

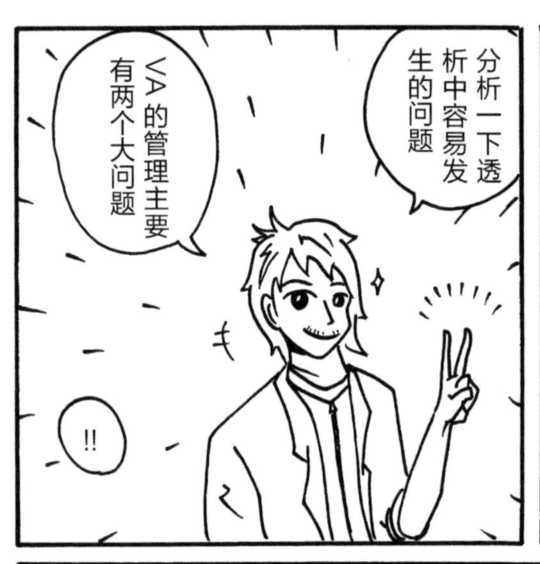

就是这两个!!

引血不良和静脉压上升

正确!

引血不良

对血流量（QB）来说，想一下如果没有充分的血流时会是什么原因导致的

主要原因发生在血泵之前

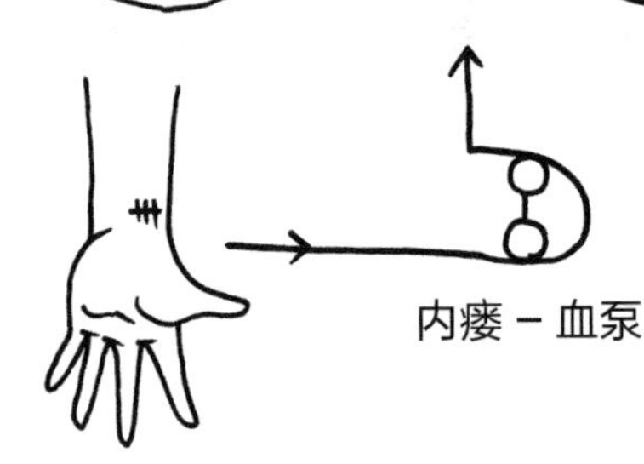

内瘘－血泵发生的问题

静脉压上升时

图里展示的是当静脉压升高时的现象

这是在静脉壶后的原因

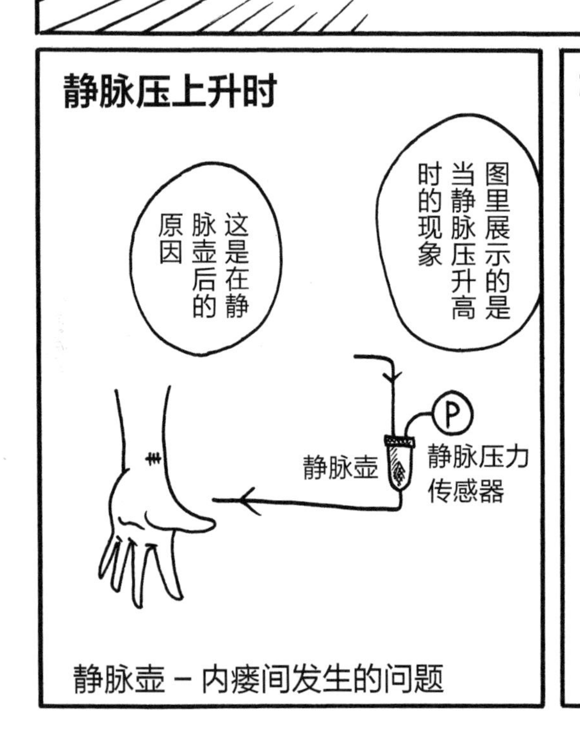

静脉壶－内瘘间发生的问题

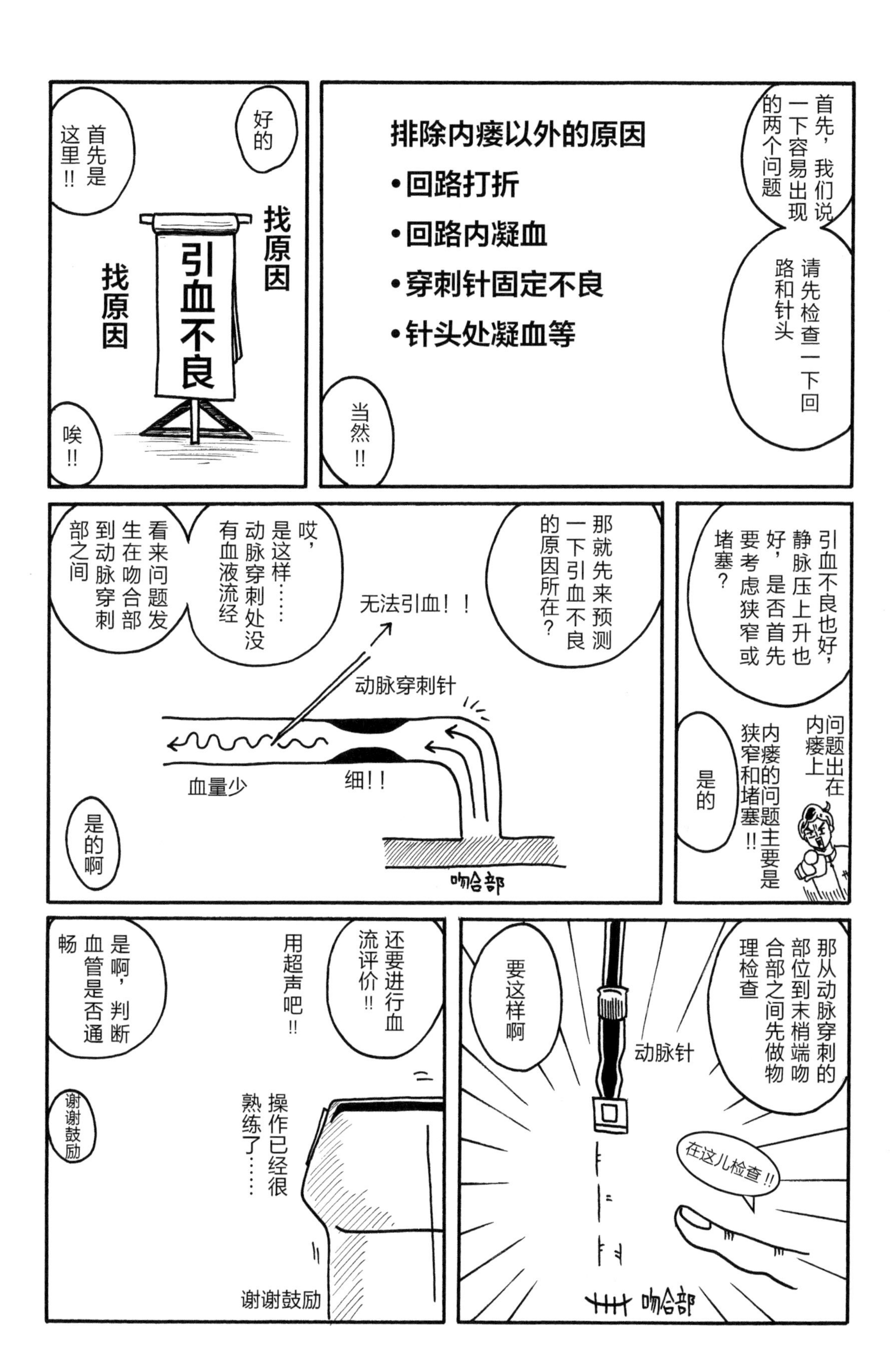
好的
首先是这里!!
找原因
引血不良
找原因
唉!!
首先，我们说一下容易出现的两个问题
请先检查一下回路和针头
排除内瘘以外的原因
•回路打折
•回路内凝血
•穿刺针固定不良
•针头处凝血等
当然!!
引血不良也好，静脉压上升也好，是否首先要考虑狭窄或堵塞？
问题出在内瘘上
内瘘的问题主要是狭窄和堵塞!!
是的
那就先来预测一下引血不良的原因所在？
哎，是这样……动脉穿刺处没有血液流经
看来问题发生在吻合部到动脉穿刺部之间
无法引血！！
动脉穿刺针
血量少
细！！
吻合部
是的啊
那从动脉穿刺的部位到末梢端吻合部之间先做物理检查
要这样啊
动脉针
在这儿检查!!
吻合部
还要进行血流评价!!
用超声吧!!
是啊，判断血管是否通畅
操作已经很熟练了……
谢谢鼓励
谢谢鼓励

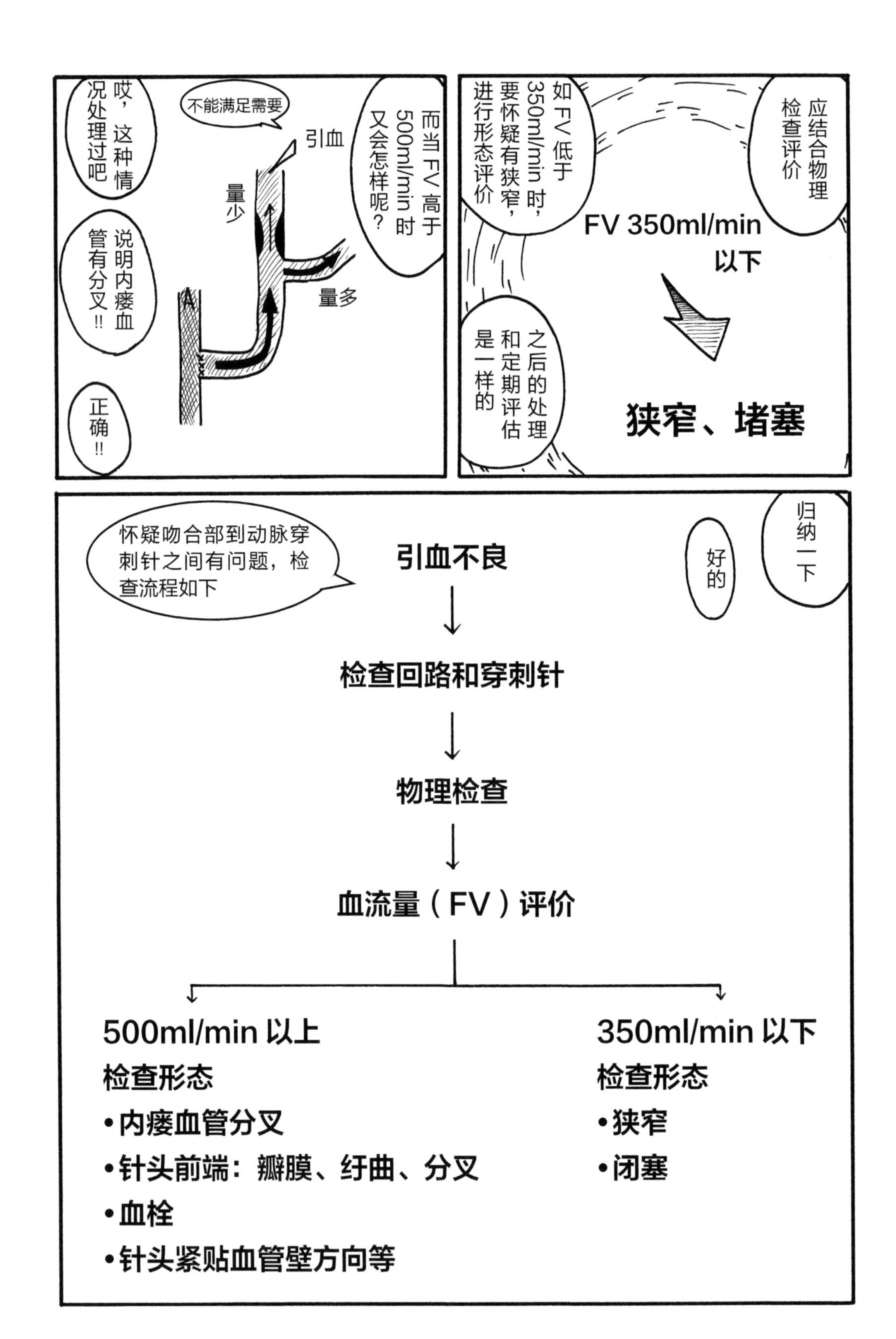
应结合物理检查评价
如FV低于350ml/min时，要怀疑有狭窄，进行形态评价
FV 350ml/min以下
狭窄、堵塞
之后的处理和定期评估是一样的
而当FV高于500ml/min时又会怎样呢？
不能满足需要
引血
量少
量多
A
哎，这种情况处理过吧
说明内瘘血管有分叉!!
正确!!
归纳一下
好的
怀疑吻合部到动脉穿刺针之间有问题，检查流程如下
引血不良
检查回路和穿刺针
物理检查
血流量（FV）评价
500ml/min 以上
检查形态
•内瘘血管分叉
•针头前端：瓣膜、纡曲、分叉
•血栓
•针头紧贴血管壁方向等
350ml/min 以下
检查形态
•狭窄
•闭塞

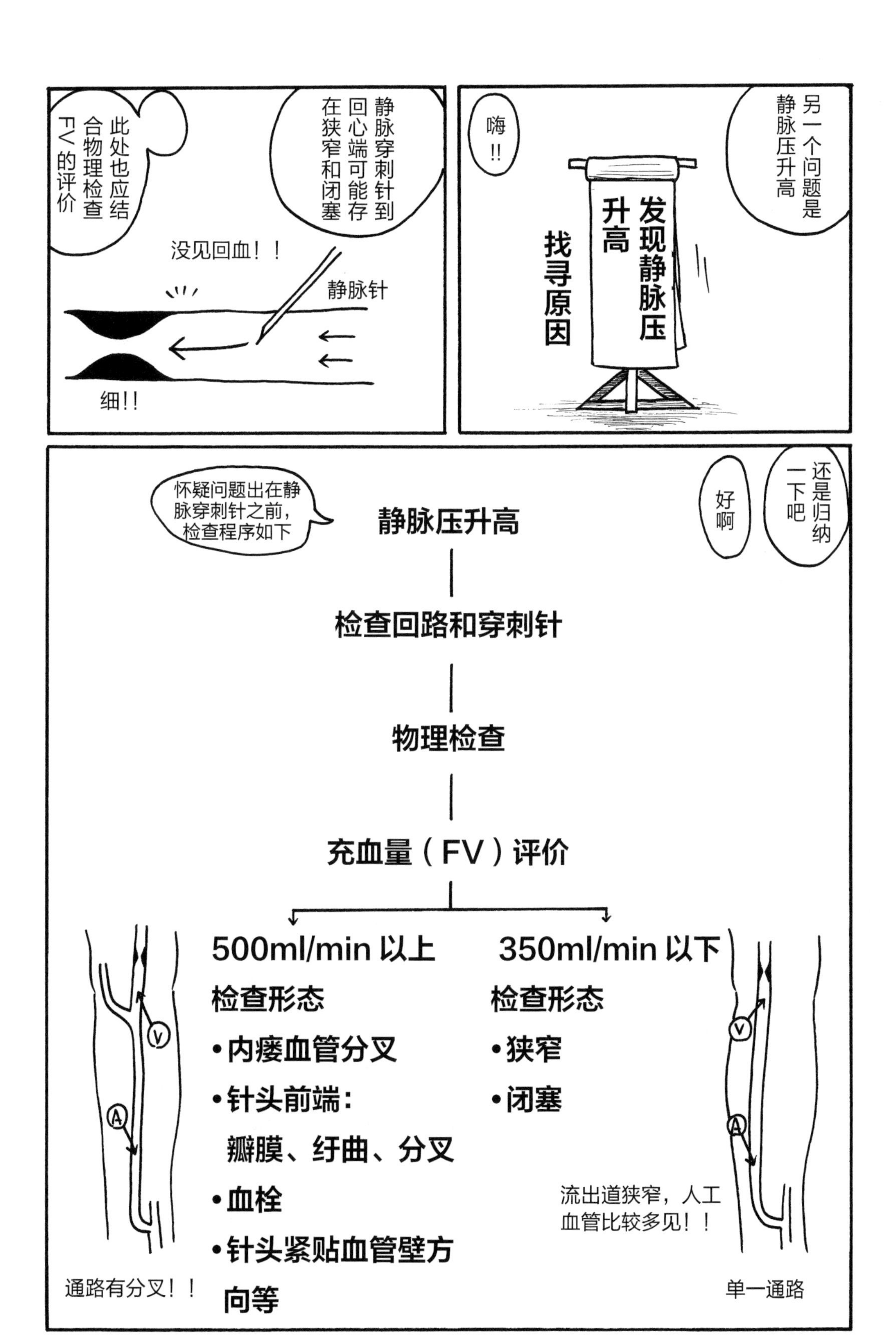
另一个问题是静脉压升高
发现静脉压升高
找寻原因
嗨!!
静脉穿刺针到回心端可能存在狭窄和闭塞
此处也应结合物理检查FV的评价
没见回血！！
静脉针
细!!
还是归纳一下吧
好啊
怀疑问题出在静脉穿刺针之前，检查程序如下
静脉压升高
检查回路和穿刺针
物理检查
充血量（FV）评价
500ml/min 以上
检查形态
•内瘘血管分叉
•针头前端：
瓣膜、纡曲、分叉
•血栓
•针头紧贴血管壁方向等
350ml/min 以下
检查形态
•狭窄
•闭塞
V
A
通路有分叉！！
流出道狭窄，人工血管比较多见！！
单一通路

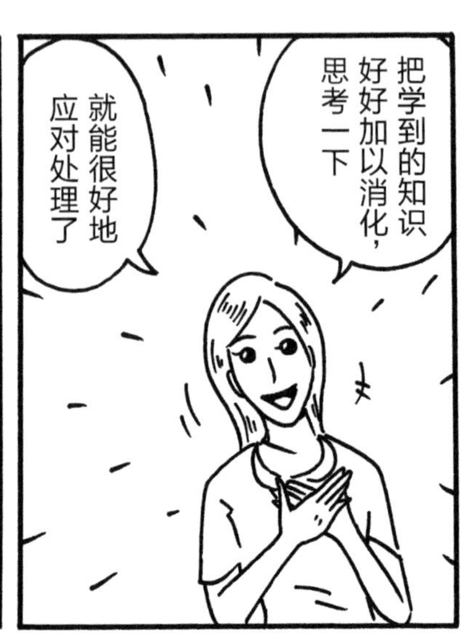

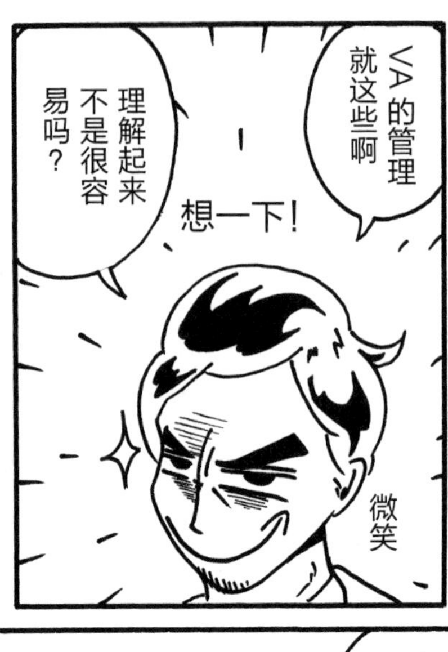

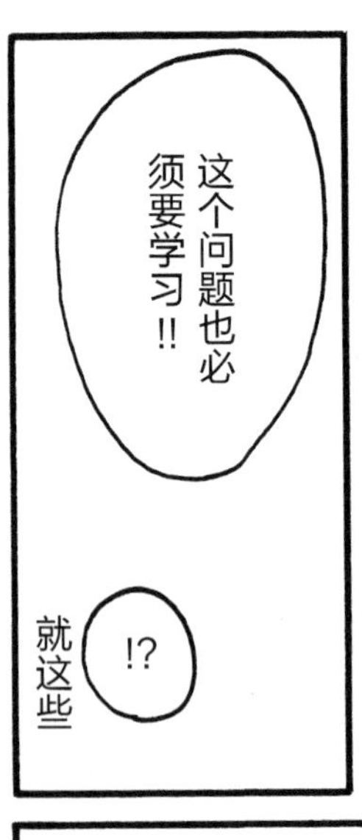

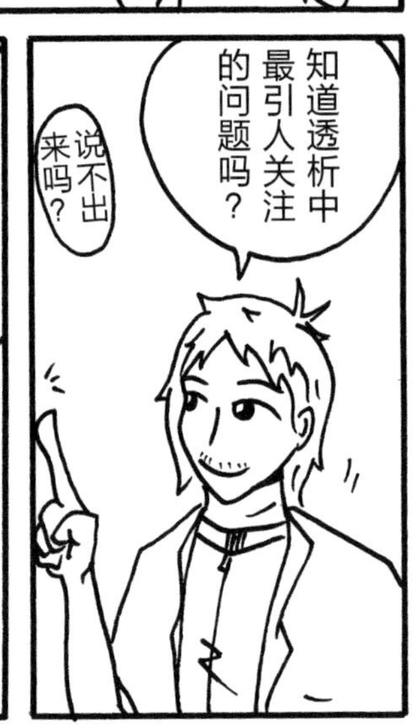

日常透析中的定期检查或观察血液检查数据时常有以下一些问题

- **FV 低下；**
- **听诊出现高调杂音，血管震颤低下；**
- **Kt/V 值低下或异常增高；**
- **频发回路内凝血；**
- **静脉压较平均值低下**

!!

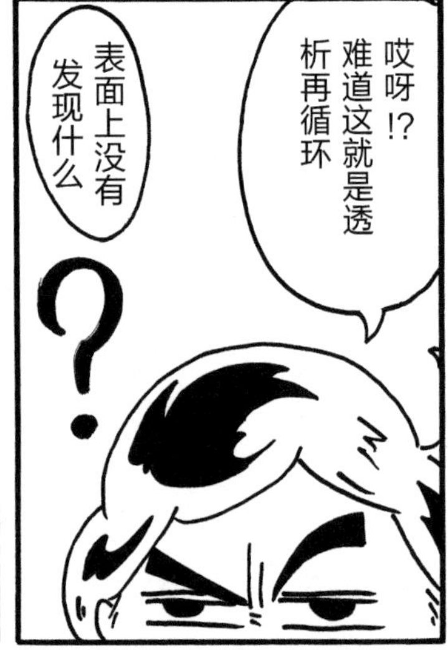

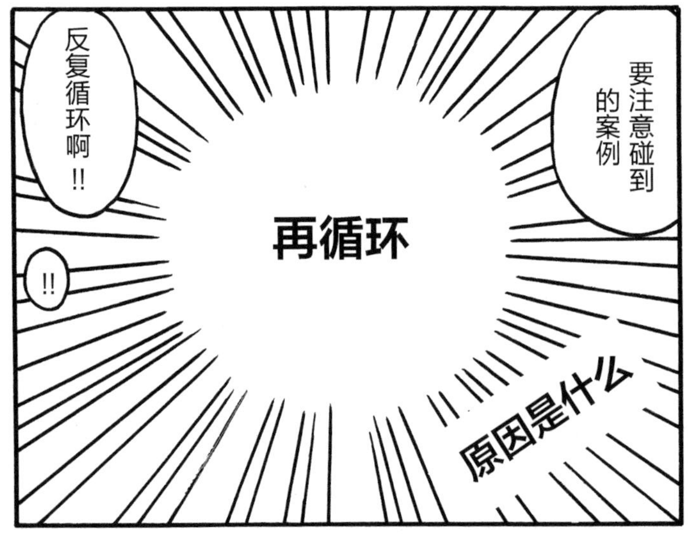

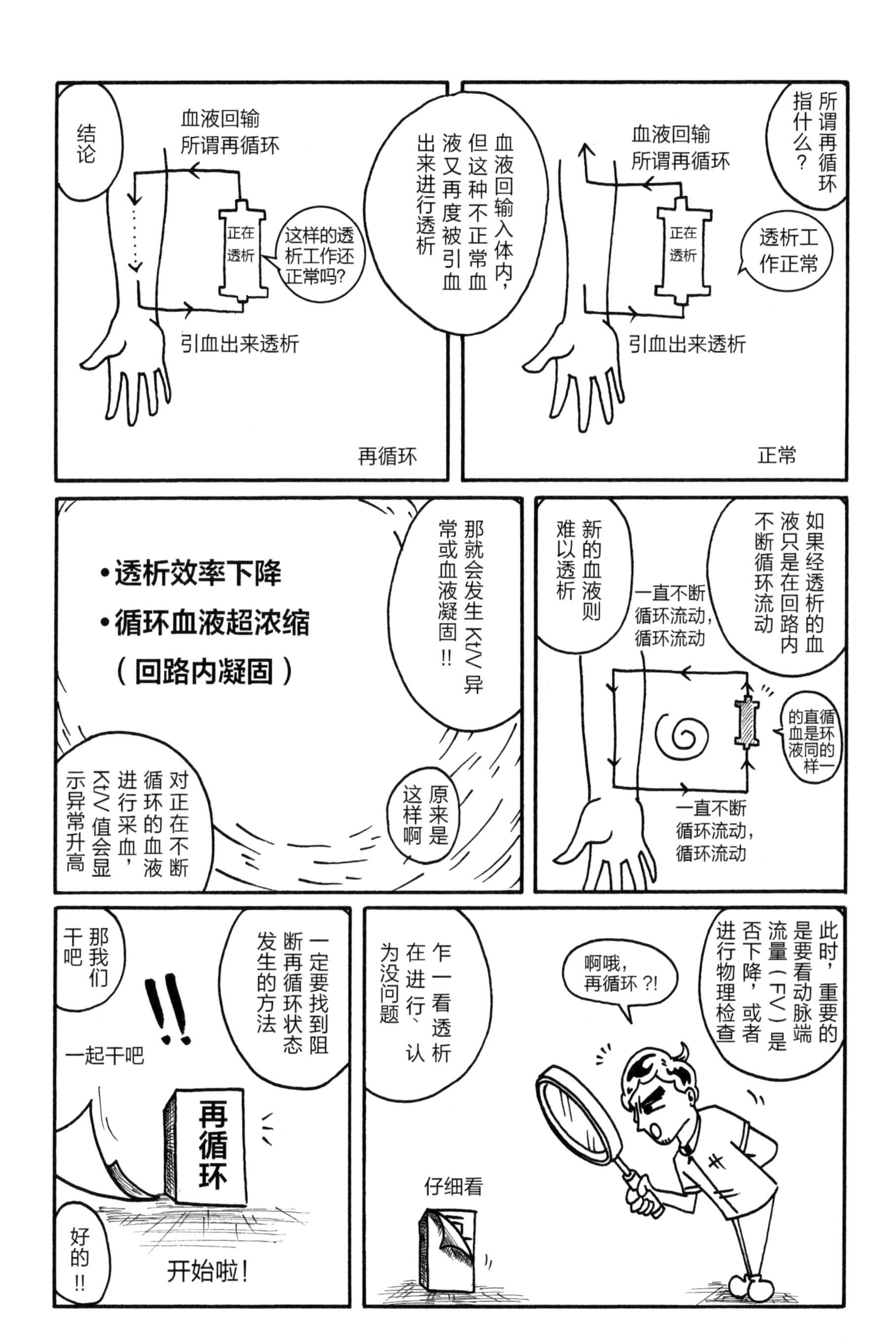
所谓再循环指什么？
透析工作正常
血液回输
所谓再循环
正在透析
引血出来透析
正常
血液回输入体内，但这种不正常血液又再度被引血出来进行透析
结论
血液回输
所谓再循环
正在透析
这样的透析工作还正常吗？
引血出来透析
再循环
如果经透析的血液只是在回路内不断循环流动
新的血液则难以透析
一直不断循环流动，循环流动
循环的血液是同样一直
一直不断循环流动，循环流动
那就会发生Kt/V异常或血液凝固!!
•透析效率下降
•循环血液超浓缩
（回路内凝固）
原来是这样啊
对正在不断循环的血液进行采血，Kt/V值会显示异常升高
此时，重要的是要看动脉端流量（FV）是否下降，或者进行物理检查
啊哦，再循环?!
乍一看透析在进行、认为没问题
仔细看
一定要找到阻断再循环状态发生的方法
那我们干吧
!!
一起干吧
再循环
好的!!
开始啦！

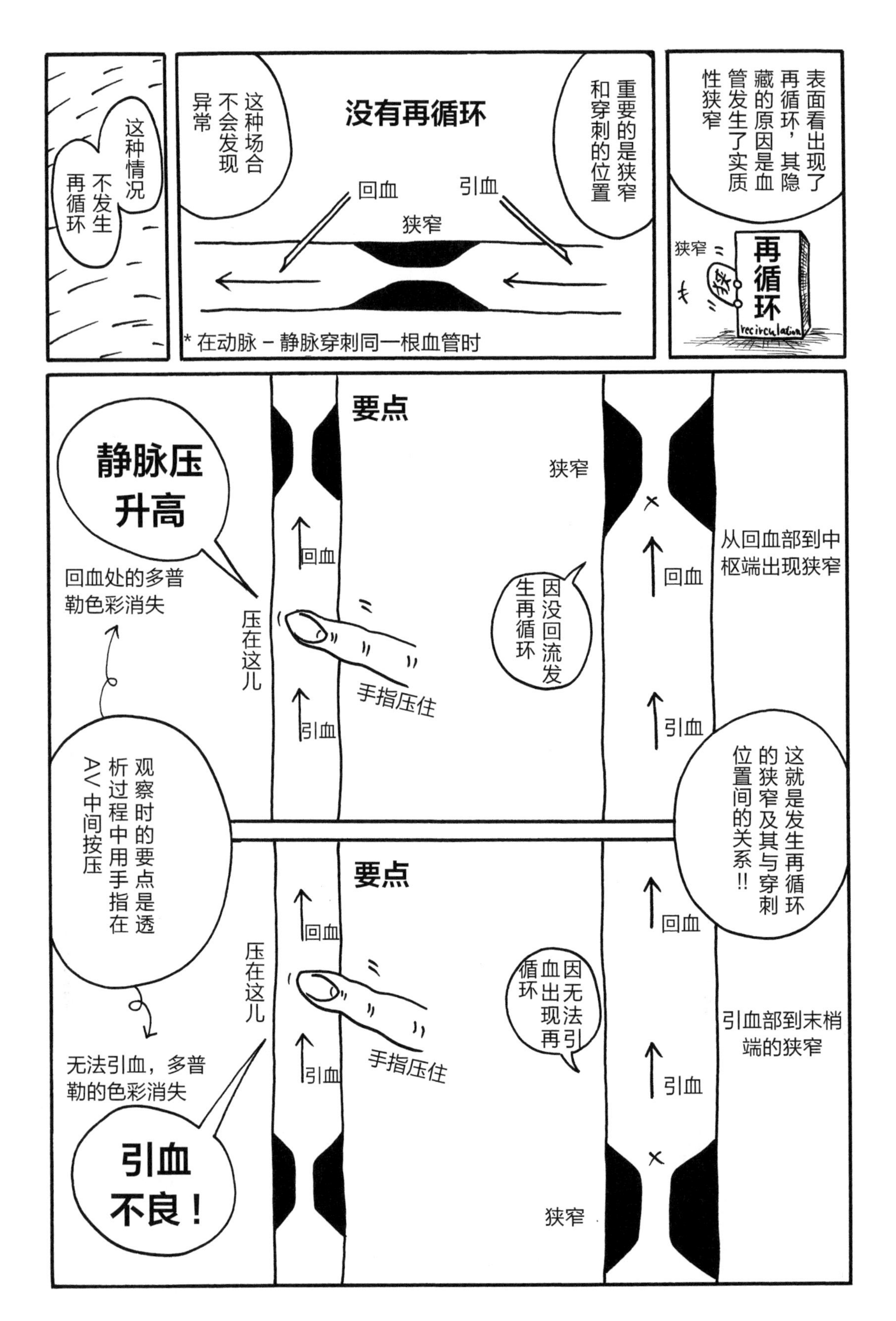

表面看出现了再循环，其隐藏的原因是血管发生了实质性狭窄
狭窄＝
狭
再循环
recirculation
重要的是狭窄和穿刺的位置
没有再循环
这种场合不会发现异常
引血
回血
狭窄
* 在动脉－静脉穿刺同一根血管时
这种情况不发生再循环
要点
狭窄
从回血部到中枢端出现狭窄
回血
因没回流发生再循环
引血
静脉压升高
回血处的多普勒色彩消失
回血
压在这儿
手指压住
引血
这就是发生再循环的狭窄及其与穿刺位置间的关系!!
观察时的要点是透析过程中用手指在AV中间按压
要点
回血
压在这儿
手指压住
引血
因无法引血出现再循环
回血
引血部到末梢端的狭窄
引血
无法引血，多普勒的色彩消失
引血不良！
狭窄

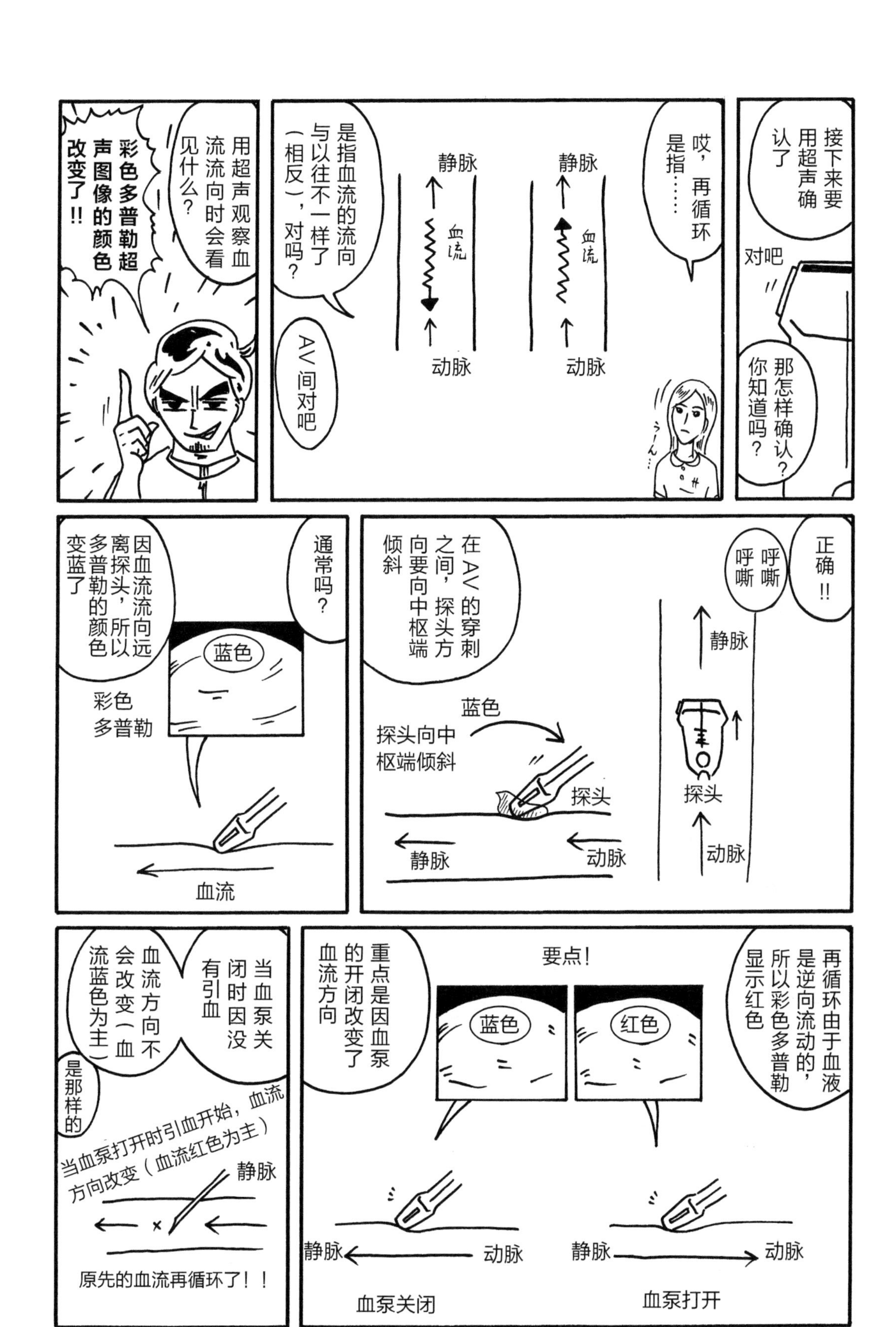
接下来要用超声确认了
对吧
那怎样确认？你知道吗？
哎，再循环是指……
静脉
血流
动脉
静脉
血流
动脉
是指血流的流向与以往不一样了（相反），对吗？
AV间对吧
用超声观察血流流向时会看见什么？
彩色多普勒超声图像的颜色改变了!!
正确!!
呼嘶呼嘶
静脉
探头
动脉
在AV的穿刺之间，探头方向要向中枢端倾斜
蓝色
探头向中枢端倾斜
探头
静脉
动脉
通常吗？
因血流流向远离探头，所以彩色多普勒的颜色变蓝了
蓝色
彩色多普勒
血流
再循环由于血液是逆向流动的，所以彩色多普勒显示红色
要点！
蓝色
红色
重点是因血泵的开闭改变了血流方向
静脉
动脉
血泵关闭
静脉
动脉
血泵打开
当血泵关闭时因没有引血
血流方向不会改变（血流蓝色为主）
是那样的
当血泵打开时引血开始，血流方向改变（血流红色为主）
静脉
原先的血流再循环了！！

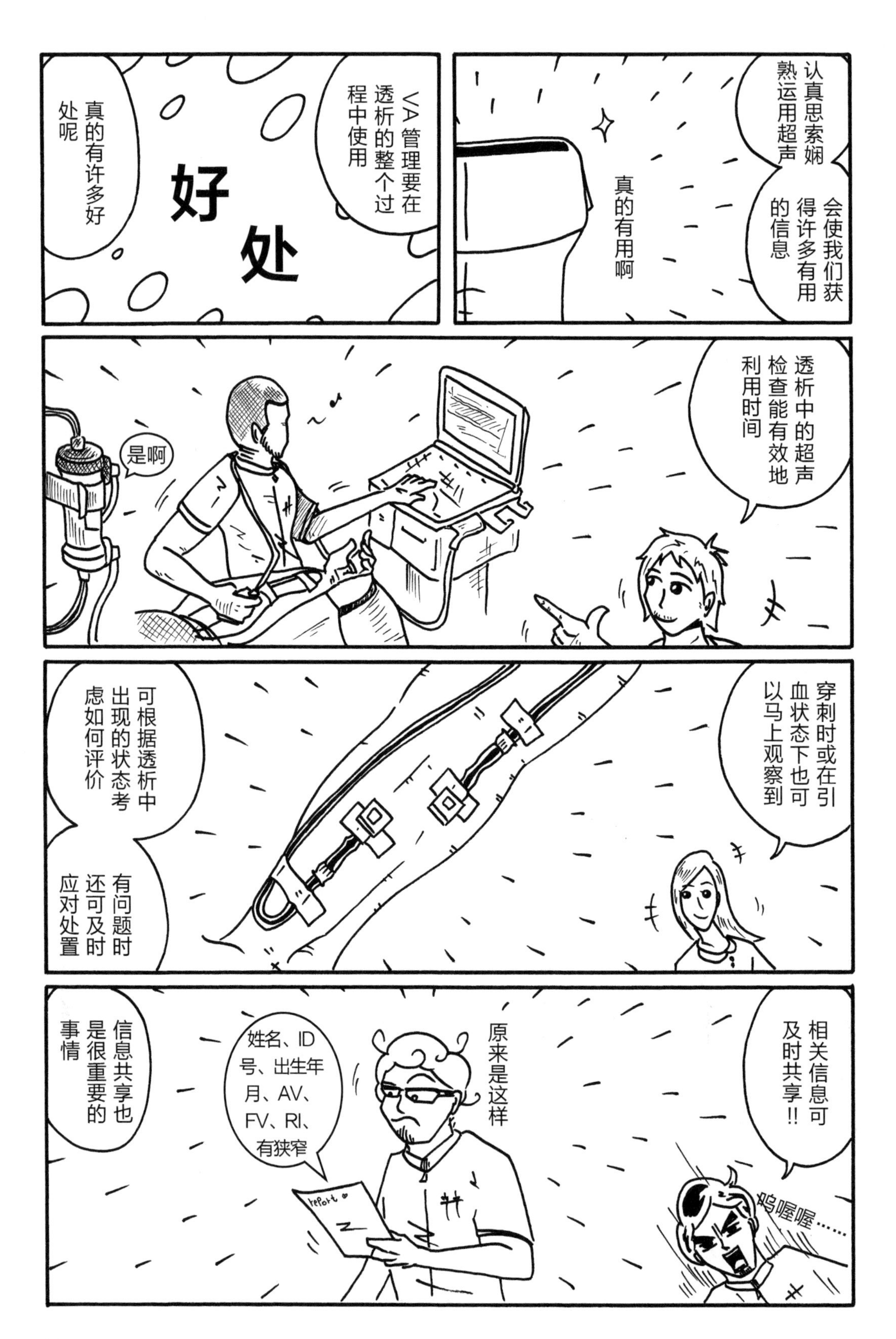

认真思索娴熟运用超声
会使我们获得许多有用的信息
真的有用啊
VA管理要在透析的整个过程中使用
好处
真的有许多好处呢
透析中的超声检查能有效地利用时间
是啊
穿刺时或在引血状态下也可以马上观察到
可根据透析中出现的状态考虑如何评价
有问题时还可及时应对处置
相关信息可及时共享!!
呜喔喔……
原来是这样
姓名、ID号、出生年月、AV、FV、RI、有狭窄
信息共享也是很重要的事情

接下来我们看一下透析中运用超声的优点与不足

要注意的要点果然很多啊

但我觉得相比较有很多的优点

优点：

（1）能有效利用时间；

（2）能结合实际的引血状态和穿刺状态予以评价；

（3）能把握和调整穿刺针的位置；

（4）在透析室中迅速实现信息共享；

（5）可及时应对处置中发生的问题

不足：

（1）形态评价受扫描范围的限制；

（2）需要关注感染的问题；

（3）需要具备透析装置和超声两种仪器的操作能力；

（4）拔针时可能会有风险

挑战自己
提高技术水平……
还有就是要具备相关的知识
加油
我可以参与VA管理了
加油！
一定要很好地维护呀!!
我们，我们都可以了
唔，喔喔喔

透析室中的VA管理
前倾姿势
VA管理的必要性和实用性很好的理解吧
嘎呜呜……

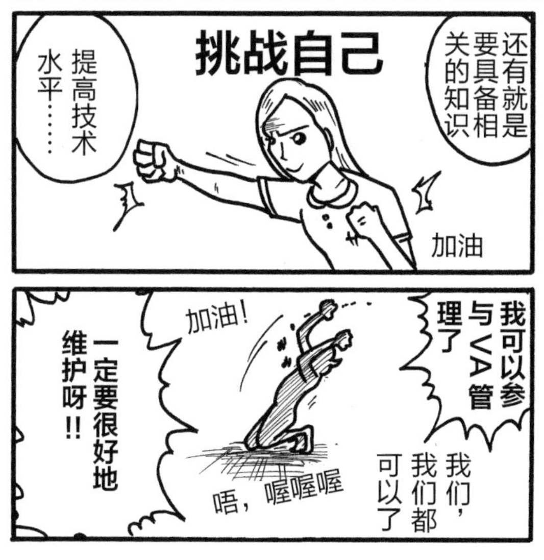

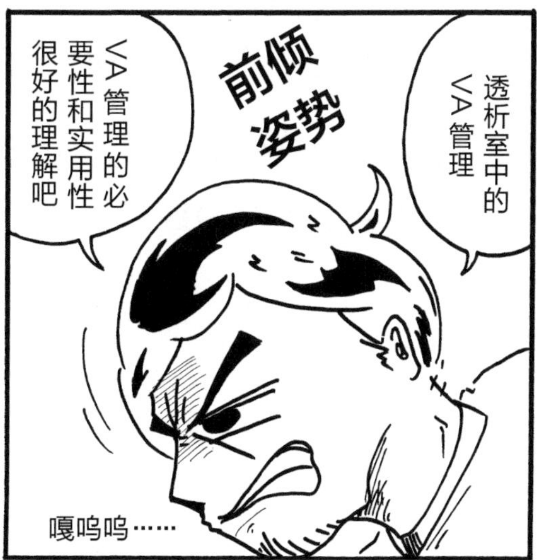

那大家伙儿加油吧！
再次回到专业上，归纳一下
好的!!

要以这种精神学习、工作
再次拜托你们!!
啊啊拜托啦
!!
好哦！

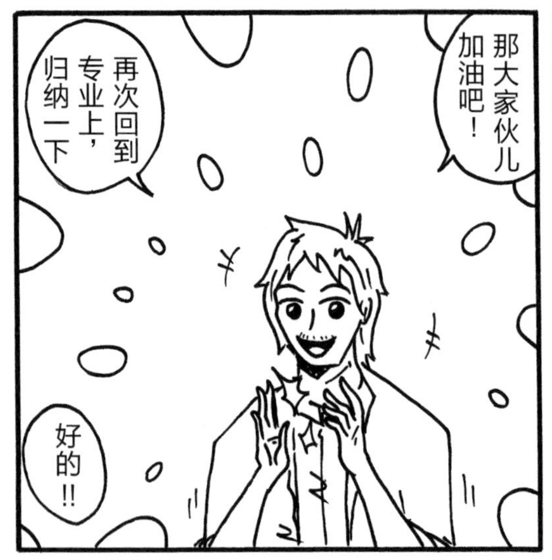

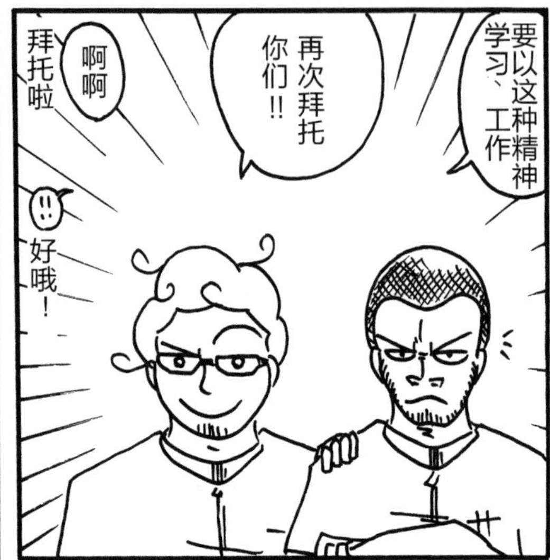

最终结论

1.VA 管理的目的是通过适当的介入治疗，让血管通路能够长期维持，达到满足目标治疗条件的状态。

2. 超声是一种能对内瘘的血流功能和形态变化直接予以定量评估的高超手段，结合物理检查可最大限度发挥其应用价值。

3. 为院内收集有效的共享信息，更好地加强体制管理，建议有关部门组建 VA 协同管理团队，并使之形成体系。

4. 在透析中使用超声做 VA 管理，既能实现 VA 管理的目的，也是提高业务效率和工作质量的一种有效手段。

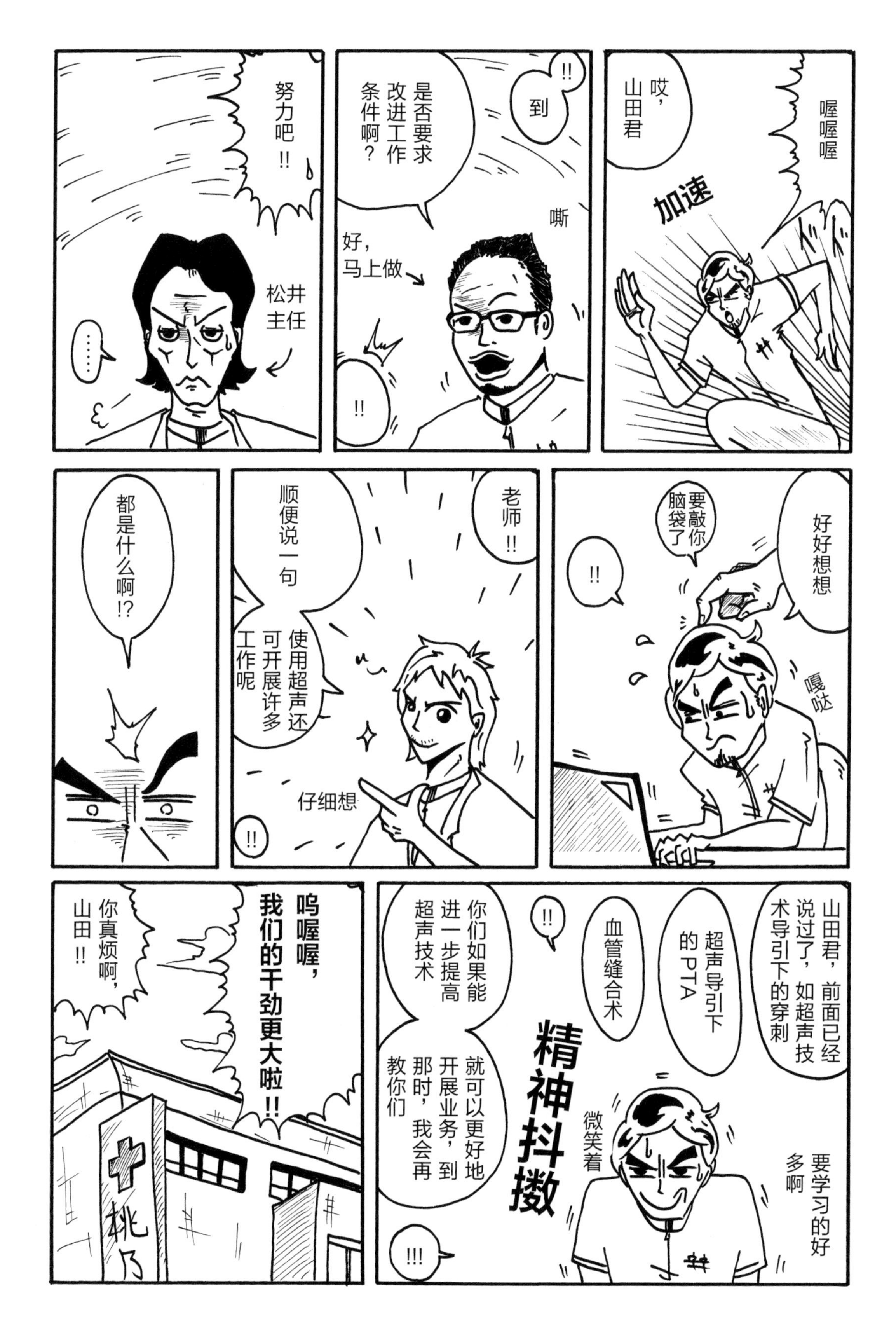

喔喔喔
哎，山田君
加速
!!
到
是否要求改进工作条件啊？
嘶
好，马上做
!!
努力吧!!
松井主任
……
好好想想
要敲你脑袋了
!!
嘎哒
老师!!
顺便说一句
使用超声还可开展许多工作呢
仔细想
!!
都是什么啊!?
山田君，前面已经说过了，如超声技术导引下的穿刺
超声导引下的PTA
血管缝合术
!!
你们如果能进一步提高超声技术
就可以更好地开展业务，到那时，我会再教你们
精神抖擞
微笑着
要学习的好多啊
!!!
呜喔喔，我们的干劲更大啦!!
你真烦啊，山田!!
桃乃

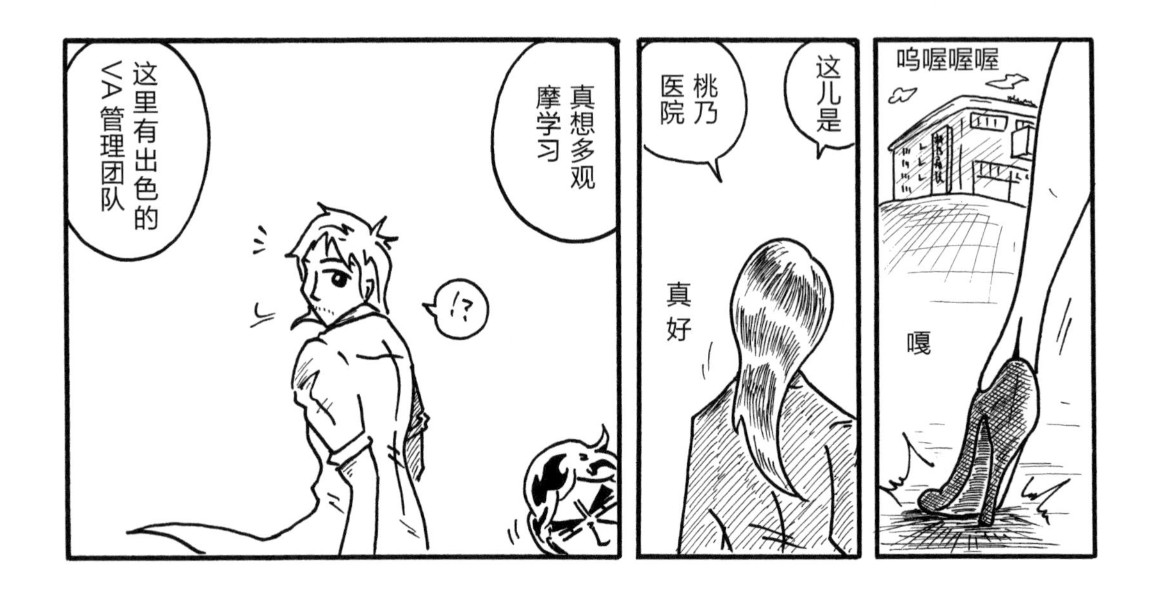

血液透析血管通路的维护
永远在路上！

后 记

在本书的出版过程中，得到诸多前辈和老师的指导和支持。在此，一并表示深深的谢意。同时，对以充满动感的漫画和崭新的切入视角、共同著书的延命寺先生表示谢意和敬意。

笔者 20 多年来，与透析医疗和超声医学结下了不解之缘。

在此期间，随着时代的发展，医疗的质量和安全性已经有了很大的提高，可以切实感受到对 VA 的认识也随着时代的发展不断得以进步，特别是其管理方法和修复技术。可以说这都是基于对自身血管分流这一特殊结构的分析，遵循如何让其长期持续维持良好状态这一管理理念发展起来的。

近 10 年期间，在许多研究报告的基础上，制定出了 VA 可进行治疗干预的标准，编制了很多与 VA 相关的教材、指南和治疗方法，相关设备也得到了长足的发展，而其中 VA 的超声技术可谓是其发展核心。过去的 10 年里，应在分流血管的哪个部位测量血流功能？其基准值是多少？何种程度的狭窄可以干预治疗？这些在 VA 的超声检查中尚没有具体的管理指标，而这些指标只能通过固定式的大型装置检查才能测量确定。而现在，这些在通用的便携式超声测定中都得到了解决，并提出了明确的 VA 管理标准。在透析室中，通过透析工作人员的操作，从发现 VA 是否存在问题开始，到维护管理、穿刺时间等的许多方面均获得了令人感叹且灵活多样的应用经验。

然而另一方面，给不熟悉使用超声扫描方法的透析工作人员敲响了警钟。特别是那些以为有了超声扫描所有问题就可以迎刃而解，甚至错误认为这是一项谁都可以掌握的简单操作的人员。实际上应用超声进行 VA 诊断时，对操作者来说需要很高的技术。除了技能娴熟外，如不具备对这种技能的深入了解，仍不能做出正确的判断，也无法开展进一步的科学管理。近来，由于 VA 超声的话题和技术迅速普及并不断得到总结提高，该技术已经取得了长足的进步，但还存在一些关键的扫描技术及问题，有待不断深入讨论，亟待努力提高。

面对这种情况，本书编写的宗旨是“让透析工作人员为理解运用超声进行 VA 管理打好基础”。我想对目前每天从事 VA 管理的透析工作人员说，首先要了解其便利性和实用性，这样就有了学习超声扫描技术的迫切愿望。接着就应在学习 VA 管理的基础上掌握必要的知识和技术，更迅速地理解所学习的内容。为方便血液透析中心成功开展 VA 管理的学习流程，我们推荐按照本书的步骤展开，既简单又形象。虽然 VA 超声监测绝不是一门简单的技术，但只要正确入门，抓住其中的要领，就能很快上路，从而给患者带来前所未有的福音。作为从事 VA 管理最密切的透析工作者，为服务患者学好用好 VA 超声是发展的必由之路。不可否认，超声在 VA 管理中的应用还存在很多不足，十分期待本书的问世能对即将从事透析医疗、开始 VA 管理、需要掌握 VA 超声的透析室工作人员有所帮助。如能受到你们的欢迎我将不胜荣幸。

人見 泰正

2020 年 12 月